ガレノス

ヒッポクラテスとプラトンの学説 1

西洋古典叢書

凡例

一、この邦訳の底本として用いたのは、ベルリン・アカデミー出版刊行の『ギリシア医学著作集(*Corpus Medicorum Graecorum*)』に収められた次のテクストである。

Corpus Medicorum Graecorum V4, 1, 2 / *Galeni De Placitis Hippocratis et Platonis*, Ed. Phillip De Lacy, Berolini in Aedibus Academiae Scientiarum, MCMLXXXIV (*Galen: On the Doctrines of Hippocrates and Plato*, ed. Phillip De Lacy, Akademie-Verlag Berlin, 1984)

底本は三分冊からなり、第一分冊に序文と第一巻から第五巻までのテクストおよびその英訳、第二分冊に第六巻から第九巻までのテクストおよびその英訳が収められている（前者は第三版、後者は第二版）。第三分冊は註解と索引からなり、これについても参照したところが多い。

二、本書邦訳は1と2の二分冊とし、底本と同じく第一巻から第五巻までを1、第六巻から第九巻までを2とする。また、2に索引と解説を付す（翻訳の分担については「第一分冊へのあとがき」を参照されたい）。

三、各頁の上部欄外に付した算用数字は、キューン版『ガレノス全集』(*Claudii Galeni Opera Omnia*, ed. C. G. Kühn, 20 voll. Leibzig, 1821-33) の頁づけを示す。当該著作は同全集の第五巻一八一―八〇五頁に収められている。また、註などにおいてガレノスの著作に言及する場合、指示個所を同全集の巻数（ローマ数字）と当該の頁づけによって示す。たとえば II 631 K はキューン版全集第二巻の六三一頁を指す。ただし、本書『ヒッポクラテスとプラトンの学説』への言及については、巻、章を明示した上で頁づけを括弧内に付す。たとえば第二巻第五章（250 K）とする。

四、註に示されたストア派の著作断片と資料の番号に付された*SVF*ないしEdelstein-Kiddは、それぞれ次の断片集を指す。

SVF: *Stoicorum Veterum Fragmenta*, ed. H. von Arnim, 3 voll., Stuttgart, 1903-05　断片番号は西洋古典叢書『初期ストア派断片集』1－5（二〇〇〇年－、京都大学学術出版会、5は未刊）にも対応している。

Edelstein-Kidd: *Posidonius* vol. I: *The Fragments*, eds. L. Edelstein & I. G. Kidd, Cambridge, 1989 (2nd ed.)

五、初期ギリシア哲学者の著作断片と資料の番号は次の断片集による。

H. Diels u. W. Kranz (hrsg.), *Die Fragmente der Vorsokratiker*, 3 Bde., Berlin, 1951-52 (6. Aufl.) しばしば「ディールス／クランツ」と略記。断片番号は『ソクラテス以前哲学者断片集』I－V（一九九六－九八年、岩波書店）にも対応している。

六、ギリシア語をカタカナ表記するにあたっては、

（1）φ, θ, χ と π, τ, κ を区別しない。

（2）固有名詞は原則として音引きを省いたが、慣用化したものについては表記した場合もある。

七、訳文中『　』は著作名を表わす。「　」は引用語句や発言部分のほか、術語的な用語を明示するためにも用いられている。また［　］は補訳あるいは説明的な言い換え、（　）は、原文中に用いられた場合のほかは、原語表示を示す。

目次

ヒッポクラテスとプラトンの学説 1

内山勝利
木原志乃 訳

第一巻

第一巻冒頭部（逸失）についての言及と断片

一　ヒッポクラテスとプラトンとの比較

しかし、これら両者が語っていることのすべてを取りまとめたり、それらを解釈したりすることは、この著述においてわたしが課題とするところではなく、解釈は別の論考において行なうつもりでいる。ここでの課題は、はじめに述べたように、彼らの学説について、全般的に相互に同じ見解をとっているのかそうでないのか、ということのみを考察し、判定することである。（587 K）

ヒッポクラテスとプラトンの両者がともに語っている事柄の、すべてについて考察することが課題であったのだが、医学および哲学の領域でことのほか重要性を持った事柄については、すでに語り終えたからには、いまやその他の方面に転ずるべきであろう。（720 K）

二　われわれを統括している諸機能について

最初に立てた課題は、われわれを統括している諸機能について、アリストテレスやテオプラストスが解したように、それらのすべてが心臓のみから発しているのか、あるいはヒッポクラテスやプラトンが考えたように、それらに対して三つの源を想定するほうがいいのかを考察することであった。しかし、クリュシッポスが彼ら往古の人たちに異議を唱えたのは、それらの源についてだけではなく、諸機能そのものについてもであって、激昂的なもの（テューモエイデース）や欲望的なものの存在に同意しなかったことから、まず先に彼の見解を考察したうえで、脳と心臓と肝臓がわれわれを統括している諸機能の源であるとする、最初の課題に立ち返るべきだと考えたのだった。（505-506 K）

哲学者にとってだけではなく、医師にとっても、理にかなった仕方で当の技術にかかわろうとするかぎりは、われわれを統括している諸機能について、それらが部類としていくつあり、類型ごとにそれぞれがどのようなものであり、動物のどの部位に主として宿っているかを考察しなければならないということは、本書第一巻で指摘しておいた。（285 K）

ヒッポクラテスとプラトンの学説についての考察を行なうにあたって、われわれはまず、人間を統括している諸機能が複数あるのか、それとも一つであるのかを、しっかりと見極めることが、医術にも哲学にもま

さに不可欠であることを説いておいた。(648 K)

ヒッポクラテスとプラトンの学説について考察する計画を立てて、まずはじめに着手したのは、最も大きな意義を持った論点であり、それに他のほとんどすべての詳細にわたる事柄が付随していることを示しておいた。その論点とは、われわれを統括する諸機能［能力］について、それらは数においてどれだけあり、そのそれぞれはどのようなもので、また動物体内でどんな場所を占めているか、ということである。(211 K)

というのも、われわれの魂には生まれつき備わっている一定の諸機能があって、そのある機能は快楽を追求し、またある機能は権勢や勝利を追求するものだ、という事実ほど明瞭なことは何一つとしてないからである。それらの機能は人間以外の動物にも認められる、とポセイドニオスは述べており、われわれもまた本書の第一巻冒頭で、そう指摘したところである。(424 K)

三　論証について

さらにこの論考の第一巻を通じて、いかなる事柄についてであれ、論証に努めようとする者は、まずそれ［すなわち論証手続き］の訓練を積むべきことを、わたしは奨励しておいた。(213 K)

選択意思の働く領域、すなわち、魂のうちで本来的な意味での主導的部分と言われるものが及んでいる領域から論じ始めたところで、われわれが明らかにしたところによれば、探究されている当の事柄の本質にもとづく諸前提を踏まえつつ、学問的に問われていた議論はただ一つだけであった。それはこのようなものである。「神経腱(1)の源が位置するところに、魂の主導的部分も存する」。当の議論の最も根本をなすこの前提は、すべての医師たちにも哲学者たちにも同意されてきたものである。しかし、いわばそれに付加された見解として、「神経腱の源は脳にある」というのは正しいが、「神経腱の源は心臓にある」というのは誤りである。この誤った前提を書き記すことはできようし、あるいは解剖に精通していない者たちに対してなら、そう論ずることもできるにせよ、しかしそれを証明することは不可能である。(649-650 K)

四　魂の源について

なぜなら、そのことが同意されたとしても、いまわれわれが探究しているような、機能にかかわる源「原理」が明示されるわけではなく、発生的な意味での源が示されるだけだからである。「源［原理］」にはさまざ

(1)「神経腱」と訳した νεῦρον は、もとは「筋《すじ》、紐、腱」を意味する言葉。神経系が独自に想定され、特殊な腱のかたちで全身に行き渡っていると考えられるようになった（その結果、この語が「神経」の意味で用いられるようになった）のは、ほぼエラシストラトス（前二五〇年頃）からである。

まな区別があることは、さきの議論ではっきりと述べられ、また規定されたところである。(277 K)

しかしはたして、最初の形成という意味では、血管の発生が心臓に始まるからといって、それゆえに血管の源は心臓にあることになるのか。いや、探究されるべきはそのような源［原理］ではなかったことは、本書第一巻の冒頭でただちに規定したとおりである。(553 K)

次いでわれわれは、諸機能について論証的な規則に従った仕方で、探究におもむき、感覚作用および選択意思にもとづく運動の源は魂の主導的部分にあるとするのが、一般共通了解であると述べた。(648-649 K)

五　神経腱の解剖について

われわれが、第一巻でただちにかなり長い議論を要したのは、まるで知見を持たない者たちが、あたかも正確な知見を持っているかのようにして、著作を手がけているために、神経腱と動脈管[1]の解剖のことを、本書において要約的に通覧せざるをえなかったからである。(650 K)

とはいえこの場でも、先に神経腱についてそうしたように、動脈管の解剖について説明することを差し控えないでおこう。(189 K)

しかし、かりにそれらが神経腱様の身体組織ではなく、神経腱そのものであることに同意してみたところで、先に脳と脊髄からの経路を示したようには、心臓からはいかなる神経腱も身体のいかなる部位へも通じていることを示すことができない以上、心臓が神経腱の源であることが必然的に帰結するわけではない。
(207 K)

なぜなら、先にも明記したように、神経腱のあるものは脳からじかに生え出しているし、あるものは脊柱の髄［脊髄］から生え出しているものの、当の脊髄が脳から生え出しているからである。(188 K)

むしろ、先に神経腱が動物のあらゆる身体部位に広がっているところを示したように……。(194 K)

先に述べたように、ただわずかな神経腱が脳から下方に向かい、心臓へと伸び込んでいる。(206 K)

---

(1)「動脈管」と訳した *ἀρτηρία* は、古代ギリシア医学では、元来むしろ気管・気管支を含む空気ないしプネウマ（気息）の通路を意味し、動脈網も、しばしばその延長をなすものとして、気管の役割を持ったものと考えられていた。ガレノスは、解剖にもとづいて、「動脈管」にはプネウマとともに血液も流れていることを「立証」した（元来の「脈管」というニュアンスを残すために「動脈管」と訳す）。

すべての神経腱の源は脳と脊髄にあり、さらに脊髄そのものの源は脳にあること、すべての動脈管の源は心臓に、静脈管(1)の源は肝臓にあること、そして神経腱は魂の持つ機能を脳から受け取り、動脈管は拍動の機能を心臓から受け取り、静脈管(2)は栄養成長の機能を肝臓から受け取っていることは、『ヒッポクラテスとプラトンの学説』において論証してあるとおりである。(『人体各部の働きについて』第一巻一六(III 45 K))

六　ストア派への批判

明白に誤っている場合とは、本書第一巻でたっぷりと論じておいたように、まさにストア派の人たちがそうだが、知性を持たない動物はけっして欲求したり激昂したりすることがないと主張したり、あるいはまた、神経腱は心臓から生え出ていると主張したりしているのがそれである。(212-213 K)

この議論にあたって、何にもまして順守するべしと考えたのは、知性を持たない動物はけっして欲求したり激昂したりすることがないと主張している者たちや、神経腱の源が心臓にあると主張している者たちがまさに陥っているような、はっきりと目に見える事象に反する事柄を是認するようなことはけっしてしないということであった。そうした主張はすべて、すでに古人たちによって正しく述べられてきた見解を、無謀にも功名心に駆られて覆し、より新しい独自の学派を打ち立てようとした連中によってなされたものである。そうした嘘偽りの数々は、本書第一巻で論駁し尽くしておいた。(211-212 K)

クリュシッポスは他のストア派の人たちとともに、知性を持たない動物の場合は欲望を持つことはないと断言して、この学説と敵対しているのであって、この恥知らずな議論については以前の個所ですでに語られた。(338-339 K)

というのも、知性を持たない動物のどれもが、激昂的部分も、欲望的部分も、知性的部分も持っていないと彼は考えているのであって、第一巻でも語られたように、ストア派の人たちのほとんどすべては、あらゆる明白な事実に反して、ここに語られたすべての動物からそれらの部分を除外してしまっているからである。(309 K)

すでに第一巻を通じても、クリュシッポスが自分自身に矛盾する議論をしたことについてわれわれは証明した……。(320-321 K)

---

(1) 最終的な栄養物としての血液は、肝臓から静脈管(φλέψ)を通じて全身に運ばれる、と考えられている(第六巻参照)。したがって、これのみが文字どおりの血管に相当することになる。ただし、ガレノスは動脈管にも血流を認めている。

(2) 感覚および随意運動の機能。

七　心臓の露出について

以前にも述べておいたのだが、心臓を露出させる場合、それといっしょに胸郭部の二つの空洞部のいずれにも孔を開けてはならない。それに成功すれば、心臓を圧迫したり押しつぶしたり、あるいは何かほかにしようと思うのであればそのことも、うまく成し遂げることができるであろう。いや、さらにもし心臓全体をまとめて摘出したいのであれば、その手術をやりそこねることもないであろう。（238 K）

先に述べたように、こうするとともに左の胸郭を真っ直ぐに切開すれば、心臓の左側の空洞部［左心室］の拍動をはっきりと見てとれるだろう。（563 K）

【アラビア語訳】(1)　指示――もし汝が動物の心臓を露出させ、心臓の拍動と、心臓から生え出ている動脈管の状態を肉眼で確かめたいのなら、空気の暖かい建物でそれ［露出］を行なうべきである。なぜならば、心臓が冷たい空気に触れると、動物はすぐに損傷を受け、拍動は自然ではなくなり、不揃いや乱れが多々生じるからである。したがって、そうした行為は浴室またはそれに類する建物で行なうべきである。（小林春夫訳）

【第一巻現存部分】

【アラビア語訳1】(2)

『ヒッポクラテスとプラトンの学説』第一巻——胸郭に〈瘻〉をもつ子供がいた。［その瘻は］胸骨の真中の骨に達していた。われわれが胸骨からそれを覆うものをすべて剝がすと、壊死はすでに胸骨を蝕んでいるのを発見した。そこでわれわれはそれを切除する必要に迫られた。ところが壊死している場所は心膜がそこに貼り付いている場所であった。これを見て、われわれは壊死して↖

【アラビア語訳2】

上述の書物からの逸話——われわれの許に、胸郭に瘻をもつ患者がいたことがある。その瘻は胸骨の真中の骨に達していた。彼の治療にあたるため、われわれが胸骨からそれを覆う肉体をすべて剝がすと、実体の壊死はすでに胸骨を蝕んでいるのを発見した。そこでわれわれはそれを切除する必要に迫られた。ところが胸骨の壊死している場所は心膜がそこに貼り付いている場所であった。また通常、われわれが心臓を露出させるための解↙

---

(1) 訳者はイブン・ムトラーン（Ibn al-Muṭrān）。イブン・ミトラーンまたはマトラーンとも。シリアのダマスカス出身のキリスト教徒。のちにイスラーム教に改宗し、サラディンの侍医として活躍。集書家としても知られ、主著『医師たちの庭園』には先人の学説が数多く引用されている。一一九一年没。次の「アラビア語訳2」も同訳者による。（小林）

(2) 訳者はアブー・バクル・ラーズィー（Abū Bakr al-Rāzī）。八五四頃–九二五年頃。イランのレイ出身で、レイおよびバグダードで活躍した医学者。西欧ではラーゼス（Rhazes）の名で知られる。大著『医学集成（al-Ḥāwī）』は彼が残した膨大な研究ノートを後に編纂したもの。哲学・錬金術の分野でも重要な著作を残している。（小林）

第五章

V181K

まったく……。しかし、それ［心膜］の胸骨に接している部分はすっり壊死していて、心臓は、ちょうど動物の解剖によってわざとそれを露出させた場合のように(1)、はっきりと見てとることができた。さて、子供(2)は、胸骨の周辺部に肉が盛り上がり、相互に同化成長して、まさに上衣の前面上部のような具合に、心臓の覆いとなることによって、助かった。しかも、心臓が

↙いる骨を取り除くことをひどくためらった。というのも、胸骨を内側から覆っている膜［心膜］を残し、それを健全な状態にしておきたいと考えたからである。［しかし］胸骨に接している膜［心膜］もすべて壊死していた。

彼［ガレノス］は言う、「われわれは心臓を、ちょうど解剖によってわざと露出させた場合のように、はっきりと見ることができた」。

彼［ガレノス］は言う、「その少年は治癒した。胸骨の〈切除された〉場所には肉が盛り上がってそれを塞ぎ、相互に結合して、かつて心膜の頭部がそうであったように、心臓の障壁や覆いとなった」。

↙剖において切開する場所でもあった。これを見て、われわれは壊死してしまっている骨を取り除くことをひどくためらった。というのも、胸骨を内側から覆っている膜［心膜］を残し、それを健全な状態にしておきたいと考えていたからである。しかしその膜は健全でも無傷でもなく、胸骨に接している部分はすでに壊死しており、われわれは心臓を、解剖を行なうことによってわざと露出させた場合のように、はっきりと見ることができた。

その少年は治癒した。胸骨の切除された場所には肉が盛り上がってそれを塞ぎ、相互に結合した。そしてかつて心膜の頭部がそうであったように、心臓の障壁や覆いとなった。

彼［ガレノス］は言う、「心臓が剝き出

182

露出させられたのに、その子供が助かったのも、何ら驚くべきことではないのである。そのときの状態は、いつでも起こるような、胸郭を貫通して孔があいた場合と大差ないものだったからである。心膜といっても、特にそれのみに固有の危険が伴うわけではない。その点では、ヘロピロス(3)その他の多くの医師たちが語っていたとおりである。したがって、あの子供は、治療の全行程を通して、動物が同様の仕方で解剖された場合もそうだが、機能の発動を

彼［ガレノス］は言う、「これは胸郭に穴があく傷よりも驚くべきものだとはいえない」。（小林春夫訳）

しになり露出させられたにもかかわらずその少年が助かったことに、あなたは驚くべきではない。なぜならば、そこでは胸郭を貫通するありふれた傷以上の損傷が発生したわけではないからである。さらに心膜それ自体からは、心臓の他の諸部分から生じるような、致命的な状態が生じるわけではないからである」。（小林春夫訳）

（1）第六巻第七章（562 K）参照。

（2）おそらく『解剖の手引き』第七巻第十二－十三章（II 631-633 K）で言及されているのと同じ子供（παιδάριον あるいは召使）であろう。そこでは、劇作家マルルスの子供（あるいは召使）と言われている。

（3）ヘロピロスは、小アジアのカルケドン出身で、アレクサンドリアで活動した医師（前二九〇年頃）。プラクサゴラス（二三頁註（1）参照）に学んだが、彼を中心とする「理論派」医学の盛行していた当時にあって、解剖（人体解剖を含む）や薬理学を重視し、のちの「経験派」医学にも大きな影響を与えた。ガレノスも彼を高く評価している。

阻害されることがなかったのである。

何のために、わたしは以上のことを語ったのか。そのとき心臓は、双方いずれの空洞部〔心室〕にも血液が充満していたことを語るためである。それはどうすれば明らかになるか。もし心臓を突き刺してみるならば、すぐさま血液が流出してくるのである。しかし、クリュシッポス[1]に従えば、先にまずプネウマ〔気息〕が漏れ出て空になるのが認められ、次いでそのあとに血液が流れてくるのか、それとも、ちょうど脳にある空洞部〔脳室〕と同様に、血液はまったく流れてこないかのいずれかでなければならなかったはずである[2]。すなわち、脳にある空洞部〔脳室〕の場合、頭蓋を切開して硬膜を取り除き、脳全体を露出させたうえで、どこなりとその空洞部を突き刺してみても、そのときただちに空洞部に血液がたまるのが認められることもなく、あとになって流れてくるのも認められないのである。

これはすでに死亡している動物の場合にも同様で、心臓の左側空洞部〔左心室〕に血の塊を見ずにすむことはありえないのだが、脳の空洞部〔脳室〕には見いだされない[3]——ただし、脳が頭蓋もろとも押しつぶされて、内部のいくつかの動脈管や静脈管が切断された場合は別である。また牛が脊髄の〔脳から〕生え出ている部分を突き刺された場合も、ときとして前方の空洞部〔脳室〕の一部に血液が広がるのが見られる。この場合も何ら驚くことはないのであって、後方空洞部〔脳室〕が突き刺され、それとともに多数の大きな脈管が損傷を受けると、ときとして血液が前方空洞部〔脳室〕にまで達するわけである。

ときにはまた、引き綱で動物が窒息させられる場合にも[4]、過剰な力がかかって脳内の脈管のいずれかが破裂することがありうる。これは、他のどんな部位にでもしばしば起こるのが見られるもので、大量の血液やその流入によって脈管が破裂するのである。ただし、動物が水中で窒息させられる場合には、脈管は同じように破裂することはない。しかしながら、動物が他にどんな死に方をした場合にも、脳内の空洞部［脳室］に血の塊がたまっているのを見いだすことはないであろう――心臓内にはいかなる場合にも見いだされるのだが。

しかし、死骸についての事態を論じたのは余計なことであったと思われる。もう一度、生きた動物に立ち戻って、その心臓を露出させた場合のことを示そう。そのとき、左側空洞部［左心室］に抜針《ひらきばり》を刺し入れてみれば、ただちに血が流れ出てくるし、葦ペンや針[5]や別の何かそのたぐいのものを刺し入れても、同じ結果になる。しかし、もしかの説が必然だったとするなら、まず先にプネウマ［気息］が漏れ出て空になり、そ

(1) ここもクニドスのクリュシッポス（前四世紀半ばの医師で、エラシストラトスの師）ではなく、ストア派のクリュシッポスのことであろう。ガレノスは本書で繰り返し彼の説を批判している。

(2) クリュシッポス「断片」Ⅱ八九七（SVF）。クリュシッポスらは、むしろ古代ギリシア医学全般に通有のこととして、動脈管を空気ないしプネウマ（気息）の通路と見なし、それにつながる心臓の左心室はプネウマを供給しているものであり、血液は充満していないものと考えた（解剖屍体では、動脈は虚血状態にある）。しかし、ガレノスは、プネウマを含む血液の管であることを立証しようとしている。

(3)『解剖の手引き』第九巻第一章（II 709 K）参照。ガレノスはそこで脳を露出させるやり方を詳述している。

(4) 次の「水中で窒息させられる場合」とともに、解剖用の動物の処理についての言及。ガレノスは、絞殺よりも溺死させるほうが、頸部の気管を損なわないので適切だとしている（『解剖の手引き』第四巻第二章（II 423 K）など）。アリストテレスも同じことを言っている（『動物誌』第三巻第三章五一三a一二）。

(5) 抜針（小型のメス）とともに葦ペンや針（縫合用）も手術用具である。『解剖の手引き』第七巻第十六章（II 646 K）、第八巻第四章（II 668 K）などを参照のこと。

のあとに血液が流れてくるのでなければならなかったはずである。開口部が収縮するために、少なからぬ時間の経過を要しただろうからである。ところが、事実はそうではない。すなわち、突き刺してからまったく間を置かずに血が流れてくるのであって、たとえきわめてすばやく処置を施しても、突き刺したものを血をつけないままで引き抜くことはけっしてできないであろう。これによって、左側空洞部［左心室］が血液で満たされていることは明らかである。

第六章

185

なぜなら、エラシストラトス派[1]の人たちの言うところによれば、心臓が露出させられる前にはプネウマ［気息］だけがその中にたまっていたのに、露出させられてのちに血液が充満したというのだが、それは論駁を受けてもまったく恥を知らない人間の言にほかならない。しかも、彼らのこうした恥知らずの主張は、きわめて容易に論駁しうるものである。なぜなら、もし血液が自然本来のあり方に反して心臓のプネウマ［気息］用空洞部[2]に流路を逸れていったのならば、思うに、心臓の自然本来的な働きは一切が混乱に陥ってしまい、動脈管も心臓からのプネウマ［気息］によって満たされるための拍動をやめるのはもとより、きわめて多様な機能の発動が破壊されてしまうことになろう。もはや機能を発動する源がなくなっているからである。——すなわち、当の空洞部は、エラシストラトスによれば、「生気的プネウマ」が充満していると言うのに対して、クリュシッポスによれば「霊魂的プネウマ」が充満していると言うのであるが[3]。——しかし、その動物はいかなる症候をも示しはしないのである。

そして、この事実は、もしお望みとあれば、これまできわめて頻繁に、それを信じようとしない大勢の人たちに示してみせたように、別の動物に取り換えて、また多くの場合には、何であれそのつどの同じ一匹の動物をもう一度用いて、脳の空洞部［脳室］が損傷を受けた場合に、身体全体がどれだけ多くの、どのような症状を呈するかを、たちどころに較べてみせることで、われわれから学び知ることができる。もっとも、

---

(1) エラシストラトスはケオス島出身の医師（前二五〇年頃）で、はじめペリパトス派に学んだ（テオプラストスの弟子であったとも言われる）が、後にデモクリトスやエピクロスのアトミズムを信奉した。ヘロピロスとともに、この時代のアレクサンドリア医学を代表する存在で、彼の学派はガレノスの時代にもなお大きな勢力をなしていた。なお、この個所に従えば、エラシストラトスも動脈をプネウマの脈管と考えていたことになる。

(2) 心臓の左側空洞部（左心室）は、多数のギリシア人医師たちによって、プネウマの所在部位と考えられ、このように呼ばれていた。

(3) クリュシッポス「断片」Ⅱ八九七（*SVF*）。エラシストラトスは二種のプネウマを認め、生命原理としての「生気的プネウマ（ζωτικὸν πνεῦμα）」を心臓内に、感覚などの心的活動に関係する「霊魂的プネウマ（ψυχικὸν πνεῦμα）」を脳内に配した。クリュシッポスを含むストア派は別の基本図式を立てながらも、後者をその中に取り入れている。すなわち、彼らによれば、無生物には「慣性的プネウマ（πνεῦμα ἑκτικόν）」が、動植物には「自然的プネウマ（πνεῦμα φυσικόν）」が備わり、さらに動物と人間のみにある「魂（ψυχή）」を構成するものとして「霊魂的プネウマ（πνεῦμα ψυχικόν）」が心臓内にあるとされる。この点についてのガレノスの考え方は、基本的にエラシストラトスと同じだが、心臓の左側空洞部（左心室）から動脈管へとつづく経路にも血液があることを認め、「生気的プネウマ」はそれと混在したかたちで存在する、としている点で異なる。なお、ガレノスが「第三のプネウマ」を肝臓と静脈管に配したかどうかについては、第六巻第八章（573 K）を参照のこと。

「損傷を受けた場合」とはどういう意味で言っているか。というのは、実際に損傷を加えなくてもそのいずれかの個所を圧迫すれば、その動物はただちに、運動することも感覚することも呼吸することも声を出すこともできなくなるからである。

186

ほかならぬ人間が［頭部の］切除手術を受けた場合にも、これと同じ症状の発生が観察される。すなわち、骨の破損部分を切除するときに、安全を期して硬膜保護具[1]と呼ばれるものを挿入しなければならなくなった場合、保護具によって脳をわずかでも無理に圧迫しすぎると、その人は感覚ができず、またあらゆる随意運動について運動ができない状態になってしまう。しかし、心臓を露出させて圧迫を加えても、そうはならないのである。

これはわたしの実体験だが、かつて［動物の露出させた］心臓を、それが激しく脈打って手指から飛び出してしまうので、鍛冶屋用のヤットコで挟ませたことがある[2]。しかしそれでも、その動物は、感覚にも随意運動にも何ら症状の変化をきたさず、大声で泣きわめき、呼吸も平常どおりにつづけ、四肢のすべてを激しく動かしていた[3]。心臓がこういう処置を受けても、阻害されるのは動脈管の運動だけで、そのほかの点では、その動物は何ら症状の変化もきたさず、生きている間はずっとすべての身体部位を動かし、呼吸をつづけるのである。しかし、脳がそんな風に圧迫を受けた場合には、すべてにわたって逆の症状が起こる。すなわち、動脈管は心臓に合わせて自然に拍動をつづけるが、いかなる身体部位も動かなくなり、その動物は呼吸も止まり、鳴き声も発せられなくなる[4]。

187

さてそこで以上のことから、他のより重要な事柄が明らかになる。すなわち、心臓はそれ独自の運動をするのに脳をまったく必要とせず、また脳も心臓を必要としない、ということである。[5] もっとも、ここで解剖にもとづく観察事象に言及したのは、そのことを明らかにするためではなく、霊魂的プネウマは脳の空洞部〔脳室〕にため込まれていることを明示するのが目的である。当面クリュシッポスを非難しておきたいのは特にこの点である。すなわち、彼は、純粋清浄なプネウマ〔気息〕が魂の支配原理の位置を占めるものだとしたがっているのに、不適切にも、心臓にそれの座を占めさせたのである。

とはいえ、クリュシッポスは、心臓が神経腱の源であるといった知識や、その他この問題に関連して問われている事柄を、当の心臓が彼に注進に及んでくれはしない、と謙虚に明言していて、その点は容赦してやっていいかもしれない。彼は解剖には通じていないことを認めているからである。[6] しかしアリストテレス[7]と

（1）この器具については『解剖の手引き』第九巻第十二章（II, pp. 16-17, Simon）ほかでも、しばしば言及されている。

（2）『解剖の手引き』第七巻第十四章（II 635-636 K）参照。

（3）第二巻第四章（238 K）参照。

（4）この点については、第二巻第四章（237-238 K）、第三巻第六章（333-334 K）でも論じられており、さらに『解剖の手引き』第九巻第十二章（II, pp. 16-17, Simon）その他でも言及されている。

（5）第二巻第四章（239 K）、第六章（264 K）参照。

（6）クリュシッポス「断片」II八九七（*SVF*）。クリュシッポスが神経についてある程度の知識を持っていたことも、ここに示唆されている。

（7）アリストテレスには、いまだ固有の「神経系」という考えはなかったが、彼は心臓を感覚や運動の中枢と見なしていた（『感覚と感覚されるものについて』第二章四三九a一、『呼吸について』第三章四六九a四－一一、『動物部分論』第二巻第十章六五六a二八－三〇、第三巻第四章六六六a一一－一四、三四－三六参照）。これがむしろ当時の一般的理解であった。

プラクサゴラスに[1]対しては、明らかな観察事象（パイノメノン）に反して心臓が神経腱の源であると明言して
いる（アポパイノメノイ）ところを[2]とがめてしかるべきであろう。彼らが他に多くの解剖的な事実を精確に観
察していたことは、その残された論著に記述されている内容から察知することができる。しかし、神経腱の
188 源について記述したさいには、彼ら自身がまったく盲目であったか、あるいは盲目の人を相手に論じていた
かのいずれかであったことは、議論を喋々するには及ばず、ただ目で見るだけでいい。なぜなら、先にも明
記したように、神経腱のあるものは脳からじかに生え出しているし、あるものは脊柱の髄［脊髄］から生え
出しているものの、当の脊髄[3]が脳から生え出しているからである。[4]
　したがって、アリストテレスがなしたように、端的に心臓が神経腱の源であると主張するのもよくなかっ
たが、プラクサゴラスのように、あれこれと手練手管を弄してそう主張したりもしないほうがよかったので
ある。すなわちこの人物は、心臓からは一本の神経腱も生え出しているのを見いだせなかったのに、なおヒ
ッポクラテスに対抗心を燃やし、[5]何とかして脳から神経腱の源の座を奪おうと考えて、わざと些細ならざる
偽りをこねあげ、動脈管が先へ進んで狭いものに細分化すると、神経腱に変わるのだと論じた。すなわち、
動脈管の身体組織は神経腱状のもので、ただしそれが空洞になっているのであって、動物体内で次第に細分
189 化が進むにつれて、その空洞部は小さくなり、動脈管の外側被膜同士がくっついてしまうと言い、そして、
そうなり始めると、脈管はすでに神経腱の様相を呈するのだと言うのである。[6]エラシストラトスでさえ、こ
の説は無恥の極みの暴論だとして、反論にも値しないと考えた。

第七章

しかし、一度すべての論者たちについて詳細な検討に付すことにしたわたしとしては、プラクサゴラスと手短なやりとりをすることにしたい。とりわけそれというのも、クリュシッポスもこの人に言及して、神経腱が脳から発していると考える人たちに反対の立場をとった、としているからである(7)。もし神経腱の源が心臓にあることを理にかなった仕方で想定しようというのであれば、プラクサゴラスが語ったように、解剖にもとづく観察事象がそうなっていなければならない、とする点では、われわれも何ら

(1) プラクサゴラスはコス島出身の医師(前四世紀後半)。アテナイでディオクレスに学んだのち、主としてアレクサンドリアで活動した。当時の「理論派(ロギコイ)」医学の代表者で、体液説の進展に重要な役割を果たした。ヘロピロスの師にあたる。

(2) アリストテレス『動物誌』第三巻第五章五一五a二七—二八参照。

(3)「脊椎の髄(νωτιαῖος μυελός 脊髄)」。ガレノスはしばしば省略的に νωτιαῖος(脊椎)のみで「脊髄」の意に用いている(ここに「当の脊髄(νωτιαῖος)が脳から……」とある場合もその一つ)、邦訳においては、特に断らずに νωτιαῖος のみでも「脊髄」とする。むろん spinal cord の意。

(4) 第一巻冒頭部への言及(=邦訳九頁五行目以下)。

(5) ヒッポクラテスを信奉するガレノスには、ヒッポクラテス以降のさまざまな医学説を、等しく彼への「対抗心」によるものとする傾向が強い。

(6) この説が想定された経緯とそれなりの意味については、二七頁註(3)を参照のこと。

(7) クリュシッポス「断片」II八九七(*SVF*)。

異存がない。しかし、事実そうなってはいないことは、その真相を究明しようとした人たちの目に、動物を使ってすでに幾度となく明らかにしてきたところである。とはいえこの場でも、先に神経腱についてそうしたように、動脈管の解剖について説明することを差し控えないでおこう[1]。

すなわち、最大の動脈管[2]は心臓の左側空洞部［左心室］から生え出ていて、それはいわば、動物の全身に行き渡っているすべての動脈管の幹[3]に相当する。まず最初にそれから伸び出ているのが心臓を冠状に取り巻いている脈管[4]である。そして、解剖に携わっている人たちは、それをまさに冠状動脈管という名で呼んでいる。しかし、いとも善良なるプラクサゴラスよ、この動脈管は枝分かれするにつれて細くはなるが、神経腱になって終わる、とは、よもや仰せになりますまい[5]。

次いで、この大動脈管は二つに分岐して、一方の太いほうのものは背中の側に曲がり込んで背骨の中心沿いに収まり、他方は真っ直ぐ喉の上方に向かって伸びている[6]。そこでまず、それらの大動脈管から分かれて[7]胸郭部に伸びている［多数の］動脈管を観察して、そのいずれかが神経腱に変じていくと、あえて仰せになるがいい。それらの数は二二本、各肋間部に一本ずつあり、脊髄から神経腱が生え出てそれらと合体している。そして、胸郭部全体にわたって、これら二種の脈管は一体的に伸び広がり、一体的に枝分かれしており、さらに肋骨と肋間筋とを下支えしている被膜[8]のところでは、第三の何らかの静脈状の脈管が生え出てそれらと合体して、一体的に伸び広がり、一体的に枝分かれしているのが観察できる。

もっとも、当面のところは静脈管について詳しく論ずる必要はない。それらについては、別の機会に大々的に論ずることにして、いま一度動脈管に話をもどそう。そして、胸郭部の動脈管はもう片がついたことにする。プラクサゴラス当人でさえ、胸郭部内では一本たりとも動脈管が神経腱に変じていくとあえて主張するようなことはしなかったからである。――とはいえ、胸郭部にはきわめて多数の神経腱が観察されるのに、その部分で動脈管がただの一本たりとも神経腱に変じていないとすれば、神経腱が動脈管から生じていないことは明らかである。

しかしともかく、胸郭部外の動脈管をたどってみよう。その第一のものは肩甲骨のほうへ伸びている一対

---

(1) 第一巻冒頭部への言及(=邦訳八頁一一行目以下)。

(2) 大動脈(aorta)のこと。ガレノスは「大きな動脈管(*μεγάλη ἀρτηρία*)」あるいは「最大の動脈管(*ἀρτηρία μεγίστη*)」と呼んでいる。「動脈管(*ἀρτηρία*)」については、九頁註(1)を参照のこと。

(3) ガレノスは、常套的に、大動脈を木の幹になぞらえている。本書でも第一巻第七章(196, 199 K)、第六巻第三章(524-525 K)、第八巻第一章(656 K)など。また神経系や大静脈についても同じ。前者については第六巻第三章(530, 531 K)、後者については第六巻第三章(532 K)、第五章(542 K)、第六章(556 K)、第八巻第一章(659 K)など。

(4) ここでは単数形が用いられているが、ガレノスは冠状動脈と冠状静脈がそれぞれ二本ずつあることを識別している。『解剖の手引き』第七巻第十章(II 618 K)参照。

(5) プラクサゴラス「断片」一一(Steckel)。

(6) すなわち上大動脈と下大動脈。

(7)『解剖の手引き』第十三巻第八章(II, p. 155 Simon)では、胸郭部の動脈は下方に伸びている「太いほうの大動脈管」(のみ)分岐しているものとされているかのような書き方がされているが、『人体各部の働きについて』第十六巻第十章(IV 315, 319 K)では、第一の胸郭部の動脈は、その他の胸郭部とは異なり、鎖骨下動脈から分岐していることを認識している。この個所では述べ方がややあいまいだが、「それらの大動脈から分かれて」とあるのは、後者のような構造を示唆しているものと解される。

(8) 肋膜・胸膜のこと。「下支えしている」とあるが、横隔膜のことではない。ちなみに、アリストテレスでは「下支えするもの(ヒュポゾーマ)」は横隔膜を指す。

であり、それらからは小さからぬ部分が、脊柱の内側に入り込むとともに、さらに首周りの筋肉に伸び広がっている［椎骨動脈］。第二のものは腕へと伸びている一対の動脈管［腋下動脈］で、プラクサゴラスが謎めかしく神経化すると言っているのは、どうやら、とりわけこの一対のことのように思われる。しかしながら、明らかにこの動脈管は、胸郭部のものよりもさらに大きい分だけより容易に、腕全体へと分岐しながら指先まで広がっているのを見てとることができる。ところが、それらのどれ一本として神経腱になっていないことは、はっきりしている。なぜなら、われわれが体温を判定する場合に触れる習慣になっている手首のところの動脈管と、人指し指と親指の間の動脈管は非常に細くなっているが、しかしなお神経腱に変じていないことは明々白々であり、またそこが脈打っている[1]ことも、解剖するまでもなく明らかだからである。

　しかし、こうした動脈管のことについては、おそらくプラクサゴラスをあまりきびしくとがめるべきではなく、彼が細い動脈管を観察できなかったとすれば、むしろ思いやりが必要かもしれない。——もっとも、彼は動脈管が細くなると神経腱に変ずると語るにあたって、いささかも視力の鈍さを自ら吐露することはせず、むしろ観察眼の鋭さを公言してはいるが。——しかし、プラクサゴラスを尊崇している人たちに対して注意を喚起しておきたいのは、腋の下のところの動脈管（左右それぞれの腕に一本ずつある）は大きいものであるのに、同時に四対の神経腱をその周囲に伴っているということである。動脈管のこれらの個所では、いまだ何らの分岐も始まっていないのに、すでに十分に大きな神経腱があって、たとえ盲人であっても、手で触ってみれば、気づかぬことがありえないほどになっている。では、いったいそれらの神経腱はどこで作り出されたのか、どの動脈管から生え出たのか、プラクサゴラスはそれを語ってしかるべきである。

しかしながら、すでにその真相をわれわれは語ることができるのに、彼に語るよう挑発して何になろうか。真相はこうである。すなわち、先に述べた四対の神経腱の一対目は、明らかに、四番目の頸椎が五番目の頸椎に接続する個所で脊髄から生え出ており、それにつづいて、二対目は五番目と六番目の頸椎の間から、そして三対目は六番目の頸椎が七番目の頸椎に接続するところで、四対目はそれにつづく個所で生え出ている。また神経腱の最後の対は、最終の頸椎と胸郭内の脊椎〔胸椎〕の最初のものとの間の場所から生え出ており、両手の先まで伸びているのは、この一対である。

われわれの先行者のうち最も解剖に長じた人たちがこう記述したのであるが、わたしは、以前の論考においても目下の場合においても、その教示を順守しており、わずかながら彼らが見落とした点や不正確な仕上げようをした点はあるにせよ、それには目をつむっておくことにする。そうした事柄については、別の著述(2)で論ずるつもりである。したがって、動脈管を探査してそこから理屈のうえで神経腱を作り出し、指にせよどこか腕の別の個所にせよ、動かすようにするには及ばないのである(3)。なぜなら、われわれはすでにもう動

(1) これら二つの個所で脈を探ることについては、『解剖の手引き』第三巻第八章（II 391-392 K）を参照のこと。

(2)『解剖の手引き』第三巻第三―四章（II 354-373 K）など。

(3) プラクサゴラス「断片」一一（Steckerl）。神経系は、アリストテレス（前四世紀半ば）では、腱や筋や靭帯などと区別されることなく、すべての筋繊維組織が νεῦρα（腱、筋）として一括されて考えられていた。プラクサゴラスの時代（前四世紀末）にも、いまだ神経系は確たる仕方では認められていなかった。おそらく彼は、動脈管と筋肉や腱とのつながりにおいて、運動伝達にかかわる神経の働きに類したものを認めようとしたのであろう。その着想には、一定の意義が認められる。

脈管よりも多数の、しかもより大きな神経腱を備えており、それらは動脈管がもったいぶった変身を遂げてできるのではなく、脊髄から生じているからである。

さて、すでにプラクサゴラスの嘘偽りははっきりと暴露されたのであり、もはや彼のために動脈管についての議論を進める必要はない(1)。むしろ、先に神経腱が動物のあらゆる身体部位に広がっているところを示したように(2)、今度は動脈管についてそのことをすっかり説明すると約束したからには、もう一度それの残りのもののほうへもどることにしよう。そして、まず胸部に向かっている動脈管を議論の対象に加え、第二には胸郭部よりも上部のそれを、第三には下部のそれを、そして第四には脚部に広がっているそれを加えるものとしよう。

さて、胸部の動脈管は、喉に向かって伸びている動脈管から生え出て、胸骨と呼ばれているものに達する(3)。その位置は鎖骨がそれに結節している個所よりやや下のところで、動脈管はそこから胸骨下全体に伸び広がり、末端は胸の下側で胸郭の外部まで通り抜けている。しかし、これらの動脈管は、胸部内でそのすべてが細かく分岐しているのではない。なぜなら、その一部は上腹部を通って下方に向かい、そこで多数の脈管に分岐して、鼠蹊部から上に伸びている動脈管と一つにつながっているのが観察されるからである。これらの動脈管については、少しあとで、議論の順番がめぐってきたところで論ずることになろう(4)。

いまは鎖骨より上部の動脈管に向かうべきときであり、次のように議論を始めることにする。

――まず胸郭部から上昇して鎖骨を越え出て、真っ直ぐな動脈管が喉の真ん中に達すると、それは二つに分岐する。そこから生じている一対の大動脈管[頸動脈]は、意識喪失管(カローティデス)という不適切な呼ばれ方をしているが、しかしヒッポクラテス以降のすべての哲学者および医師たちのはなはだしい無知のせいで、その名が定着しているのである。とはいえ、彼らが意識喪失をいま述べた動脈管に起こる症状だと考えているのは誤りであるし、またヒッポクラテスもそうは理解していないことは、この論考の第二巻で詳しく語らなければならない。(5) ただし、当面の議論においては、それら一対の大動脈管に対する名称にはこだわらないことにして、依然として意識喪失管と呼んでおくものとする。

さて、それらがどの位置で、またどんな風に分岐して、どのように鎖骨より上の諸部分へ満遍なく広がっているかを論ずるとしよう。それらは、はじめからそうだったように、ここから先もさらに垂直に伸びていて、
196
真っ直ぐに頭部に至る、いわば幹をなしている。そして、首のところでそのあたりの筋肉に小さな[二股の]枝を張り出している。やがて顎部の近くに達すると、それぞれの小枝は二つに分岐する。こういう具合にして、全部で四本の動脈管ができたわけだが、そのうちの二本は舌および顔面全体、すなわち頭蓋の外側の頭部全体に分かれ広がっている。残り二本は頭蓋に入り込み、脳の内部にまで達している。

これらの動脈管のことも銘記しておく必要がある。それらについては些細ならざる議論の紛糾があるからで、それというのも、脳への上昇経路は単純でも成行きまかせでもなくて、(脳)硬膜下に魚採りの網にも似

(1) プラクサゴラス「断片」一一 (Steckerl)。
(2) 第一巻冒頭部への言及 (=邦訳九頁七行目)。
(3) 内胸部動脈である。
(4) 第七章 (198 K)。
(5) 第二巻第六章 (265-267 K)。また「意識喪失管」という呼称の不適切さについては、特に 266 K を参照のこと。

た、驚くべき網状組織[1]を作り出しているのである。もっとも、目下のところは、これらを含めていかなる動脈管についても、解剖によって知られている形状の全容を述べるには及ばないだろう。その詳細は『人体各部の働きについて』や『解剖の手引き』などの論考にゆずるのが[2]、より適切だからである。ここでは、ただすべての動脈管は心臓の左側空洞部［左心室］から生え出ているということを示すのに役立つ範囲内で、それらについての解剖的説明をしておこう。

197 最大の動脈管のより大きな部分[3]は脊柱の真ん中に固着していて、それも背中部分だけではなく臀部全体にまで及んでいる。そして最初に伸び出た分枝が、以前にも述べたように[4]、胸郭部全体に広がり、次いで横隔膜を通り抜けたところで、また別の一対の分枝[5]が横隔膜に伸びている。次いで、胸郭部下方に出た動脈管は、まず横隔膜を通り過ぎてすぐのところで、背骨沿いの動脈管から分岐して二股になり、脾臓、胃、肝臓のみならず、すべての臓器および腹膜全体に伸び広がっている[6]。次いで、いま述べたものよりもはるかに太い二本の動脈管[7]が一対をなして腎臓に向かい、さらに他のいくつかが[8]、上腹部と腰部の筋肉のところで、仙骨に至るまでの各脊椎骨ごとに一対ずつという具合に、対をなして分岐している。また、そこから伸びているものとして、特に、子宮および睾丸に至るものと、腸間膜に至るものとが[9]ある。ただし後者は対をなしてはいない。

さらには、大動脈管から脊髄そのものの中へと、背骨全体にわたって、各脊椎骨ごとに二本ずつ、何らかの細い動脈管が生え出ている。そして、大動脈管が仙骨に達したところで、そこから先、それは二本の太い
198 分管[10]に分岐している。それらはそれぞれに別の脚部へと下降していき、その途次で、仙骨のあたりと膀胱と

子宮下部とに、さらにまとめて言えば、生殖にかかわるすべての部位に向けて分枝を張り出している。ただし、これ以上ここでこれらの動脈管の広がり具合を語る必要はあるまい。

脚部へ向かうこれらの動脈管からは、鼠蹊部の近くまで達したところで、それぞれに一本ずつの動脈管が生え出て、上腹部を通過して身体上部に向かっている。ここで分岐したこれらの動脈管は、乳房部から下降している［二本の］動脈管と合流して、したがって、以上四本のものが一続きになっているのである。これら上部の動脈管については、以前、胸郭部の動脈管に議論が及んだときに、述べておいた(11)。

さて、残った脚部の二本の動脈管だが、一本ずつ鼠蹊部のいずれかを通過して、大腿部の内側沿いに膝に至る。これら二本のそれぞれから、各大腿部の筋肉に動脈管が分枝している。その残りのものは膝の後ろ側を通過して、脛《すね》のあたり一帯と足に広がっている。しかし、ここでも動脈管の広がり具合を詳しく述べる必

---

(1)「漁網状の網状組織」という呼称はヘロピロスにまで遡る。
(2) これら両著は、本著作とほぼ同時並行的に書かれた。『わが著作について』一（XIX 15-16 K）参照。
(3) 第六章（190 K）参照。
(4) 第六章（190 K）参照。
(5) 下横隔動脈。ただし、ガレノスは、ここ以外の個所では superior / inferior phrenic arteries の区別をしていない。
(6) 腹部大動脈および上胸部動脈。
(7) 腎臓動脈。
(8) 腰動脈。
(9) 下胸部動脈。
(10) 腸骨動脈。
(11) 第七章（194 K）参照。これらの動脈管の合流については、『人体各部の働きについて』第十四巻八（IV 176 K）にも述べられている。

199 要はあるまい。ただ手短に、動物においてすべての動脈管は先述の唯一の動脈管から生じているということ、
その唯一のものは心臓の左側空洞部〔左心室〕から、すでに述べたように[1]、あたかも木の幹が大地から生え出
るようにして、生え出ているということが示されたとすれば、それでよしとする。
　また、それらとは異なった動脈管[2]が、同じ空洞部〔左心室〕から生え出ているが、その外被は静脈管のよう
である。それは、肺を有するすべての動物について、肺全体に分枝しているし、肺のない動物では、肺に相
応する何らかの部位に分枝している。たとえば、魚の場合は鰓《えら》がそれである[3]。この動脈管は、植物の幹の下
方部分で大地に囲繞された部分になぞらえることができよう。事実、いましがた述べたように、それは一方
で、幹が根に分かれていくように、肺に生じている多数の動脈管へと分枝しており、他方で大動脈管は、身
体全体に伸び広がって、ちょうど枝分かれするように、当の大動脈管から動物内のすべての動脈管が分かれ
出ているのである。
　思うに、ヒッポクラテスもまたそうした事態をなぞらえて、文字どおり肝臓が静脈管の「根元《ねもと》（リゾーシ
200 ス）」であるように、心臓が動脈管の「根元」であると主張しているのであろう[4]。この比較については、あ
とで議論が肝臓と静脈管のことに及んだときに、さらに詳しく語ることにしたい[5]。目下のところは、すべて
の動脈管は心臓から生え出ていて、そのどれ一つとして神経腱に変ずることはなく、すべての神経腱の源は
脳にある、ということが示されれば、議論はそれで十分としよう。

第八章

さて以上で、プラクサゴラスの恥知らずな知ったかぶりにおさらばして、再びアリストテレスに移ろう。[6] 彼もまた、神経腱は心臓から生じている、と言っているからである。神経腱の源について、彼は、二度にわたり[7]混乱した仕方で、しかも正当さを欠いた仕方で語っている。というのも、思うに、それらが心臓から生じていると主張するのであれば、神経腱がどういう具合に心臓から発して動物の各部位へと至っているのか

---

(1) 第七章 (189 K)。
(2) 肺静脈。ガレノスは、これについて諸著作で詳細に論じている (特に『解剖の手引き』第七巻四–六 (II 596-605 K)、『人体各部の働きについて』第六巻一〇 (III 445-452 K))。彼は、それが静脈の構造を持つものであるとしながらも、その役割 (プネウマを含む血液の運搬) に従って、むしろ動脈と見なしている。
(3) 肺と鰓の相同性はアリストテレスにも言われている。『呼吸について』第十章四七六a一–一五参照。
(4)『栄養について』三一。第六巻第三章 (531 K)、第八章 (576 K) 参照。樹木と動脈系との類比については、189 K 末尾および二五頁註 (3) を参照のこと。「根元 (ῥίζωσις)」は、幹あるいは茎から根が分かれ出て行くところを言っている。肝臓は栄養分を腸から吸い上げ、それを血管系に分配するところ、心臓は肺から戻った血液が全身へ送り出されるところとして、「根元」になぞらえられている。
(5) 第六巻第三章 (522-525, 531-532 K)、第四章 (533 K)。
(6) プラクサゴラス「断片」一一 (Steckerl)。
(7) そのうちの一個所は、明らかに、この直後に引用されているアリストテレス『動物部分論』第三巻第四章の記述であろう。もう一個所は特定しがたいが、『動物誌』第三巻第五章五一五a二七–三二か。

を、ちょうどわれわれが少し前のところで動脈管について示したように、明示するべきであり、単にそう語るだけでそのように考えていい、ということにはならないのである。

そういう次第で、アリストテレスが『動物部分論』[1]の第三巻に記述している事柄は、およそ彼に似つかわ
しくないものだった。彼の文章をそのまま書き写してみよう。「心臓は多数の〔神経〕腱[2]を有しているが、そ
201 れももっともなことである。なぜなら、さまざまな運動が心臓に由来し、引き寄せたり弛めたりすることで
操作されるからであり、そのために、このような下働きと力が必要となるのである」[3]。ここで「下働きと力
が必要となる」のは魂の源を自らの内に保持している身体部分[4]にとってであることは、だれの目にも明白で
ある。

とはいえ、心臓がその当の身体部位であることについては、アリストテレスは証明していないばかりか、説得性のある論じ方もしてはいないのである。彼はただ、心臓が多数の神経腱を有していることをもって、そこに神経腱の源があることを示す十分な標識だと認めているにすぎない。しかし、そうだとすれば、われわれは、手も足も神経腱の源だと考えることができよう。多数の神経腱のあるところをそれの源とすることを認めるのであれば、それらの部位をも神経腱の源と考えても、一向にさしつかえあるまい。そうだとすれば、また、硬脳膜下にある魚採りの網に似た網状組織[5]が動脈管の源であると言うこともでき、心臓がそれだとしなくてもいいことになろう。その網状組織には数えきれないほど多くの動脈管が存在するからである。

202 さて、以上の議論は、たとえ心臓部に多数の神経腱が見られたとしても、そのことから心臓が動物の身体
に広がっているあらゆる神経腱の源であるとする正当性はいささかもない、ということに対して、あらずも

がなのこととして語られたものとしよう。しかも心臓部にはけっして多数の神経腱が存在していないときては、アリストテレスはますます的外れということになろう。なるほど、心臓部には神経腱に似た筋目があるが、それらはいまだ神経腱とするにはあたらないものである。

そのことは、アリストテレス自身によって、手もなく証明されるであろう。事実、あるものの本質を探究するのには、それぞれのものの働きと役割に目を向けるべきであって、その構造に目を向けるべきではないということを、われわれに説いたのは彼である。[6] そうだとすれば、目とは何であるかと問われたときには、「ものを見る器官」と答えることになろう。すなわち、アリストテレスは、これこれの数のこれこれ様の湿

---

(1) 写本が正しいとすれば、ガレノスはこの著作を『動物の内なるものどもについて（*Περὶ τῶν ἐν τοῖς ζῴοις*）』と呼んでいる。ただし、第一巻第八章（203 K）では『諸部分について（*Περὶ μορίων*）』としている。

(2) この *νεῦρα* をガレノスは「神経腱」の意味で解そうとしているが、むろんアリストテレスにおいては「腱」のたぐいを指しており、ここでも心室内の乳頭筋の組織のことであろうと考えられている。ただし、身体各部位の運動を司る機能を担っているかぎりにおいては、ガレノスの神経概念に対応するものとも言える。

(3) アリストテレス『動物部分論』第三巻第四章六六六b一四—一六（第三巻第三章六六五a一〇—一三、『動物運動論』第十章七〇三a一四—二四参照）。

(4) *μέλος* は四肢を意味するが、それを身体部位一般に拡張適用したケース（ここでは心臓を指す）は、アリストテレスにはしばしば見られることで、ガレノスもここではそれに従ったのであろう。

(5) 第七章（196 K）参照。

(6) アリストテレスが明確にこう論じた個所は特定しがたいが、『魂について』第二巻第一章四一二b一〇—一二、第四章四一六a四—五、『動物部分論』第一巻第一章六四〇b二三—六四一a六などが参照される。

203

潤なものと外被と薄膜と筋肉とがこれこれの仕方で合体することによって、目の本質そのものを構成している、とはしないのであって、彼がそのことを全面的に正しく認識していたことは、わたしが別の著作(1)で指摘しておいたとおりである。

目下の場合についても、アリストテレス自身がそう考えていることを、改めてわたしが証明してみせる必要はないものと思う。もし議論の相手がだれか別の人であったなら、各身体部位はその働きと役割によって判定されるのであって、身体的形状によってではないということを明示することに努めもしただろう。しかし、議論の相手がアリストテレスとあれば、当人がすでにわれわれよりもはるか昔にそのことを認識していたのであるから、なすべきは、彼自身が『魂について』の第二巻および『動物部分論』において、器官の異同はそれらの働きと役割によって判定し、身体的形状によってそうするつもりはない、と明言していることを喚起しておくことだけでよかろう。もしも当該器官がものを見るためのものであるならば、たとえ人間の場合と蟹の場合とでは組成が別様であったとしても、それはともに目なのである。もしも歩行のためのものであるならば、たとえ象のものであれ、山羊のものであれ、羊のものであれ、あるいは人間のものであれ、それは脚なのである。もし事がそういう具合だとすれば、親愛なるアリストテレスよ、神経腱の判別は、言論についての訓練の行き届かない多くの人たちのように、身体的形状によるではなく、その働きと役割によって行なうようにするのだね。

というのも、身体組織的な形態では相互に似たり寄ったりの器官が三つあって、しかしそれらは、働きと
204
役割では小さからざる相違があるからである。それら三つは、それぞれ神経腱（ネウロン）、靭帯（シュンデスモス）、腱（テノーン）と言われている。神経腱とは、いずれにせよ、脳ないしは脊髄から生じていて、それが伸びている先へと、感覚ないし運動あるいはその両者を伝えるものである。靭帯とは、無感覚なものであり、その役割は名前［結びつけるもの］のとおりである。残る腱とは、筋肉の末端部の神経腱様のもので、靭帯と神経腱とからできているが、それについては『筋肉の運動について』および『解剖の手引き』で指摘したとおりである。

さて、神経腱はすべてきちんと丸いかたちをしているが、腱は必ずしもそうではなく、靭帯はさらにそうなっていない。それらの大部分は、膜組織状に平べったくなっている。しかし、膜組織はすべてごく薄くて軟らかであるが、靭帯は総じて硬くて分厚いものである。また、それらの一部は腱状軟骨質と呼ばれているし、事実そういうものである。しかし、膜組織や神経腱や腱は、けっしてそれほどの硬さにはならず、むしろ神経腱の一部は本性上きわめて軟らかで、感覚作用にのみ適し、また一部は身体的な実体としてはそれら

（1）どの著作か特定されていない。

205 よりも硬いとはいえ、それでも靭帯の硬さにははるかに及ばない。膜組織もまた同様であり、それらの間に硬さの相違はあるものの、靭帯にはまるで遠く及ばない。腱は靭帯と硬めの神経腱とがいっしょになってできているだけに、当然ながら両者の中間のもので、実体としては神経腱よりも硬く、ちょうどその分だけ靭帯よりも軟らかである。そして、これら三者はすべて白色、無血で、空洞部がなく、直線状の繊維体に解体されるが、とりわけ硬い靭帯だけは別で、それは繊維体に分解できないようになっている。

そこで、もしヒッポクラテスが命名したとおりの呼称を用いて、感覚と運動を供給するものを神経腱（ネウロン）ないし筋（トノス）と呼び――彼は両方の呼び方をしたのだから(1)――、無感覚なものを靭帯（シュンデスモス）、筋肉の末端を腱（テノーン）と呼び分けようとするのであれば、神経腱（ネウロン）なるものは心臓にはけっして多数存在しないことを、明確に断言しておこう。また、もし、ヒッポクラテス以降の人たちの大多数がそうであるように、それらの呼称をごたまぜにしようというのなら、それら三者をすべて「ネウラ(2)［腱類］」と呼べばいいが、しかし、それらには三種の区別があることをも言わなければいけない。すなわち、
206 感覚作用と選択意思を持ち、脳と脊髄から生じているものが一つ、紐帯力を持つが無感覚なものが一つ、そしてさらに第三に、筋肉から生え出て神経腱化したものがある、という具合にである。

第十章

さて、事はそのとおりではあるが、心臓には、感覚作用を備え選択意思を持った神経腱は、明らかに太さ

においても数においても、言うに足るほどのものはなく、先に述べたように、ただわずかなものが脳から下方に向かい、心臓へと伸び込んでいる(3)にすぎないことを、はっきりさせておこう。

では、アリストテレスが「心臓は多数の神経腱を有している」と言っていたのは、いったい何だったのか。この人物は好んで嘘偽りを述べたりはしないし、解剖にまったく無経験だったわけでもないから、クリュシッポス周辺の人たちのように、他の人たちの語った嘘偽りに追従したのだとも考えられないだろう(4)。わたしが思いつくのは、ヘロピロスが「[神経]腱様の筋状体(5)」と名づけたものを、アリストテレスが「[神経]腱様のもの」と言わずに、単に「[神経]腱」と言ってしまった、ということである。それらは、心臓の開口部のところの膜組織の末端(6)であるが、エラシストラトスは正確にそう記述しているが、ヘロピロスの記述はおざ

(1) ガレノスは、ヒッポクラテスにおける「ネウロン」「トノス」を、しばしば「神経」と解している。また、彼自身が「トノス」をその意味で用いている場合もある。

(2) 「ネウラ」は「ネウロン」の複数形。元来は、むしろ腱をはじめとするさまざまな筋組織の意味で用いられ、神経とは無関係の言葉であった。アレクサンドリア時代から神経系が腱や筋に類したものと考えられるようになり、ガレノスでは、本書にも見るように、明確に「神経」を意味するようになった。それが今日の医学用語（たとえば、英語の「ニューロン」）にまで引き継がれている。七頁註（1）参照。

(3) 第一巻冒頭部への言及（＝邦訳九頁八行目）。

(4) クリュシッポス「断片」II八九七（*SVF*）。クリュシッポスはプラクサゴラスに従っている。第一巻第七章（189 K）参照。

(5) ヘロピロスの「[神経]腱様の筋状体（*νευρώδεις διαφύσεις*）」は、ここだけにしか見られない用語。それが、ガレノスの言うように、「神経腱」に対応するものかどうかは疑問とされる。

(6) 心臓の弁。これについてのエラシストラトスの説明は第六巻第六章（548-550 K）を参照のこと。ヘロピロスの説については、何も知られていない。

207 なりである。それらの膜組織は、いま述べた腱様のものによって心臓と一体化し、結合しているが、その役割は靭帯に対応したものであり、神経腱とは相違している。しかし、かりにそれらが神経腱様の身体組織ではなく、神経腱そのものであることに同意してみたところで、先に脳と脊髄からの経路を示したようには、心臓からはいかなる神経腱も身体のいかなる部位へも通じていることを示すことができない以上、心臓が神経腱の源であることが必然的に帰結するわけではない[1]。

思うに、ここでアリストテレスは、二つの正しい想定をしているようだ。一つは、選択意思の働きを担うのには尋常でない強靭さが必要であるという点、もう一つは、脳はそうした強靭さに与っていないという点である。しかし、それらに加えて三つ目として、感覚作用にもとづいて、心臓内に多数の神経腱様の靭帯を付加するにあたっては、個々にわたる解剖に携わり、身体の各部位に心臓からどのように神経腱が通じているかを調べ上げる煩に耐えられず、先に挙げた個所[2]からただちに帰結するかのように主張しているように思われる。実際、これに類した解剖学上の悪質な空想論が医師たちによっても多々書かれているのを目にする
208 ことができるが、彼らには自ら行なった解剖にもとづく観察事実に待とうというつもりがなく、ただ何らかの推論的帰結にもとづく希望的観測によって、発見したような気になっているのである。

おそらくは、アリストテレスも、二つは真なる想定を立てながら、三つ目に真実めいたまことしやかな想定をしたために、つまずいたのであろう。真なる事柄というのは、動物の四肢を動かすための器官には相応の強靭さが必要であること、しかし脳からはそうした器官は何も認められないことの二点であり、まことしやかではあるが真ならざることというのは、心臓に多数の神経腱が存在するとしている点である。

209

しかし、動物の四肢を動かすための器官として、アリストテレスによって理論的に正しく認められてはいたが、解剖的にそれを探査することをなおざりにしたために、目で見て発見しそこねた結果、かの人物には認定されぬままにおわった器官を、われわれは明示することができる。というのも、神経腱はどれ一つとしてそれにあたるようなものではなく、筋肉という名称を与えられたものが、神経腱を受け入れて、四肢を動かすのである。筋肉は、いわば神経腱に対して、一種の梃子のような力を持っていると考えてよかろう。つまり、ちょうどわれわれが、手では動かすことのできないほど重いものは、梃子を用いて動かすようにして、身体の四肢は神経腱では動かすことのできないので、筋肉をあわせ持っているのである。すなわち、神経腱は、各筋肉の内部で繊維組織に分かれて交じりあい、靭帯からの繊維組織と編み合わされる。そして、それら両者から一つの神経腱様の身体組織が形成されて、筋肉の身体組織から生え出している。それが腱である。(3)——ちなみに、その呼称はヒッポクラテスだけでなく、ホメロスもまた用いているものである。(4)——身体器官から生え出している腱のその部分は、重いものに接した梃子の末端に対応している。身体内でわれわれの選択意思によって動かされる四肢には、必ずそれの何らかの筋肉が配されていて、脳からの神経腱を受け入れるようになっているのである。

---

(1) 第一巻冒頭部への言及(=邦訳九頁一行目以下)。
(2) 第八章(201 K)。
(3) 第九章(204, 205 K)参照。
(4) たとえばホメロス『オデュッセイア』第三歌四四九、『イリアス』第五歌三〇七。

この点について確固として得心したい人のために、それぞれ別個の二つの論考がわたしの手で書き著わされている。一つは、すべての筋肉について、それぞれの働きがどのようなものであるかを正確に教えるためのものであり、いま一つは、多数の神経腱が多数の筋肉にどのように広がっているかを記述したものである。それのみならず、『解剖の手引き』においても、『人体各部の働きについて』という論考においても、こうしたことのすべてについて詳細に論じておいた。

以上により、議論はもはや何らの補足も必要ないようで、神経腱の源は脳にありと想定すれば、それで首尾一貫した説となるし、すべての明瞭な観察事象とも一致するものと思われる。同様にして、動脈管の源についても、それが心臓にあることを証明したし、また、静脈管の源が肝臓であることについては、後の個所で証明がなされるであろう(1)。そこで、これをもって第一巻をしめくくり、第二巻では、ここで証明された事柄につづく問題に向かうこととしよう。

（1）第六巻。

第二巻

第一章

211 ヒッポクラテスとプラトンの学説について考察する計画を立てて、まずはじめに着手したのは、最も大きな意義を持った論点であり、それに他のほとんどすべての詳細にわたる事柄が付随していることを示しておいた。その論点とは、われわれを統括する諸機能［能力］について、それらは数においてどれだけあり、そのそれぞれはどのようなもので、また動物体内でどんな場所を占めているか、ということである。(1)この議論
212 にあたって、何にもまして順守するべしと考えたのは、知性を持たない動物はけっして欲求したり激昂したりすることがないと主張している者たちや、神経腱の源が心臓にあると主張している者たちがまさに陥っているような、はっきりと目に見える事象に反する事柄を是認するようなことはけっしてしないということであった。そうした主張はすべて、すでに古人たちによって正しく述べられてきた見解を、無謀にも功名心に駆られて覆し、より新しい独自の学派を打ち立てようとした連中によってなされたものである。(2)そうした嘘偽りの数々は、本書第一巻で論駁し尽くしておいた。(3)ここでは、彼らが行使している別種の議論に移って、できるかぎり明瞭に、そもそも彼らのどこに誤りがあるのかを指摘することにした。

第二章

213

しかし、事を明瞭にするために、この巻の冒頭でただちに、どんな問題であれ間違った仕方で手がけようとする者たちがそろって行使する多種多様な議論を峻別しておくほうが、おそらくいいだろう。わたしが言わんとするのは、彼らが結論を導くために立てる想定(4)のうち、いくつかは明白に誤りであり、いくつかは当面の問題に不適切である、ということである。明白に誤っている場合とは、本書第一巻でたっぷりと論じておいたように、まさにストア派の人たちがそうだが、知性を持たない動物はけっして欲求したり激昂したりすることがないと主張したり、あるいはまた、神経腱は心臓から生え出ていると主張したりしているのがそれである(5)。また、想定のうちで不適切なものとは、それが本性上どれだけあるかを『論証について』という

---

(1) 第一巻冒頭部への言及（＝邦訳六頁二行目以下）。第一巻の現存部分は、これらのうち最後の点についてだけを論じている。

(2)「古人たち」とはもっぱらヒッポクラテスを指している。ガレノスは、彼の説を全面的に正しいものと見なしており、異説を立てる者たちに対して、繰り返し同じような批判を行なっている。ここで念頭におかれているのは、アリストテレスやプラクサゴラスである。第一巻第六章（187 K）、第八章（200 K）などを参照のこと。

(3) 第一巻冒頭部への言及（＝邦訳一〇頁九行目以下）。

(4) 想定（*λῆμμα*）。議論の前提として立てられた想定。

(5) 第一巻冒頭部への言及（＝邦訳一〇頁六行目以下）。

論考(1)において徹底的に語っておいたが、その中で論証的な方法とは総じていかなるものであるのかを明らかにしたし、さらにこの論考(2)の第一巻を通じて、いかなる事柄についてであれ、論証に努めようとする者は、まずそれ［論証手続き］の訓練を積むべきことを奨励しておいた(3)。

ここで言っておくが、論証についての最良の著作は、テオプラストスおよびアリストテレスの学派の古い
哲学者たちの手になる『第二分析論』(4)であり、したがって、動物の持つ二つの始源［原理］についての彼ら
に対する議論は長いものにはなるまいと期待している。というのは、一般人の想定や弁論術的想定を学知的
な論証に援用するのを彼らは恥ずべきこととしているからであるが、クリュシッポスの著作にはそれらが満
載で、ときには彼の立てる想定の証人として一般人を召喚し、ときには詩人たちや、また最も得意とする語
義論や、他にもそれに類したものを持ち出すが(5)、それらは何の決め手にもならず、ただ、帰結を導いている
諸想定が学知的なものではない、というまさにそのことを彼らに明示してやるのに、時間を費やし無駄に時
214 を過ごすだけである。そして、あげくは、彼らと闘技場に降りていき格闘しあって、一般人や詩人たちは彼
らにとってと同じようにわれわれにも証人たりえているし、ときにはむしろわれわれの側の証人ですらある
のだということを、はっきり分からせてやらなければならないとなれば、なおさらという次第(6)。

同様に、語義論もまた、さらにたっぷり暇があるときに、われわれにとって以上には彼らにとっての証人となりえないことを、彼らにはっきり分からせてやる。語義論は、証人としてはペテン師であり、しばしば、真実とは相反することを語る者にとっても等しく証人となるし、また一再ならず真実を語る者によりも、むしろ偽りを語る者にとっての証人となるもので、そのことは、『名辞の正しさについて』という別の論考(7)に

215 おいて明らかにしておいた。その著作では、「エゴー［わたし］」という語の発音について、クリュシッポスが行なっている誤った語義説明を明示しておいた。とすれば、もうここでは同じことを詳しく論ずる必要はなさそうなものだ。もっとも、それがクリュシッポスのお好みではある。彼は、二度、三度といわず、四度でも、ときには五度でも、同じことについて、手を換え品を替えした論考で詳述しているのである。そういうことは、時間が大事な人ならしないものだ(8)。

されば、クリュシッポスが『魂について(9)』の第一巻で、「魂の」主導的部分について論ずるにあたって、

---

(1) この著作については本書でもしばしば言及されているが、逸失して今日には伝存していない。

(2) 本書を指すと思われる（Müller, De Lacy）が、逸失した『論証について』が該当すると考える者もいる（Beweis）。

(3) 第一巻冒頭部への言及（＝邦訳六頁一一行目以下）。

(4) 『分析論後書』のこと。アリストテレスとともに、テオプラストスもやはり『分析論前書』および『分析論後書』を著わしたことが知られている。

(5) クリュシッポスが詩人たちや奇妙な語義論を証言者として援用していることに対して、ガレノスは本書で繰り返し批判している。なお「語義論」と訳したのは「エテュモロジー（*ἐτυμολογία*）」であるが、ここではきわめて広義に用いられている。キケロ『アカデミカ後書』一-三二に「彼らはまた言葉の由来を是認した。すなわち、それぞれのものがその名称である理由を述べることで、彼らはそれをエテュモロギアーと称した」とあるのを参照のこと。ストア派では、名辞と事物との自然本性的対応が想定され、基本的に音声はそれが表示する事物と類似しているものと考えられていた。

(6) クリュシッポス「断片」II八八三（*SVF*）。

(7) 伝存していない。

(8) クリュシッポス「断片」II八八三（*SVF*）参照。

(9) 伝存しない。クリュシッポス「断片」II八七九（*SVF*）以下参照。特に「断片」II九一一（*SVF*）に残存部分が復元編纂されている。

「エゴー〔わたし〕」という語の発音について書き記したところを、早速書き写すことにしよう。それは、当面している課題に不適切な想定とはどんなものかを示す好見本である。「われわれが『エゴー〔わたし〕』と言う場合に、そこに精神（ディアノイア）が存在すると思われる当の場所[1]に向けて自分を指し示すが、その指示動作は、自然かつ適切にそこへと向けられるのである。また、手によるそうした指示動作をしなくとも、われわれは、自分自身に対して頷きながら『エゴー〔わたし〕』と言う。まさに、『エゴー〔わたし〕』と発声することがその指示にほかならず、それは次に記すような指示動作を伴ってなされるのである。すなわち、われわれが『エゴー〔わたし〕』と発声するとき、最初の音節において、下口唇〔くちびる〕を押し下げて自分自身を指し示すようにする。そして下顎の動きと胸部に向けての頷き、そのような指示動作のままに、つづく音節が並列する。そこには『エケイノス〔彼〕』と発音する場合に起こるような、遠ざかりの兆候[2]はまったくない[3]」。

　この個所全体を通じて、クリュシッポスは、魂の始源が心臓にあることを証明する学知的想定は何一つ提出せず、しかも当面の問題にそぐわない二つの想定を一つに結びつけている。その一つは、語義論にもとづくもので、「エゴー〔わたし〕」と発音するとき、最初の音節「エ」の発声で、われわれは口と顎が胸に向かうようにしてやや下方に引き下げるということであり、もう一つは、「それはわたしにふさわしい」とか「そのことをわたしはあなたに言わんとしているのです」などと言う場合に、われわれは、自分自身を指し示しながら、ときとして胸に手をやるということである。ただし彼は、人びとが「わたしにそれをください」とか「それはわたしにふさわしい」とか「そのことをわたしはあなたに言わんとしているのです」とか言いながら、しばしば鼻にさわりもすることについては、すっかり失念している。

とはいえ、「エゴー〔わたし〕」の発音についての議論では、「エケイノス〔彼〕」の発音の場合にもほぼ同じような音から始まるのではなく、実はまったく同じ音節「エ」から始まっていることは失念してはいなかった。彼はこのことに言及しはしたが、その不都合を解決することはできなかった。思うに、それと同様に、指で胸を指し示すしぐさを言うのなら、指の鼻に向かう動きについても言及すべきだったのに、この場合も問題は解決されていない。クリュシッポスの単なる言明が語られれば、ただそれだけでそれが学知的論証になると思うような人がいるのなら、それは話は別だが。

一体、彼は何を言っているのだろうか。「そして下顎の動きと胸部に向けての頷き、そのような指示動作 217 のままに、つづく音節が並列する。そこには『エケイノス〔彼〕』と発音する場合に起こるような、遠ざかりの兆候はまったくない」。彼は、「エケイノス〔彼〕」と発音するときも、「エゴー〔わたし〕」の発音と同じ音

(1) 胸のこと。なお、ἐν ᾧ φαίνεσθαι διάνοιαν εἶναι は読みが困難で、さまざまな修正提案があるが、いずれも有力とは言いがたい。底本とともに有力写本のままとし、φαίνεσθαι には本来「……と考える」「……と言う」などの動詞が補われなければならないと考えておく。De Lacy は、クリュシッポス自身のギリシア語の不備を疑っている。ガレノスも彼のギリシア語の欠陥と稚拙さを「ソロイ風」の語法違反として論難している。第五章 (252-253 K) 参照。

(2) 「エケイノス (ἐκεῖνος)」の第一音節 -ει- を発音するときには、下顎が上方に引き上げられ、胸部から遠ざかるが、「エゴー (ἐγώ)」ではそのようなことは生じない、ということを言っている。

(3) クリュシッポス「断片」Ⅱ八九五 (*SVF*)。

節〔「エ」〕から始まること、そしてその同じ音節は同じ意味を指し示すはずだということに気づきながら、
探究している問題の解決を、それにつづく音節の違いのほうに移している。つまり、こうである。彼は、
「エゴー〔わたし〕」の発音の第二音節「ゴー」は〔下顎の〕遠ざかりを示さない、と語ったうえで、「エケイノ
ス〔彼〕」の「ケイ」はそれを示すと言い重ねたのである。

このやり口は単なる表明であって、いかなる論証も伴っていない。ましてや確固とした学知的論証の体は
なしていず、弁論術的あるいはソフィスト的なまことしやかさにまでも至っていないのである。一体、なぜ
「ケイ」という音節はある種の遠ざかりを示さんとするが「ゴー」という音節はそうではないというのか、
彼は何らかの論証をつけ加えてしかるべきではないか。また、われわれが指を胸のほうに持っていくことで、
魂の始源がそこにあることを示しているというのであれば、なぜ指を鼻のほうへ持っていく場合には、それ
を示すことにはならないのか。なぜなら、指し示す動作が主導的部分の発見への十分な証拠だというのであ
218 れば、胸を指し示すのは十分な証拠であるのに、鼻を指し示すのは証拠薄弱だとするのは正しくなく、後者
についても同等の力を有しているものとするべきだからである。あるいは、この場合が不十分であるとする
のなら、胸を指し示す場合も、やはりそうでなければならない。

さらには、同意する場合に頭を頷かせるからといって、なぜ頭を差し向けるその方向にある部位に、魂の
始源があることを指示することになり、動いている当の部位にあることを指示することにならないのか(1)。な
ぜなら、われわれが頷く場合に、われわれの中で最初に動く部分こそは、その動くものが向かう先の他の何
らかの部分以上に、魂の始源を有しているとするほうが、はるかにもっともらしいからである(2)。ただし、人

間の中には同意を示す場合に頭を頷き上げる者たちもいる、ということは言わないでおく。おそらくクリュシッポスの言い分としては、異国人は他の点でも多々ギリシア人よりも劣っており、知性を欠いてもいるように、それについても間違ったやり方をするのだ、ということになるのだろう。

さて、『論証について』で明示しておいたそのたぐいの議論はすべて、探究されている事柄とは無縁のものであるから、いまここでそれらについての議論を引き伸ばす必要がないこと、語義論からする立論に対しても同様である。これらについても、『名辞の正しさについて』において十分に論じられているのである。

第三章

しかし、目下の課題にふさわしい、それ固有のものとして、どんな想定を求めるべきであろうか。それについては、やや不明瞭でしかも短めではあれ、論証についての古人による著作でもしきりに書き表わされているし、それらについてのわれわれの解釈書においても明瞭かつ詳細に論じられている[3]。当面のところは、

(1) クリュシッポス「断片」Ⅱ八九五(*SVF*)。

(2) おそらくはプラトンの魂論を念頭に置いたものか。『パイドロス』二四五C九、『法律』第十巻八九六B二―三などを参照のこと。ただし、当該個所におけるプラトンの魂の規定は「最初に動かすもの」であり、ガレノスとただちに一致するものではない。

(3) アリストテレスの『分析論後書』第一巻第二章七一b二〇―二三への言及とも見られる(Müller, Beweis)が、むしろヒッポクラテスについて言われているのではないか(De Lacy)。

それらの著作から主眼点だけを摘記して、個々の場合に即した想定を見いだすための標識(1)として用いることでよしとしよう。その主眼点は、探究されるべき事柄の本質そのものから、それにふさわしい、固有の想定を見いださなければならない、ということであった。目下の議論では、クリュシッポスが魂の主導的部分について考察しようとしているのだから、われわれは、その探究対象の本質の定義を述べたうえで、それを個々の問題すべてにわたる基準および標識として用いなければならない。

〔魂の〕主導的部分とは、彼ら自身もそのつもりであるように、感覚と内発力（ホルメー）(2)の源泉である。したがって、心臓が主導的部分をそれ自身のうちに持っていることを証明するのに、動物の他の諸部分に対し内発力にもとづいてなされるすべての運動をそれが統括主導する一方で、すべての感覚がそれへと帰趨することをもってしなければならない。しかし、何によってそれは証明されるのだろうか。むろん、解剖によってでしかありえまい。なぜなら、もしこの心臓が、個々の部分すべてに対して感覚および運動の機能を伝達するのであれば、そこからともかく何らかの脈管が、諸部分の働きを補佐するために生え出ていなければならない。したがって、動物を解剖し、どんな身体組織がどれだけ心臓から生え出て、動物内の他の諸部分に広がっているかをよく観察すること、またそれらの身体組織そのものがどのようなものでどれだけあり、それらのうちのどれが感覚を伝え、運動を伝え、あるいはその両方を伝えるのか、またほかにも何かを伝えるのかを観察すること、そしてそのことを踏まえたうえで、心臓が動物内のどのような諸機能の始源であるかを観察することは、論証的方法の観点から見て、明らかに有益である。

いかなる事柄であれ、この手順から外れたものは、無用であり的外れである。論証の学知的想定が弁論術

221

的想定や訓練用の想定やソフィスト的想定[3]と相違している点はそこにあるが、しかし、これら三種の想定についてでさえ、ゼノンおよびクリュシッポス一派の人たちは、何らの方法も訓練法も教示しはしなかった。そのために、彼らの著書では、あらゆる想定が次々と無秩序にごたまぜにされ、しばしば、成行き上そうなればなったで、弁論術的な議論が主導することとなり、その後に訓練用の議論や問答法［弁証術］的議論がつづいたかと思えば、その次には学知的議論があり、さらに、成行き上そうなればなったで、ソフィスト的な議論がくる、という具合である。それというのも、学知的想定が探究対象の本質に帰着するものであり、それを標識に置いたものであることを、彼らは知らないでいたからである[4]。他の想定はすべて外在的なものだが、それらの中で、問答家が訓練やソフィストたちの論駁や若者による知的懐胎の検証や知的出産や何らか

（1）*σκοπός*. 一般には「目標、目的」の意であるが、ガレノスはしばしば「目印、標識」の意で用いている。この直後にも、またやや後（221 K）にも、同様の用例がある。

（2）*ὁρμή*. 通常は衝動的な推進力を意味するが、ここではやや広義に用いられ、内発的な運動をうながすもの（知性との連絡の有無は特定されていない）を指している。ただし受動情態（パトス）によるホルメーについては、やはり衝動性が強調されるので「内発的衝動」とした。

（3）四種の想定（*λῆμμα*）の区別は、本巻で頻繁に言及されている。逸失した『論証について』第三巻で、それが主題的に論じられていたものと推測される。ガレノスの師の一人であったアルビノス（アルキヌス）『プラトン哲学入門』三-二、六-四の影響が窺われる。

（4）クリュシッポス「断片」II 二三四（*SVF*）。

の発見への誘導や知的行き詰まり（アポリアー）の惹起などのために行使するもの(1)、それらはいずれも、もしそう呼びたければ、問答法的想定と呼んでもいいし、あるいは訓練用とでもトピカ的とでも呼べばいい。名称はどうでもいいが、ただしそれらを学知的想定と峻別することには努めよう。

　これらよりもさらに遠くかけ離れていて、もっぱら通念的で日常的な一般事例や何かそれらに類した帰納推理、あるいは証人によって構成されているものは、もし説得的、弁論術的な想定と呼びたいのであれば、
222 その呼び方はそれで構わないが、ただしそれらの本性を知るようにしなければならない。しかし、探究対象の本質からなおいっそうかけ離れているのは、ソフィスト的な想定である。

　これらのすべてについて、すでに古人たちによって著作されている。『ソフィスト的論駁（詭弁論駁論）』では、ソフィスト的想定が――お望みとあれば、前提なり命題なり、あるいは言明(2)なりと名づけようとも、当面の問題に対して何の相違もないが――扱われ、『弁論術』では弁論術的想定が、『トピカ』では問答法的想定が扱われ、また『論証について』（本書には『分析論後書』という表題もある）では学知的想定が扱われている(3)。したがって、何をであれ論証しようとする者は、まず諸想定それ自体の差異をしっかり知っていなければならない。次いで、その後長期の訓練に入り、他の人が論じている場合には、語られた内容からそれらが先に言われた諸想定のどの類型のものであるかを判別し、他の人が論じているのでない場合には、自分でそれぞれの問題に対してすばやく諸想定を見つけだすようにしなければならない。

　要するに、われわれが算術について行なうとおりのことを、この場合にもしなければならないのである。
223 すなわち、もし算術家になりたいのであれば、まず彼らが「正方形数」とか「長方形数」とか名づけている

ような、すべての数(4)を学び、次いで、きわめて長期間にわたって掛け算や割り算の訓練を積み、それにつづいてごくわずかの方法を学んだときに、ようやくあらゆる問題についての計算ができるようになるのである。

何と多くの者たちが見せかけの知に振り回されていることかと驚かされるのだが、たとえば、二万五六三七アッティカ・ドラクメ(5)の利息は、月利百分の一［一パーセント］として一四ヵ月間ではいくらになるか、という問題に行き当たったときには、彼らはそれを算術家に任せるのだが、思うに、その場合彼らはそうした計算の知識が自分には少しも備わっていないことをはっきりと承知している。その修練を積んだこともなけ

---

(1) アリストテレス『トピカ』第一巻第二章一〇一a二七―二八参照。この種の議論ないし想定についての呼称には、プラトンの対話篇における記述や、その伝統的な分類呼称が意識されている。幾編かのプラトン対話篇が「論駁的」と呼ばれているし（アルビノス、オリュンピオドロスなど）、「知的懐胎」「知的出産」については、ディオゲネス・ラエルティオス、アルビノスなどのほか、プラトン自身の記述（『テアイテトス』一四九B）をも参照。プラトンはディアレクティケーを「発見」的な方法と言ってもいる（『ポリティコス（政治家）』二八六E一―二、二八七A二―三）。

(2) ガレノスの『論理学教程』一では、「前提（πρότασις）」（感覚や先行証明にもとづく言明）と「命題（ἀξίωμα）」（自明の言明）との区別が論じられていたらしいが、「言明（λόγος）」を含めて、いずれもより一般的に、さまざまな言明を指す語としてしばしば混用されている。

(3) ここに挙げられているのは、いずれもアリストテレスの現存著作である。しかし、『弁論術』には、テオプラストス、パレロンのデメトリオス、ポントスのヘラクレイデスら、他のペリパトス派による著作もあり、それらも彼の念頭にあったものと思われる。

(4) 「正方形数」は偶数、「長方形数」は奇数のこと。あるいは、前者はn×n、後者はn×(n+1)の数の系列をいう。

(5) アッティカ地方（アテナイのあたり）で行なわれていた換算による通貨単位。

れば、そもそも学んだことないからである。ところが論証のこととなると、それをまったく人から学んだこともなければ、自分が自力で発見したわけでもないことを、重々承知していながら、それを行使してはばからない。何しろ彼らはそれを求めたこともないのである。

しかも、それについては、論証の方法を学んだだけでは十分ではないのであって、思うに、あらかじめそのやり方に習熟しておく必要があっただろう。弁論家にとっても、あらゆる事例題[1]をいかに分割するべきかの方法を学んだだけでは十分とは言えず、方法を知るとともに、その修練を積まなければならないのである。さればこそ、論証に長じていると名乗る者に望みたいのは、まずその論証を行使する方法を語るとともに、さらにその方法にどれほど習熟しているかをも示してくれることである。

さて、二つの基幹命題[2]による推論の分析[3]や、異なるところのない帰結をもたらす推論[4]の分析や、あるいはこれらに類したもので第一規則《テマ》[5]ないし第二規則《テマ》が適用されるような推論の分析がどのようになされるのかについて、確固とした修練を積んだ人たちにはいくらでも出会えるし、同様に、第三規則《テマ》あるいは第四規則《テマ》によって推論を分析することに熟達した人たちに出会うのも、まことにたやすいことである。もっとも、これらの推論の大半は、アンティパトロス[6]が書き記しているように、別のやり方でより容易に分析することができるし[7]、さらには、このような諸推論の編み上げの一切が、無益な事柄にかかわる些細ならざる無駄仕事にすぎないことは、クリュシッポス自身が事実をもって証拠立てているとおりである。彼は、自分の著述において一個所たりとも、それらの推論を学説の論証のために必要としなかったではないか。また、いかにして学知的な諸想定を、問答法的な諸想定や弁論術的な諸想定やソフィスト的な諸想定から識別し峻別するべきかについて、クリュシッポス一派の人たちはもはや何一つ言うに足るほどのことを書き記してはいないし、それを活用してもいないことも明らかである。(8)

225 のみならず、彼らが臆面もなく書き記しているところによれば、われわれが自分自身を指し示すのに手を胸に持っていったり、「エゴー［わたし］」という音声を発するときに、頭を下方に頷いたりするのは、心臓

（1）「事例題（*ὑπόθεσις*）」は、弁論術の用語で、「一般題（*θέσις*）」に対して、特定の個人や行為にかかわる問題を言う。

（2）基幹命題（*τροπικόν*）。ストア派では、端的に主語・述語からなる「単純命題」に対して、さまざまな「非単純命題」のうちに「条件命題」「連言命題」「選言命題」の主要な三タイプを認め、推論形態（トロポス）の基幹をなすものとして、これらを「トロピコン」と呼んだ（訳語としては「基幹命題」をあてる）。命題論理はストア派独自の貢献分野である。これについての概要は、さしあたり、クリュシッポス『初期ストア派断片集２』（水落健治・山口義久訳、京都大学学術出版会、二〇〇二年）の「解説」中の「ストア哲学の〈ことばの学〉」の項を参照されたい。

（3）分析（*ἀνάλυσις*）。ストア派では、「単純ならざる議論」を「論証されない議論」（論証を要しない基本的な推論形態）に還元、分析する手続きを言う。

（4）推論から帰結した命題が、すでにその推論過程に用いられた前提命題のいずれかと同一であるようなケースを言う。

（5）「テマ（*θέμα*）」は、「分析」（註（3）参照）の手続きを方式化したもので、ここに言及されているように、第一から第四までの四つの「根本規則」があった。現在知られている第一規則については、アプレイウス『命題論』一九一－一九五（*SVF* II 239A）、第二規則については、アレクサンドロス『アリストテレス「分析論前書」註解』二七七－二七八（*SVF* II 255）、シンプリキオス『アリストテレス「天体論」註解』二三六－二三七（*SVF* II 256）を参照。

（6）タルソス出身のストア派哲学者。前二世紀に活動。バビュロニアのディオゲネスにつづくストア派学頭。弟子の一人にパナイティオスがいる。

（7）タルソスのアンティパトロス「断片」Ⅲ三一（*SVF*）。

（8）クリュシッポス「断片」Ⅱ二四八（*SVF*）。

が魂の始源であることを示すものだとのことであるが、そうした指示動作は、魂の主導的部分が心臓にあるとともに鼻にもあれば額《ひたい》にもあることを示しているし――人びとはしばしばそれらの個所を指し示しもするからである――、また頷きの動作は、ことさら頭部よりも胸部に主導部分があることを示すものではありえないのである。さらに、「エ」という音声がどれほどおかしな事態をもたらしているかについても、『名辞の正しさについて』の第二巻において明示しておいたとおりである。

したがって、諸想定間の相違を見てとり、それを識別することに熟達した人であれば、その人を相手にした反論は、ペリパトス派の人たちに対しての場合と同様に、長いものである必要はないだろう。彼らに対するわたしの議論は、彼らに特有の教説に呼応して、魂の主導的部分の始源は脳に座を占めており、激昂的部分は心臓に、欲望的部分は肝臓に座を占めている、とするためのものになるはずだからである。しかし、ストア派の人たちに対しては、長談義にならざるをえない。彼らは、論理学的考察のうちでも役にも立たない事柄にはたっぷりと訓練されながら、有用なところでは訓練されずじまいで、同時にしかも、論難を事とする愚劣なやり口は十分たたき込まれている、といった連中なのである(1)。

したがって、彼らについては有用な事柄を教育することのみならず、むしろずっとそれ以前に愚劣な事柄を除去することが必要である。それは、おそらく困難を伴いはするが、もし彼らのうちに『論証について』の論考をたどることに耐え、そこにおける好意的な吟味(2)の過程でのさかんな議論のやり取りに耐えられる者があれば、うまくいく望みもなしとはしないだろう。しかし、彼らはそれに耐えようとはせず、探究がどのようになされるべきかが決められるよりも先に、そのつど目先の課題を追い回しているありさまでは(3)、もはやそうした連中を誤った考え方をしている事態から解放してやる見込みなど、まずありえないであろう。

第四章

しかし、問題は単にストア派の人たちだけを説き伏せることではなく、ほかにも議論の愚劣な慣わしに養われてはきたが、いまだ魂のゆがみ具合が治療不能にまでは至っていないような人たちすべてにもあるからには、もう一度始めにもどって、目下われわれに課された考察に向かい、どのようにして正しい論証を構成するための学知的な諸想定を把握すればいいのか、またどのようにしてそれらを他の諸想定から峻別すればいいのかを示すことにしよう。そしてさらに、まさに目下われわれに課された考察として、見かけ上は論証を構成するようでも実はそうではない諸想定の本性を明示することにしよう。それら相互の間にどのような相違があるか、すべての場合について、わたしにできうるかぎり明瞭に述べてみよう。

さて、考察すべき課題は心臓についてであり、魂の主導的部分はそこにあるのかどうか、すなわち動物体のすべての部分に対して感覚の源となり、また同時に内発力にもとづく運動の源となるものであるのかどう

(1) クリュシッポス「断片」Ⅱ二四八 (*SVF*)。

(2) プラトン『第七書簡』三四四B五に同じ「好意的な吟味」の語がある。ガレノスはこの前後でプラトン的な対話のあり方を念頭においているようだが、さほど深い意味は認められない。

(3) クリュシッポス「断片」Ⅱ二四八 (*SVF*)。

228

かということであるとすれば、心臓についてのさまざまな属性にもとづいて立てられた諸想定に、二種の相違があることを知らなければならない。すなわち、それらの一部はまさに当面の課題と探究に即した学知的な想定であり、それ以外はすべて部類を異にして、学知的な想定から外れた第二のものである。

また人びとの考えにもとづくものは、一般人のものであれ、詩人や哲学者のものであれ、あるいは何らかの語義解釈にもとづくものや頷きの動作にもとづくもの（それが同意の頷きでも拒否の動作でも）であれ、あるいはまたこれらに類した別の何らかの事柄にもとづいたものであれ、そのようにして立てられた想定は第三の部類のものとなろう。それらは学知的想定からは二重に隔てられたもので、ソフィスト的想定とさほど違いがなく、つまりは、おおむねのところ何か同名異義性や表現形式によって成り立っているだけのものである。

さて、心臓についてのすべての属性から始めて、まず、主要項目を取り上げ大枠的な事柄を論じ、それから部分ごとに細目的な事柄にわたって、それらすべてを順番に論じていかなければならない。心臓には位置や大きさがあり、組織や構造があり、状態や運動がある(1)。

まずは位置について取り上げ、どれほどの前提がそれから構成されるかを示さなければならない。それは胸郭部のほぼ中央あたりにある。すなわち、心臓の底部は正確に胸郭部全体の中央に位置し、胸郭の最上部およびそれ以下の部分はちょうど心臓の大きさに見合っただけの広がりを持っているからである。しかし、動物体全体に対しては、臍のある領域から離れている分だけその中央部より上にずれたところに位置している。臍のあたりこそが最も正確に中央部だからである(2)。

さらにまた、われわれが呼吸するための喉(3)に対しては、心臓は、肺の中央部を経由してそれと接続するような位置を占めてもいる。すなわち、心臓の左側空洞部〔左心室〕には、身体組織的には静脈様をした一種の動脈〔肺動脈〕が生え出ていて、それはまず肺葉の数(4)に対応しただけの分管に枝分かれし、次いでそれぞれの肺葉ごとに、それぞれの管が多数の分枝となって、すっかり尽きるところまで広がっていく。ちょうど樹木の枝のように無数に分岐したその最末端には、他方から気管(5)の末端が静脈様の動脈と同様の仕方で臓器〔肺〕

---

(1) ガレノスはこの種のリストをしばしば挙げている。また、すでにケルスス『医術について』第一巻「序言」二四には、ヘロピロスおよびエラシストラトスのものとして、同様の精細なリストが挙げられている。

(2) ウィトルウィウス『建築論』第三巻一－三に「さて、身体の正確な中心は、本性的に臍である」とあるのを参照のこと。アリストテレスは、心臓に支配的機能を認める立場から、それがほぼ中央に位置するものとしている（『動物部分論』第三巻第四章六六五b一八－二〇、六六六a一四－一六）。ただし彼は、身体的な中心と動物体の中心とは同一ではないことを認めてもいる（『天について』第二巻第十三章二九三b六－七）。

(3) *φάρυγξ*. ここでは「気管」と同義。ガレノスは、場合に応じて口腔部あるいは喉頭の意味でも用いている。

(4) ガレノスは左肺に二つ、右肺に三つの葉《よう》があるとしている（『人体各部の働きについて』第四巻第四章（III 420-424 K）、第七巻第二章（III 516-518 K）、『解剖の手引き』第七巻第十一章（II 625-626 K））。

(5) *τραχεῖα ἀρτηρία*. 字義どおりには「粗い気管」で、それが今日いう「気管」を指している。すでにガレノスにおいては「動脈」に対応している *ἀρτηρία* は元来「気管」を意味し、実際古くは動脈は身体内に空気（あるいはプネウマ）を行き渡らせるための脈管と見なされ、血液の通路としての静脈（これのみが血管とされていた）とは区別されていた。今日の医学用語では、*τραχεῖα* は trachea（気管）として、*ἀρτηρία* は artery（動脈）として用いられている。

全体に分岐して、その同じところへ達している。実際、肺そのものとの位置関係としては、それによって心臓は外側からすっかり包み込まれるような具合になっているのである。

さて、心臓の位置関係はこのようであるとすれば、それにもとづいて、一つには身体全体との関係から、心臓がほぼそれの中央に置かれているのは、身体全体に送り出す力の配分の公平さのためであるという説[1]を立てることもできようし、また気管との関係から、心臓がそれを経由して音声を送り出すためであるという説[2]を立てることもできよう。さらには、呼吸の役割と働きに心臓を関連づけることで、そこから何らかの説を唱えることもできるであろう。同様にして、胸郭部の中央に位置することから、何でも議論のタネにしてやろうと思っている者であれば、きっとそれについて何か言い立てることもできよう。

しかし、そうした説によっては、いまだ心臓が動物体にあって感覚や選択意思にもとづく運動の源であることを断定できない以上、それらはいまだどれ一つとして学知的な想定ではないし、所与の事柄についての十分な論証をなしていない。心臓が万事の源であることは、それが動物体の中央に位置していることから必然的に帰結しはしないからである。――もっとも、心臓が動物体の中央に位置しているということ自体も事実ではない。精確に論究するならば、中央は臍のあたりの部分である。――また、同様にして、心臓が胸郭部の中央であるからといって、それゆえに動物体全体の源［支配的部分］だというわけではないのである。

また、あたかも［ペルシア］大王が城砦（アクロポリス）に座を占めているようにして、脳が頭部に位置している[3]からといって、それゆえに魂の源［支配的部分］が必然的にそこにあることにはならないし、あたかも警固兵を配備させるようにして、諸感覚を備えているからといっても、あるいはまた、天空の宇宙全体に対する関係が頭部の人間に対する関係であると語り、したがって天空が神々の住み処であるように、脳が知性的機能の住み処[4]であると主張してみたところで、事は同じである。なるほどこうした主張はいずれも、心臓について先に言われたような事柄に較べれば、はるかに説得力を持ったものではあるが、それでもなお、正確な知識というに足るほどの説得性には及ばないこと、心臓が音声の制作者であるという主張以上のものではありえない。

もし彼らがしかるべき論証をわれわれに提示できるのであればよろこんで拝聴しよう。しかし、位置のことだけから議論を進めるのは愚劣である。そうするのなら、思うに、肺や気管こそが音声の源だということになろう。それらのほうが、心臓以上に発声器官とより近接しているからである。

なぜなら、発声のためのまさに第一にして固有の器官は喉頭にほかならない。事実、喉頭部の気管を切り

(1) アリストテレスの見解。『動物部分論』第三巻第四章六六五b一八―二〇、六六六a一四―一五、『動物運動論』第九章七〇二b一二―七〇三a三。

(2) ストア派の見解。第五章（241 K以下）を参照のこと。

(3) プラトン『ティマイオス』七〇A六に由来する比喩。キケロ（『神々の本性について』第二巻一四〇、『トゥスクルム荘対談集』第一巻二〇）をはじめ、多くの著作家が援用している。ヒッポクラテスが脳にある精神の座をアクロポリスの聖像になぞらえたとする伝承もある（Cod. Par. Suppl. Gr. 636, fol. 21^{v}, ed. Fuchs）。アリストテレスは、同じ比喩を心臓に適用している（『動物部分論』第三巻第七章六七〇a二四―二六）。

(4) これもプラトン『ティマイオス』に語られている説への言及（特に四四D三―六、四五A一―二、六九D六―E三など）。

下げていけば、もはや動物が声をあげるのを聞くことができないだろうが、しかしそうなっても、その動物が支障なく呼吸しているのを見ることだろう。そういう傷を受けたのが人間の場合なら、その人に対して何か声を出してみるように頼むこともできよう。彼はやってみようと努力するだろうが、聞こえるのはゼーゼー言う呼吸音だけだろう。われわれが「エクピュセーシス〔排気〕」と呼んでいるものである。声を出そうと努力しなければ、呼気にともなって息が吐き出されるが、何らの雑音もともなわずに瞬発的になされるだけである。

そして、動物が音声を発しようとするときには、胸郭部の筋肉と上腹部の筋肉とが同時に激しく緊張するのが目撃されるであろう。むろん、喉〔気管〕が切開される前でも、われわれが無理やり声を出そうとするときには、筋肉の緊張は明瞭に見てとられるが、喉が切開されて後は、音声を発しようとあがいてみてもむだである。ただ「エクピュセーシス〔排気〕」がなされるばかりで、それと単なる呼気との違いは、息が雑音混じりに、激しく吐き出されることにある。

とすれば、音声が心臓から発せられると考えている者たちは、ここで二重の誤りを犯していることになる。一つには位置を根拠に論を立てているからであり、さらには、それを論拠とするのに、しかるべき議論をしていないからでもある。なぜなら、動物が音声を発しようとするときには、胸郭部および上腹部のすべての筋肉が緊張して、引き締まったり運動したりしているのに、心臓はそのとき何一つ新たな活動を起こしていないからである。そして、下方から上ってきた息は、喉頭で整えられるまでは、いまだなお音声の様相を与えられていず、先に述べたように、単にエクピュセーシス〔排気〕の様態にとどまっている。

233 そのことは『音声について』の著述で論証しておいたとおりである。すなわち、ちょうど撥《ばち》のようなもので打たれるようにして、喉頭にある軟骨で打たれると、その単なるエクピュセーシス［排気］が音声となるのである。喉頭は三個の軟骨からなり、多数の筋肉によって動かされている。それらの軟骨の仕組みや筋肉の動きがどのようであるかについては、特にそれらのことを扱った一連の著述(1)において、詳しく述べてある。

しかし、位置のみを根拠にして論を立てている者たちは、そうしたことにまったく無知である。そしてそのために、彼らは、音声が脳から発生すると突然聞かされると仰天するし、選択意思にもとづく運動はすべて筋肉によって行なわれると聞かされると、さらになお仰天して、われわれを法外な論者だと呼ぶ始末である。とはいえ、われわれの側では言葉で公言しているとおりのことを動物解剖によって明示しているのに対して、彼らが言いうるのは、ただ心臓が喉頭の近くに位置し、したがって音声はそこから発している、ということだけなのである。これすなわち、思うに、彼らは議論におけるなだらかな近道を選び、険しく長い道 234 をとろうとしないためだが、求めているものに到り着くのは後者であって、なだらかな近道は真実を過つものだという次第。だから、［彼らの］だれ一人として、わたしが呼吸と発声を引き起こすためのすべての筋肉を指し示していくのを、我慢して聞こうとはしない。

(1) 逸失して伝存しない。以下にもう一度言及されている（236 K 末尾）。オリバシオスの音声についての記述（*Coll. Med. Rel. lib. Inc.* 62: *CMG* VI 2. 2, pp. 165-171）は、これの抜粋と考えられている。

しかしながら、論証の要点はこれらの筋肉のみには存せず、それらは議論全体の三分の一でしかない。それらの筋肉は、呼吸と発声を行なわせる特定の器官を動かすものであるが、さらにそれらの筋肉自体がどう動けばいいのかについて、脳からの神経腱を必要とする。それらの神経腱のいずれかを結紮糸《けっさつし》で遮断するなり切断するなりすれば、それが入り込んでいる筋肉をすぐにすっかり動かないようにさせられるし、神経腱が切断されるまではその筋肉によって動かされていた、動物体の当該部位も動かなくなる。

されば、ほんとうに真実を求めようとする者は、われらがもとに来たりて動物からじかにはっきりと学び知るがいい。まともな感覚さえ備えたものであれば、非強制的な吸気と強制的な吸気とは、それぞれ別系統の器官と筋肉と神経腱とによって行なわれていることが分かるだろう。非強制的な吸気という呼び方をするのは、健康な状態にあって何らの強要的な運動にも動かされない場合のことであり、強制的な吸気というのは、何らかの影響をこうむり激しい身体運動をさせられている場合のことであるが、後者にあっては、肩甲骨のあたりの部位全体が［吸気に合わせて］いっしょに持ち上がっているのが、ただちに見てとられるであろう。ちょうどそれに対応して、呼気もまた、非強制的で軽いものと強制的で激しいものとでは、それぞれ別系統の器官と筋肉と神経腱とによってなされる。強制的で激しい呼気は、「エクピュセーシス［排気］」と呼ぶのがわれわれの慣わしである。

以上の事柄すべてにつづいて、発声に固有の器官である喉頭と、それを動かす筋肉、そして脳から下りてきて筋肉に至る神経腱を示すこととし、その次には舌、すなわち別の器官であり、音声ではなく言語および言論――どちらなりと好きなように呼べばよろしい――のためのものを、そしてさらに、それにかかわる筋肉と、脳からの神経腱を明示することとしよう。それも、多数の動物を用意しておいて、上述のさまざまな活動ごとに別の動物について、脳からの神経腱のそれぞれが切断されるごとに、それぞれの活動が破壊されるさまを明示していこう。

ひょっとすると、上述のさまざまな活動のそれぞれに固有の器官やそれらを動かす筋肉とはどれのことであり、いくつ数があり、どんな位置にあり、大きさはどれほどであり、またどの神経腱を何本あるいはどんな太さのものを受け取るのか、それらは特定的に脳のどの部位から伸び出ているのか、さらにはそれらによって動かされる諸器官に付与される運動のあり方はどんなであるのか、を聞きたい人がいるかもしれない。しかしわたしとしては、先にも述べたように、同じ事柄について何度も書き記すことはよしとしない。しかし、もし心底からの学問好きであるのなら、その人には、それらのことすべてについてわたしが書き表わした別の諸著作がある。[1] まずは『胸郭と肺の運動について』では、肺が胸郭によって動かされると、拡張につれて広がっていくことで、外部の空気を吸い込む、これが吸気であり、他方、収縮につれて縮んでいくことで、内部に取り込まれた空気を喉〔気管〕や口のほうへ押しやり、それらを通して外へ送り出す、これが呼気である、ということを示してある。それにつづく別の著述は『呼吸の原因について』である。そこでは、すべての筋肉とそれらによって動かされる諸器官、そして脳からそれらの筋肉に魂の持つ機能を伝達する神

(1) 以下の三著作はいずれも逸失して伝存しない。現存する『呼吸の原因について』(IV 465-469 K) は、きわめて短いものので、おそらくは当該著作の縮約版か。

経腱を明らかにした。そしてさらにそれらにつづく別の著述が『音声について』で、それは音声の器官およ
237 びそれらを動かす筋肉、あるいはまた脳からそれらの中へと下りてきている神経腱についてのものである。

目下のところ、言っておくべきは、もしも肺の息が何らかの仕方で心臓の息によって成形され、次いで喉[気管]の息を肺のそれに合わせて成形すると音声が生じるのであったとしたら、頸部あるいは頭部の神経腱のどれかが切断されたとしても、音声がただちに消失するようなことはないだろうし(1)、ましてや脳を圧迫したり、その空洞部[脳室]に達するまで突き刺したり、脊髄を切開したりしても、そういうことは起こらないだろう、ということに尽きる。というのも、気管つまり喉(2)と呼んでいる部分か肺か心臓それ自体が損なわれる場合に、音声が消失したとしても、それが心臓から発するのだとすれば、思うに、何ら驚くにあたるまい。しかし、脳や脳から出て喉頭部を動かす筋肉の中へと伸びている神経腱のどれかが圧迫されると、音声の消失が起こるのは、もし音声の発生がそれらのものを何ら必要としないとすれば、奇妙であり、途方もなく不合理なことである。

しかるに、観察結果は彼らの唱える説とは正反対の様相を呈している。というのも、前の巻で語ってお い
238 たように(3)、心臓を露出させておいて、それを動けなくして圧迫したり押しつぶしたりしても、その動物が呼吸ができなくなったり、音声が出なくなったり、その他いかなる随意的活動がさまたげられたりする様子を目にすることはないだろう。ところが、脳を頭骸から露出させて、どこであれその空洞部[脳室]を突き刺したり圧迫したりすれば、ただちにその動物を声が出ないようにし呼吸もできなくするのみならず、まったく感覚のない状態にさせ、あらゆる随意的運動について動けないものにするのである。

以前にも述べておいたのだが、心臓を露出させる場合、それといっしょに胸郭部の二つの空洞部のいずれにも孔を開けてはならない。それに成功すれば、心臓を圧迫したり押しつぶしたり、あるいは何かほかにしようと思うのであればそのことも、[4]うまく成し遂げることができるであろう。いや、さらにもし心臓全体をまとめて摘出したいのであれば、その手術をやりそこねることもないであろう[5]。

これは、慣習に従ってそういう具合に行なわれる多くの供犠のさいにもあることで、心臓はすでに祭壇に供えられているのに、その動物は呼吸をしたり、激しく鳴き叫んだりするだけでなく、出血のために死に至るまで、逃げようとする様子をみせるのである。むろん、最も太い四本の脈管が切り裂かれているので、犠牲獣の血液はたちまち空っぽになるが、しかし生きているかぎりは、呼吸をし音声を発し走ろうとする。しかし、日頃、牛が第一椎骨のところで脊髄の生え出る個所を切られる場合には、たちまちにして、もはや走ることはおろか、わずかに前進することすらできなくなるのが観察されるし、切られると同時に牛の呼吸も音声も消失してしまうのである。それというのも、そうした活動が上からの支配を受けているがためである。しかしながら、そうした打撃を受けた牛の心臓は、動脈管全体とともに、きわめて長時間にわたって拍動をつづけるのである。動脈管の拍動は脳に依存していないからであり、心臓そのものについても同様である。

---

(1) クリュシッポス「断片」II八九三(*SVF*)。
(2)「喉(*φάρυγξ*)」については、六三頁の註(3)を参照のこと。
(3) 第一巻第六章(186 K)。
(4) 心臓が音声を送り出す源ではない事実を明示すること。
(5) 第一巻冒頭部への言及(＝邦訳一二頁二行目以下)。

それらの運動は類を異にしているのに応じて、その源についても、いずれもそれぞれ他方を必要としていないからである。心臓は拍動運動の源、脳は選択意思にもとづく運動の源という具合になっているのであり、動物体におけるあらゆる活動の源が一つであるということを必然化するべき理は、けっして成り立たない(1)。それらが多ではありえないとする想定も、多であるとは見えないとする想定も、証明不可能であろうからである。

しかしこの点についても、引き続きたっぷりと彼らに論じてやることにしよう。ひとまず先に述べた事柄にもう一度立ち返るならば、呼吸にかかわる運動も音声にかかわる運動も、心臓がそれらを形成する源ではないのである。呼吸はもっぱら心臓のために行なわれることになりはするものの、しかしそれによってではないからである。「あるものによって」生じることと「あるもののために」生じることとは同じではない。――このことだけを特に取り上げて書き記した一つの著作が、『呼吸の役割について』である。

第五章

音声および呼吸が心臓によって行なわれていると考える者たちは、位置的な近さによって欺かれたのである。彼らは、どのような活動についてであれ、必ずしも、何か近接した部位であれば、それがすなわち必然的に当の活動の源であるわけではないことを知らなかった。また、目、耳、鼻による感覚の源は、それらと近接しているからというので、脳にあると考えている者たちも、正しい論の立て方をしていないで、彼らもまた位置なるものによって騙された、いやむしろ位置によってというよりも、位置についての思いなしによって騙されたのである。まず間違いなく、彼らは、論証においてこんなたぐいの命題を用いようというのだろう。すなわち、すべて活動状態にあるものの源はその近くにある、というのがそれである。これが真であると仮定されて、そこに観察の結果として、耳は脳に接しているという命題がつけ加われば、それでもう耳の活動の源は脳にあることが結論されるのであろう。しかし、感覚に対しても知性に対しても、いま言われた命題、すなわち「すべて活動状態にあるものの源はその近くにある」は、第一にしてそれ自体として信ずるに値するほど明白ではないのである。

耳、目、鼻が脳の近くにあるからといって、それらの感覚的機能の源が脳にある、ということにはならないし、音声および呼吸にかかわる部位が心臓の近くにあるからといって、それゆえにそれらの源が心臓にあることにはならない。とすれば、ストア派の人たちに称賛されているゼノンの議論も[2]（それはバビュロニアのディオゲネスが[3]『魂の主導的部分について』において、全体の冒頭に記したものであるが[4]）、わたしがいましがた語った前提以外のどこにも称賛されるべき筋合いはない。それを書き写してみれば、よりはっきり

（1）クリュシッポス「断片」Ⅱ八九三（*SVF*）。
（2）ゼノン「断片」Ⅰ一四八（*SVF*）。
（3）バビュロニア地方、ティグリス河畔のセレウキア出身。前二四〇頃－一五二年。クリュシッポスに学んだストア派哲学者で、タルソスのゼノンの次の学頭。弟子にパナイティオスがいる。
（4）バビュロニアのディオゲネス「断片」Ⅲ二九（*SVF*）。

とそのことが分かるだろう。つまり、こんな具合である。「音声は喉を通って発せられる。もし脳から発せられるのだとしたら、喉を通って発せられることはなかっただろう。しかるに、言論が発せられるところから、音声もまた発せられる。しかるに、言論は精神（ディアノイア）から発せられる。ゆえに、精神は脳には存しない[2]」。

同じ議論をするのに、ディオゲネスは、これと同じ言い方をしているわけではなく、こう述べている。「音声が送り出されるところから、分節化された音声［言葉］もまた送り出される。したがって、分節化された有意味な音声もまた、そこから送り出される。それが言論（ロゴス）である。したがって、音声が送り出されるところから、言論もまた送り出される。しかるに、音声は頭に位置する場所から送り出されるのではなく、明らかにもっと下方からである。少なくとも、気管を通過していくことは明白である。したがって、言論もまた頭部から送り出されるのではなく、もっと下方からである。しかしまた、言論が精神（ディアノイア）から送り出されることも事実である。実際、ある人たちが規定して言うところによれば、言論とは精神から送り出される有意味な音声にほかならない。さらには、言論とは精神内部の想念によって、いわば印形を捺されるようにして、意味付与されて送り出されるものであること、そして時間的には、思考過程の完了および発言の活動と同時的に随伴するものであること、これらもまた納得できそうな事柄である。とすれば、精神は頭部に位置するのではなく、より下方の場所、特にどこか心臓のあたりに位置するのである」。

ディオゲネスの論はこのようなもので、ゼノンの場合とは正反対に語り方の長さがだらだらしている。そのために、後者はいくつかの必要な諸命題を尽くしていず、前者は余計なものまでつけ加えている[3]。しかし、彼らを吟味するのに先立って、さらにクリュシッポスの議論をも並記しておきたい。それはこのようなものである。「理の当然のこととして、これ［言論］のうちにある意味が赴く先のもの、そして言論が発せられる元のもの、それが魂の至高の部分である。言論の出所と思考の出所とは別々ではありえないし、音声の出所と言論の出所も別々ではありえない。まとめて端的に言えば、音声の出所と魂の至高の部分とは別々ではありえないのである」。——彼らは精神（ディアノイア）についても以上の説と呼応一致した規定をしていて、それが言論の出所である、と語っている[4]。——「なぜなら、総じて、言論がそこから送り出される元のところ、そこで推論も思考も語り方の訓練もなされなければならないことは、すでに述べたとおりである。しかるに、これらは明らかに心臓のあたりで行なわれる。音声も言論も心臓に発して喉［気管］を通って送り出されるからである。さらにまた、言説が意味を伝えるその宛先から意味を付与されもするのであり、音声もまた、さきに述べられたような仕方で、そこから発せられる、ということも説得性をもっている」。

ストア派の音声論については、これで十分であろう。もし彼ら以外の人たちの提出した議論までもすべて

（1）*φάρυγξ.* 六三頁註（3）参照。ここでは「喉」としたが、意味的には「気管」とするべきかもしれない。ゼノンがどの意味で用いているかは明確でない。次のディオゲネスの記述では「気管」が用いられているし、第四章（237 K）で「気管つまり喉」と言い換えているように、ガレノスは、ストア派ではこの語が「気管」の意味で使われていたと考えているらしい。なお、ガレノス自身の見解を述べるさいには、音声を形成する部位に「喉頭（*λάρυγξ*）」をあてている。

（2）ゼノン「断片」I 一四八（*SVF*）。

（3）バビュロニアのディオゲネス「断片」III二九（*SVF*）。

（4）クリュシッポス「断片」II八四〇（*SVF*）参照。

244 次々と書いていこうものなら、書物は不体裁なまでに長いものになってしまうだろうからである。クリュシッポスやディオゲネスによって語られた議論にすら言及せずにおき、ゼノンのものだけを検討してそれでよしとするべきだったのだろう。ただし、ストア派のある人物との間で「発せられる」という用語をめぐって論争が生じなかったらのことで、その語とは、ゼノンが議論にさいして、こんな具合に記したところで用いたものである。「音声は喉［気管］を通って発せられる」。

この「発せられる」という用語を、わたしは「出ていく」とか「送り出される」というのに等しいものと解するべきだと主張したのだが、その人物は、それらのいずれもその語の意味するものではないと言いながら、しかしそれら以外の第三の意味を明言することはできなかった。そのために、わたしは必要に迫られて、他のストア派の人たちの書物で、その語が「出ていく」とか「送り出される」とかに言い換えられているのを引き合いに出したのだった。それは、いましがたクリュシッポスとディオゲネスの場合を明示したとおりであるが、彼らをすませれば、それ以外の者たちの用語を引用する必要はないと考えるので(1)、いまは彼らの検討吟味にとりかかることとして、まずはゼノンから始めよう。彼こそは、こうした音声についての議論の開祖であり、全ストア派の開祖にほかならない。

さてそこで、第一の想定は、「発せられる」という言葉をより明瞭な言葉に置き換えれば、このようである。「音声は喉［気管］を通って送り出される」。そして、それにつづく第二の想定はこうである。「もし脳から送り出されるのであったならば、喉［気管］を通って送り出されることはなかっただろう」。この想定は、
245 わたしに言わせれば、第一の分類の、論証というにふさわしいものには属さないばかりか、第二、第三の分

類にも属さず、そこには両義性をまとった、欺瞞だらけで詭弁に満ちた言葉上の形式が隠されていて、その両義性によって吟味論駁を逃れようと思っているとすれば、それは第四のソフィスト的想定に繰り入れられるべきものである。[2] なぜなら「もしそれが脳から発せられるのであったなら、喉［気管］を通って発せられることはなかったであろう」という命題は、その言い方に「から（ἀπό）」という前置詞を含んでいるところが曲者である。

この種の言明すべてにおいて、二つの明確な前置詞が存在する。「……によって（ὑπό）」と「……を出発点として（ἐκ）」とがそれであるが、彼はそのどちらも採用しなかった。「もしそれが脳を出発点として発せられるのであったなら、喉［気管］を通って発せられることはなかっただろう」と言うこともできたのに。あるいは、たとえ「脳を出発点として」と言わずとも、少なくとも彼は「脳によって」とは言うべきであった。なぜなら、喉［気管］を通って送り出される音声は、何かから［を出発点として］送り出されるとともに、何かによって送り出されもするからである。すなわち、「何かから［を出発点として］」とは、閉じ込めている容器からということであり、「何かによって」とは、閉じ込めている容器を動かす機能によってということである。

246 事は尿が陰部を通って排泄される場合とまったく同じであって、それは上部にある容器にあたる膀胱から

（1）クリュシッポス「断片」Ⅱ八九四（*SVF*）。

（2）「想定（*λῆμμα*）」の四分類については、第三章（221 K）および第八章（273 K）を参照のこと。

247

送り出されはするが、また尿を排出するようにと膀胱を収縮させる機能によってでもあるのだ。しかし、「から（ἀπό）」という前置詞では、それが「……を出発点として（ἐκ）」を表わしているのか、それとも「……によって（ὑπό）」を表わしているのか不明瞭である。もし「……を出発点として（ἐκ）」を表わしているのなら、その言明は正しい。それは次のようになるだろうからである。すなわち「もし音声が脳から［を出発点として］送り出されるのであったならば、喉［気管］を通って発せられることはなかっただろう」。しかし、もし「……によって（ὑπό）」を表わしているというのなら、それは誤りである。今度は次のようになるだろうからである。すなわち「もし音声が脳から［によって］送り出されるのであったならば、喉［気管］を通って出ていくことはなかっただろう」。

このような言明が正しくないことは、それに対処するまでもないだろう。むしろ先に彼らのほうで、次のような議論について意見を述べてもらいたいものだ。すなわち、「尿は陰部を通って放出される。もし心臓によって送り出されるのであったならば、陰部を通って出ていくことはなかっただろう。しかるに、それはわれわれの選択意思によって送り出されるのである。したがって、選択意思は心臓には存しない(1)」。排泄物についても、同様の論を立てることができよう。それもまた臀部を通過するが、しかしわれわれの選択意思がまず動かすことによって送り出されるのである。

選択意思は、思うに、それからはるか遠くに位置するもの、たとえば足の指のどれかであっても、瞬時にして動かし、離れていることによって速さを阻害されることはありえない。すなわち、選択意思あるいは精神あるいはどう呼ぼうとご随意にだが、それを脳に配しようが心臓に配しようが、目下のところ何の相違もない。指先を動かそうと意思したときとその行為の発動との間にはいささかの時間の経過も生じない。そのことは、思うに、感覚についても同様である。というのは、感覚についても、突き刺したり傷つけたりしたときに、それを動物が感覚するのにわずかな時間なりとも要せず、切る行為がなされるのと動物がそれを感覚するのとは同時的である。

これはゼノンもクリュシッポスも、また彼らにつき従う者たちも意図していたところであって、すなわち、外部から突き当たってきたものによって、ある身体部位に生じた運動が魂の始源に伝えられると、その動物はそれを感覚する、というのである(2)。ある部位が傷つけられたときと動物がそれを感覚するときとの間には、感知できるほどの時間は存在しないのと同様に、人が指先や足を曲げようと思ったときとその行為の発動との間にも、感知できるほどの時間は存在しない。また尿を排出しようと思ったときと実際の排出との間についても同じで、魂の主導的部分が欲するのと当該の器官が排出を実行するのとは同時的である。

さて、しからば、あの議論はいかが答えたらよろしかろうか、こよなき賢者方よ。「もし尿が心臓によって送り出されるのであったならば、陰部を通って排出されることはなかっただろう」というのでしたがね。

(1) 気管と心臓は直通している、少なくとも近接している(と彼らは見なしている)のに対して、陰部と心臓にはそうした隣接関係はない。発声の場合を排尿の場合に置き換えれば、彼らの想定では、いわば、膀胱が心臓に対応することになってしまう。

(2) ゼノン「断片」I 一五一 (*SVF*)、クリュシッポス「断片」II 八八二 (*SVF*)。

どのように答えようとも、きっとわれわれはその答えに対処することができる。ほんとうは、対話においては、相手方に対して議論に答えるよう強要しなければならない。しかし、この場合はそうする余地はなく、むしろ、われわれ自身が、不明瞭なところも冗長なところも難しいところもなくて、簡明かつ明白な答えをしなければならない。われわれはこう答えよう、──膀胱から陰部を通って尿が排出されるのには、主導的部分が運動の発端を送り出して、尿のため込まれた容器を収縮させれば、それで何らの問題もない。

あとは、思うに、魂の主導的部分が脳であろうと、心臓であろうと、目下の議論にケリをつけるのに、何らの違いもない。それが脳であれば、まさにその脳が、尿を排出する器官にであれ、栄養分の残留物を排出する器官にであれ、脚部を動かす器官にであれ、足や指を動かす器官にであれ、そこに運動の発端を送り出すであろうし、それが心臓であれば、まさにその心臓が同様にふるまうであろう。そのようにして、思うに、音声が喉〔気管〕を通って送り出される場合、脳が喉〔気管〕に先行する運動の原因である、とするに何らの差し支えもありえないのである。

したがって、当初から問い求められている答えは、まだどちらとも言えない状態にあり、観察事象によるかぎり、二つの説のどちらにも傾きを示さないままにとどまっている。すなわち、膀胱および臀部における運動の発端が、脳にあるのか心臓にあるのか、明らかでなかったように、それと同様の仕方で、音声と呼吸についてもやはりいずれの臓器が主導権をにぎっているのか、いまだ明らかではない。

さきにも述べたように、位置的な近さが両陣営の者たちをたぶらかして、それぞれの想定を学知的なものであり、論証にかなったものという見かけを作り出している。しかしいずれも真実ではない。心臓が万事の源であると想定している者は、［そうすると］目は直近ならずといって、目もまた心臓から、ちょうど泉から汲み上げるようにして、感覚や運動を得ていると主張することを差し控えようとはしないだろうし、また脳を源とする者たちも、呼吸にかかわる器官および発声にかかわる器官の運動の源は脳以外のいかなる部分でもありえず、これこそが他のすべての部分における選択意思にもとづいた運動を主導するのであり、呼吸や発声についても同様である、と主張するのである。

さて、われわれが論証の方法に関して教えられた普遍的な命題は、あらゆるものごとにおいて、その個別事項ごとに真であることが見いだされる。すなわち、現に手近にある事物の持つすべての属性について真なることを捉えるのではなく、当の課題にかかわる属性のみについてのそれを捉えるべきである。ゼノンもクリュシッポスもディオゲネスも、さらには他のストア派の人たちも同様に、目下の議論に幾度となく確信を抱きはしても、その欠陥について擁護することはできないだろう。すなわち、その議論における第二の想定は、もしそれが正確かつ明確に、しかもきちんと規定された仕方で述べられていたとしたら、まちがいなく第二分類の想定[1]に入ることを嗅ぎつけられたであろう。しかもそれは、言葉上の形式において欺瞞に満ちた両義性を纏ったことからして、その中でも第四分類に仲間入りすることとなったであろう。だから、もしゼノンが自分の欺瞞を承知のうえで、意図してそれを用いたのだとすれば、彼はある種のソフィストであって、哲学者ではないことになろう。また、もしそれに気づかず、本意ならずも用いたのだとすれば、彼は論理学

（1）学知的想定とは言えないようなもので、特に問答法（弁証術）的想定を指す。第三章（220 K 以下）および第八章（273 K）参照。

251 的考察に熟達していないことになる。われわれは、こうしたたぐいの言明は意図して用いたくないものだ。欺瞞は真理に敵対するものの分だからである。また、無学と未熟さのせいで、本意ならずもそれらの中に陥りたくもないものだ。

第四の想定も、第二の想定と同じように不条理である。彼が「言論は精神（ディアノイア）から発せられる」と言っているのがそれである。しかし、意味を伝える音声である言明は、なるほど他のすべての選択意思にもとづく行為の発現と同じく、精神（ディアノイア）によって送り出されはするが、精神から〔を出発点として〕ではなく、喉頭からである。そこに達する以前には、上がってくるものはいまだ音声ではなく、すでに述べたように、音声に適合した素材のようなもの、「エクピュセーシス〔排気〕」と呼ばれているものにすぎない。そしてそれは、肺にある気管から送り出されるのであり、それらの気管のどれ一つとして心臓には直結してはいない。

252 したがって、ゼノンは、本意からにせよそうでなかったにせよ、不明瞭な言い方をしたために、第四分類の想定に陥ってしまったのに対して、ディオゲネスは、おおむねのところ第二分類の想定を用いており[1]、しかし一度だけ彼自身も第四分類の想定に陥ったのだった。彼が「音声がそこから送り出されるところ」という言い方をし、「しかるに、音声は頭に位置する場所から送り出されるのではなく、明らかにもっと下方からである」という言い方をするときに用いているのは、第二分類の論法による想定である。また、「言論は精神（ディアノイア）から送り出される」と言っているときには、本来は「精神によって」と言うべきところで、そこでは第四分類の論法を行使しているのである[2]。彼の誤りに対する論駁は、上にゼノンの議論に対して記したものに同じくする。

同じように、クリュシッポスが「そこから言論が発せられる元のもの、それが魂の至高の部分である」と言う場合にも[3]、彼の議論をとがめるべきであり、「そこから」ではなく、「それによって」言論が発せられる元のもの、それが魂の至高の部分である、と言うべきなのである。同様にして、彼が「総じて、言論がそこから送り出される元のところ、そこに（で）推論もなされなければならない[4]」と言った場合、われわれとしては、「言論がそこから……」ではなく、「言論がそれによって送り出されるところの部分、そこに、いや、そこにおいて推論もなされなければならない」と言うべきである。明らかに、クリュシッポスは「そこにおいて（ἐκεῖ）」と言うかわりに、「そこに（ἐκεῖσε）」と言ったのだが、ともかくそれは「身体内の当のその部分において」を意味するのであろう。まさか彼が「そこに（ἐκεῖσε）」と言うのは、「その部分に向かって」という意味で解するべきではあるまい。たしかに、「そこに（ἐκεῖσε）」という語はもっぱら「その場所に向かって」を意味しうるのに対して、「その場所において」を意味するのは「そこにおいて（ἐκεῖ）」であるのだ
253
が[5]。クリュシッポスがいかにも明白に意味不明なことを言っていると考えるよりは、むしろ言葉づかい上ソ

（1）ディオゲネスの提示する想定はおおむね正しいが、しかし当該問題への適用の仕方が間違っている、というのである。
（2）第五章（242-243 K）参照。
（3）第五章（241-242 K）参照。
（4）第五章（243 K）参照。
（5）ここでのクリュシッポスに対する批判は揚げ足取りめいている。ヘレニズム期のギリシア語では、「その場所に向かって」を意味する語（たとえば ἐκεῖσε を）「その場所において」の意味に転用することは、さほど一般性を欠いたことではない。

ロイ風の違反を犯しているﾛ[1]と考えるべきだからである。

語法違反は十分に彼の常習的なことで、ほとんどすべての文言ごとになされているが、意味不明な語り口については、けっしてそんなことはない。なるほど、ときに誤ったことを語っているのは、ちょうど目下の議論に見るとおりだが、それらとて意味不明ではない。誤りと意味不明とでは大いに異なる[2]。

という次第で、クリュシッポスは「そこにおいて（ἐκεῖ）」と言うかわりに、「そこに（ἐκεῖσε）」と言ったとするほうが、まだしも得心できることとして、彼の言明をギリシア語に翻訳すれば、こうである。「そこから言論が送り出される元のところ、そこにおいて、すなわちその部分において、推論もなされなければならない」。しかし、われわれに言わせれば、これは断じて誤りである。なぜなら、何かが選択意思にもとづいて何ものからか送り出されるならば、その当の部分に精神（ディアノイア）が存することが立証される、ということはないからである。事情は、尿や唾液や鼻水や糞便についてもそういうことにならないのと同じである。

254 さて、ゼノンがこの点で最初に、しかも大きくつまずき、彼につづいて他のストア派連中も、そしてクリュシッポス自身もまた、先に引用した文言からするかぎり、些細ならざるつまずき方をしたように思われる。というのも、その個所からさして離れていない後の記述で、彼は真実を認めざるをえなくなっているからである。そうせざるをえなくなった、とわたしが言うのは、彼は、異なった説に対しそれを真ならずとして覆そうとしたのだが、そのとき、その反論の仕方が彼自身の説にも同じようにさし向けられていることを感知すると、臆することなく、その異説とともに自説をも覆してしまったからである[3]。彼は後のようなことを書かずにおくか、あるいは先のようなことを書かないでおくかするべきだったし、ことに両者をこんな近くに並記するべきではなかった。もし後者が真であれば、前者は真ではないし、もし前者がまともであれば、後者は偽りということになるほかないからである。そこで、われわれのように学知的な方法に熟達した者たちであれば、どちらが真でどちらが偽かを識別し峻別することができるが、未熟な者たちには、それらのいずれを選び取るべきかは、けっして些細な課題ではないだろう。

という次第で、クリュシッポスが先の引用における説は論証的でないことを示している文言をそのまま書き写してみよう。それはこうである。「すでに述べたように、万事につけて彼らには、それら〔神経?〕が巡り歩くにつれて、源が頭部からさきに言われたその部分へと及ぶということも、はたして容認されるのかどうかが、より重要である。事態をさらに検討してみよう。音声が胸部から喉〔気管〕を通って移動する場合に、頭部から何らかの主導が行なわれる、といったようなことを言わんとするのであれば、そのように論ずることは、主導的部分は心臓にあるにしても、運動の源は頭部に発している、とすることでまず可能であろ

255

(1) σολοικίζειν. 語法違反や非ギリシア語の使用を言う。この語の由来となった小アジアの町ソロイのように、ギリシア本土から僻遠の地では、当然くずれたギリシア語が使用されていた。むろんガレノスはここでは、クリュシッポスがソロイ出身(おそらくセム系の人)であることをあてこすっている。

(2) クリュシッポス「断片」II八九四(*SVF*)。

(3) クリュシッポス「断片」II八九八(*SVF*)。

う」[1]。この文言でクリュシッポスが言わんとしているのは、たとえ頭部が神経腱の源であることに同意するにせよ、けっして主導的部分もそこにあるとすることには同意できない、ということである。なぜなら、彼らのように、音声は胸部から喉［気管］を通って発せられるが、それらの活動の源は頭部からそれらの部分へと送り出されている、と言うことができるとすれば、そのことは、われわれの主張する神経腱についても言うことができるのであり、それは頭部から始まるが、しかしその活動力は心臓から得ているからだ、というのである[2]。だとすれば、音声は胸部から喉［気管］を通って送り出されるが、その運動の源は頭部がその領域の諸部分に付与することが可能である、ということに、クリュシッポス自身が賛同したことになる。

　されば、この議論は、大部分のストア派連中がそう見なしていたとしても、論証的なものとして扱ってはならない。それは、すでに述べたように、位置的な近接関係にもとづいて立てられた説であり、そのために、ゼノンの議論もまた、完全な立論に必要な諸想定を欠いていると考えなければならないのである。それらの諸想定をよりはっきりと言い換えれば、議論は次のようになって、そのことはより鮮明に示されるであろう。「音声は喉［気管］を通って送り出される。しかるに、もし脳から［を出発点として］送り出されるのであったなら、喉［気管］を通って送り出されることはなかったであろう。言論が送り出されるそのところから、音声もまた送り出される。しかるに、言論は精神（ディアノイア）から送り出される。したがって、精神は脳には存しない」。

　さて、第一の想定は感覚に明らかであって、特に論証を必要としない。感覚に明らかな事柄はすべて、それ自体として信ずるに足りるからである。しかし、第二の想定は、感覚にも明らかでなければ、知性にも明

257 らかではない。[3] もとよりそれは第一の公理たるべきものではないからである。この議論は、もし第一の、論証的な想定から始めるつもりであるのなら、こんな具合に立てられなければならなかったのである。「音声は喉［気管］を通って送り出される。しかるに、何らかのものを通って送り出されるものはすべて、その何らかのものとつながりあった部分から送り出される。しかるに、脳は喉［気管］とつながりあっていない。したがって、脳からは送り出されない」。そして、この議論の後にもさらにつづけて、いまの帰結を想定として用いたうえで、異なった論法を立てなければならなかったはずである。つまりこんな具合にである。「音声が送り出されるそのところから、有意味な音声も送り出される。それが言論である。しかるに、言論は精神（ディアノイア）から［を出発点として］送り出されるのであって、脳からではない。したがって、精神は脳には存しない」。

ゼノンの議論は、もし想定のうちのいかなるものも省略せず、また余計なものをつけ加えることもしないつもりであれば、このように立てるべきであった。あるいは、二つの議論を同じ一つのものに合体させて、

（1）脳を主導的部分とする人たちに対する批判であるが、特に引用の前半には原文がくずれている疑いもあり、文意が通りにくい。クリュシッポスの主張は、もし主導的部分が必ずしも運動の発端に位置しないというのであれば、胸部から始まる運動を司っているのが脳であるとしても、さらに遡って、脳に始まるその運動を心臓が司っているとしてもさしつかえないはずだ、というのであろう。なお、この引用個所にもとづいて、クリュシッポスが神経の発見を知っていたことを示す証拠とされてきた。

（2）クリュシッポス「断片」II 八九八（*SVF*）。

（3）感覚的明瞭性と思考的自明性を真理の判定基準とすることについては、第九巻第一章（722-724 K）を参照のこと。

こんな具合にもっと短くすることもできる。「言論は喉〔気管〕を通って送り出される。しかるに、何らかのものを通って送り出されるものはすべて、その何らかのものにつながりあった部分から送り出される。したがって、言論もまた喉〔気管〕につながりあった部分から送り出される。しかるに、脳は喉〔気管〕につながりあっていない。したがって、脳からは送り出されず、精神（ディアノイア）から送り出される。したがって、精神は脳には存しない」。——むろん、「精神」という名称のかわりに「至高の部分」と言ってもいいし、同様に、「主導的部分」とか「主導する部分」とか「先導する部分」とか「主人役の部分」とか「支配的な部分」とか「勘案する部分」とか「知性を働かせる部分」とか「思慮を働かせる部分」と言ってもよろしい[1]。どのように呼びたいと思おうと、その元にあるものごとを同一のままに取り押さえているかぎりは、何らの違いもないと考えるべきだからである。——

もし彼ら全員が議論をこのように立てて、想定のうちでとりわけ枢要なもの、すなわち、何らかのものを通って送り出されるものはすべて、その何らかのものとつながりあった部分から送り出されることが明示されている想定を省略せず、他方で枢要でないものは意味なくつけ加えないようにしていたならば、彼らの議論は「……から（ἀπό）」という前置詞を手がかりにして進められており、当該論点を証明するものではないことが、いとも容易に糾明されたであろう。なぜなら、もし「……から／……を出発点として（ἐκ）」という前置詞が、「言論は精神（ディアノイア）から送り出される」とする、その想定に置かれていたとしたら、それは誤りだとわれわれは言うであろう。言論は「精神から／を出発点として（ἐκ）」ではなく、「精神によって（ὑπό）」送り出されるのだからである。また、もし「……から（ἀπό）」という前置詞に「……によって

259

(ὑπό)」の意味を認めるならば、その想定は「言論は精神によって送り出される」という具合になり、たしかにわれわれは、それが真ではあるが、当の議論は未決着なものとなる、と言うであろう。その場合、彼らの想定のすべてが等し並みに立てられてはいず、あるものは「……から／……を出発点として(ἐκ)」を、あるものは「……によって(ὑπό)」を前置詞としてとることになるからである。

あるいは、すべての想定が等し並みに立てられているとすれば、「……から／……を出発点として(ἐκ)」という前置詞にそろえれば、先の想定が偽となるだろうし、「……によって(ὑπό)」でそろえれば、その想定は真となろうが、しかし彼らが省略した普遍命題も同様の個別命題も、ともに偽となるであろう。普遍命題のほうは「何らかのものを通って送り出されるものはすべて、その何らかのものにつながりあっている部分によって送り出される」ということになるからであり、また個別命題のほうは「言論は、喉［気管］につながりあった部分によって送り出される」ということになるからである。実際には、正しい言い方は「つなが

(1)「至高の部分(κυριεῦον)」、「主導的部分(ἡγεμονικόν)」、「主導する部分(ἡγεμονοῦν)」、「先導する部分(ἡγούμενον)」は、ストア派によって頻用されているが、特に後三者は必ずしも彼らに固有の用語ではない。プラトン『ティマイオス』七〇B、アリストテレス『ニコマコス倫理学』第三巻第三章一一一三a六などにも用いられている。「主人役の部分(δεσπόζον)」とか「支配的な部分(ἄρχον)」は、ともにアリストテレス『政治学』第一巻第二章一二五二a三一に見られる。「勘案する部分(λογιζόμενον)」はプラトン的な用語で、ガレノスもよく用いている。「知性を働かせる部分(νοοῦν)」はアリストテレス的(『ニコマコス倫理学』第九巻第四章一一六六a二二―二三)、「思慮を働かせる部分(φρονοῦν)」はプラトン『国家』第九巻五七二A六に用いられている。

りあったものによって」ではなく、「つながりあったものから」ということになろう。

さていまや、彼らが意図してソフィスト的にそうしたのか、不本意ながら方法上の未熟さによってそうなったのかはともかくとして、想定のうちの枢要なものを省略していたことは、鮮明に示された。そのために、聴き手が「……から／……を出発点として（ἐκ）」という前置詞による立論と、「……によって（ὑπό）」という前置詞による立論とのいずれの想定が正しいのかを、正確に峻別できない場合には、戸惑わせる結果となっている。はじめから彼らはそのことを言明として述べずにおきながら、あたかもすでに述べたかのような顔をして、議論構成全体のうちには組み入れているからである。すなわち、「脳から送り出されるものは、喉[気管]を通って送り出されることはない」という想定は、省略された想定が力を発揮して、あたかも真であるかのように見えるのである。

したがって、ゼノンの議論は、いましがた言及した、その第二の想定において、これらすべての誤りを犯している。第一に、彼はそこで、前置詞の「……から／……を出発点として（ἐκ）」もしくは「……によって（ὑπό）」を使うべきだったところに、「……から（ἀπό）」を用いたからであり、第二には、枢要な命題を省略したからである。すなわち、普遍命題たる「何らかのものを通って送り出されるものはすべて、その何らかのものとつながりあっている部分から送り出される」、個別命題たる「音声および言論は喉[気管]につながりあった部分から送り出されるであろう」を、ともに省略しているのである。

これらの命題をこのように峻別したところで、一連の想定をすべて前置詞「……から／……を出発点として（ἐκ）」によって立論するならば、「言論は精神（ディアノイア）から送り出される」が偽となるであろうし、

「……によって（ὑπό）」によるならば、さきほど述べておいた普遍命題「何らかのものを通って送り出されるものはすべて、その何らかのものにつながりあっているものによって送り出される」、および個別命題「言論は、喉［気管］につながりあっている部分によって送り出される」が偽となるであろう。また、しかし、
261 ごたまぜの仕方で立論し、ある想定においては厳密に前置詞「……から／……を出発点として（ἐκ）」を用い、他の想定では、「言論は精神によって送り出される」という具合に、「……によって（ὑπό）」を用いるならば、いずれの想定もあげつらわなくてもいいだろうが、議論全体としては未決着なものだと言うことになろう。その場合、もはや枢要な前提が相互に結びつかなくなるからである。すなわち、一方の想定は「言論は精神によって送り出される」ということになり、他方は「言論は脳からは送り出されない」ということになる。それらに共通の何らかの帰結をもたらすためには、両方の命題が、ともに前置詞「……によって（ὑπό）」か「……から／……を出発点として（ἐκ）」かによって立論される必要があったのである。

もし当のクリュシッポスがそれの不条理に気づいていなかったなら、そして、少し前の個所でわたしの援用した文言によって、彼自身がそれを批判する方法を書いていた、ということがなかったなら、おそらくは、その議論の愚劣さについて、さらに多くを言い立てようとしたことであろう。彼の言うには、言論は胸部にある諸部分から送り出されるが、その運動の源は頭部から送り込まれるということは可能であり、それはちょうど神経腱がすべて頭部から生え出ているが、その力の源は心臓から得ることが可能であるようなもので
262 ある。なるほど、クリュシッポスがそう言ったのは正しい。もっとも、それだからこそ、彼が真実を見てとりながら、にもかかわらずそれを用いていないという理由で、いっそう激しく彼を非難する人もいるかもし

れない。しかし他方、位置にもとづく立論や、さらには、もっぱら詩人たちの証言によったり、あるいは多数の人びとや語義論や他にもそれらに類したものによっている立論は正しいものではない(1)。論証的な方法によって提示された想定に踏みとどまりながら、感覚によってそれらを検証し判定するほうが、よりすぐれたやり方だった。彼自身は、いわば学知によってではなく偶然的にではあれ、真実を語りながらもその探究を断念し、詩人たちを証言者に召喚しているのである(2)。

第六章

263 という次第で、クリュシッポスが見てとってはいたが、議論的に立ち入るには至らなかった事柄を、このわたしが引き継ぐことにしようと思う。なるほど、すべての神経腱の源が脳であること明々白々だとしても、心臓がそこに感覚の機能および選択意思の機能を送り込んでいる、というのはありうることだし、また同様にして、言論は胸部にある諸部分から送り出されるが、それらの部分の運動の源は脳から降下してくるということもありうるだろう。そこで次に、どちらもどちらに対しても、またいかなる機能をもけっして分け与えることをしないのか、それともそれら同士で分け与えることがなされるのかを、探究しなければならない。その探究は以下のようにしてなされるだろう。

まず心臓と脳とを結合させているもの、それらがいくつあり、いかなるものであるかを、動物解剖によって精査しなければならない。次いで、それらの結合組織のそれぞれを、首のところで切断したり、圧迫した

264

り、結紮糸《けっさつし》で遮断したりして、動物にどのような症状が現われるかを把握しなければならない。心臓と脳を結びつけているものには、三種の脈管がある。それらは身体全体に共通したもので、静脈管と動脈管と神経腱がそれである。静脈管としては喉の静脈管〔頸静脈〕と呼ばれているもの、動脈管としては意識喪失管〔頸動脈〕[3]、神経腱としてはそれらの動脈管に沿って生えているものがある。

頸静脈や頸動脈は、神経腱を切るようには、安易に切断してはならない。動物は激しい大出血を引き起こして、たちまち死んでしまうからである。あらかじめ丈夫な結紮糸で首の上の個所と下の個所を遮断してから、それらの結紮糸の中間を切開することで、大出血が絶対に起こらないようにするほうがよろしい。

神経腱については、それを圧迫しようと、結紮糸のようなものか自分の指で遮断しようと、あるいは切断しようと、これらのいずれの処置を受けた場合にも、動物には同じ一つの症候が起こるであろう。動物はたちまち声が出なくなるが、それ以外の活動については、その瞬間にも後になってからも、明らかに何一つとして阻害されることがない。

動脈管を結紮糸で遮断したり、先に述べられた要領で切断しても、ヒッポクラテス以降の大多数の者たちが誤った解剖の仕方をもとに書いたようには、動物の声が出なくなったり意識を喪失したりすることは起こらないであろうが、損傷個所より上部の動脈管の全体がまったく拍動しなくなるであろう。静脈管の場合は、

（1）クリュシッポス「断片」II八九八（SVF）。
（2）クリュシッポス「断片」II八九八（SVF）。
（3）第一巻第七章（195 K）参照。

結紮糸で遮断しても、先に述べられた要領で切断しても、何か明瞭な活動の停止は認められないであろう。

　これらの観察事実によって、心臓は拍動運動のためにいささかも脳の関与を必要としないこと、動物が感覚したり選択意思にもとづく活動を行なったりするために、脳も心臓を必要としないことが推論できる。心臓がそれに固有の運動のために脳をまったく必要としないことは、上述の静脈管、動脈管、神経腱を結紮糸
265 で遮断しても、依然として心臓も動物全体の動脈管も拍動しつづける事実から、明らかである。すなわち、結紮糸より上部の動脈管だけが完全に無拍動状態となり、それにつづいている心臓までの部分は、他の動脈管と同様に拍動しつづけるのである。心臓が諸機能の第一次的な源泉を脳から得ていないことは、上述の神経腱のすべてを切断したり、結紮糸で遮断したりしても、動物はただ声が出なくなるだけで、吸気も呼気も滞りなく、以前に述べられた二様の異なった仕方[1]で空気を吸ったり吐いたりしているし、同様に四肢もなおそのときにも活動をつづけるし、依然として聞いたり見たり、さらにすべての感覚が働いていることから、知ることができよう。すなわち、すでに述べたように、動脈管に沿った神経腱を切断しても、動物はただ声を失うだけなのである。

　医師と哲学者たちの中で、上述の動脈管について、それらが切断されたり、先に述べられたような仕方で遮断されると、動物は意識喪失状態に陥ると考え、そして、そのことから、心臓が脳に対して感覚と運動を供給しているものと推定した者たちは、目に見える事象についての経験[2]において誤りを犯すとともに、仮説から帰着する事柄は抜かりなく見いだしていたのだと考えるほかない。なぜなら、もし動物がほんとうに意
266 識喪失状態に陥ったのだとすれば、彼らにはその呼称は無感覚と運動不能の状態を意味することから、それ

は必然的に心臓が脳に感覚と運動の一次的な源を送り込んでいることになり、脳自体は神経腱を通じてそれを身体全体に供与することで、厳密に一次的な源ではなく、ちょうどペルシア大王の太守になぞらえられるような、いわば二次的な源となる、とするからである。すなわち、さきに論証されたように、心臓は動脈管の源であり、脳は神経腱の源である以上、彼らの言っていることが正しかったとしたら、心臓は動脈管を通じて脳に魂の持つ機能を供与していることが、結論づけられることになろう。

しかしながら、それは正しくない。彼らは解剖における観察事実を見誤らされたのである。動物が意識喪失状態に陥るのは、神経腱の切断にともなってではないし、また動脈管の切断にともなってでもない。声が出なくなるのは、神経腱が損なわれた場合のことであり、動脈管の場合それは生じないし、ましてや静脈管の場合にもそんなことはありえない。ところが大多数の医師や哲学者たちは、動脈管といっしょに神経腱も

267 結紮糸で遮断しておきながら、そのために動物がただちに声の出ない状態になるのを見て、その症状は動脈管によるものと考え、またそれを意識喪失（カロン）と呼んだ——これは、けっして正しい呼び方とは思われない。ただし、声の出ない症状を意識喪失と命名しようというのなら別である。もっとも、それだけであれ

（1）強制的な呼吸と非強制的な呼吸のこと。第四章（234-235 K）参照。

（2）ガレノスは、アリストテレス的な意味（『形而上学』A巻第一章九八〇a二七–九八一a一参照）での「経験（ἐμπειρία）」を学知的想定の重要な根拠として認めている。ただし、確固とした「技術（τέχνη）」の成立要因としては、それだけでは不十分と考える（第九巻第五章（756 K）参照）点では、プラトンと一致している。

ば、この場合彼らの誤りは呼称上のものにとどまるのだろうが、動物が声の出ない状態になるのは動脈管にともなってのことだと考えようとするのであれば、事柄そのものについても誤りを犯していることになろう。

第七章

さて、心臓から脳に何らかの機能が供与されるのか、それとも脳から心臓になのかを探究することによって、クリュシッポスから指示されたことには対処しおえたように思われる。どうやらクリュシッポス自身は事実を探査することは軽んじていたようで、問われている事柄をいかにして捉えるべきかの方法は見いだしていたにしても、それを実行することはなかったらしい。また、一つの書物の中で、しかもあまり離れてもいない個所同士で、相容れないことを語って平然としていたことでも、彼をとがめておく。前にはゼノンの議論が論証的なものだと書いておきながら、著述が先に進んでからは、それの論破の仕方を示しているのである。[1] また、些細ならざることとして目につくのは、クリュシッポスが魂の主導的部分についての当の議論[2]において、他にもいろいろと矛盾を犯していることである。すなわち、最初は魂の他の諸部分が、動物のそれぞれどの諸部分に存在しているかについては同意が存在するが、ただ主導的部分についてのみ少しもはっきりしたその感覚がなく、何らの明瞭な証拠もないことから、その所在を探究するのだと言っておきながら、すぐ後ではそれに該当する部分は明らかであるかのように論じている。

その文言はこんな具合である。「このように、それに該当する場所はわれわれから姿をくらましているら

269
しく、それ以外のものの場合のようには、明瞭な感覚もなく、またそれと推測するための手がかりとなる証拠も存在しない。さもなければ、医師たちや哲学者たちの間でこれほど多くの意見対立が起こることはなかったはずである」(3)。あらかじめこう述べながら、クリュシッポスは、次いで、万人が胸部と心臓のところで精神（ディアノイア）に起こっている受動情態を感覚していると言うのである。その文言はこうである。「わたしの思うに、多数の人たちが共通にこう考えるに至るだろう。それは、胸部一帯とりわけ心臓が割り当てられた場所で、彼らに精神的な受動情態が起こっているのが(4)、さながら実感されるかのようだからである。わたしが言わんとするのは、とりわけ恐れとか苦痛とか怒りとかの場合であり、中でも激昂の場合にそうである」(5)。こう言いながらも、ほかにはともかく、少なくとも「さながら」という言葉をつけ加えることで、

（1）クリュシッポス「断片」Ⅱ八九八（*SVF*）。

（2）クリュシッポス『魂について』第一巻における議論。第二章（215 K）参照。

（3）第三巻第一章（288-289 K）および第三巻第七章（344-345 K）参照。

（4）クリュシッポスは、基本的に、さまざまな受動情態を知性的能力の阻害された状態と考え、したがって、知性の座と受動情態の座を一つのものとしている。思考と感情をともに心臓に帰する見解は、古代ではむしろ広く行なわれていた。アリストテレスは快楽、苦痛、感覚を基本的に心臓に位置させている（たとえば『動物部分論』第三巻第四章六六六a一一―一三）し、エピクロス派も恐怖、悦楽、思考を胸に置いている（たとえばルクレティウス『事物の本性について』第三巻一四〇―一四二）。

（5）第三巻第一章（290-291 K）参照。ストア派は、プラトンの影響のもとに受動的情態を、恐れ、苦痛、欲望、快楽の四つに部類分けしていた。ここでは、快楽は挙げられていないが、欲求はその一種とされる怒りによって（クリュシッポス「断片」Ⅲ三九七（*SVF*）参照）代表されている。第四巻第二章（366 K）、第六巻第一章（510 K）を参照のこと。

270

精神的な受動情態が胸部で起こっているのを人びとが感覚している、ときっぱり言い切ることはしなかった。すなわち、彼は「さながら内的に知覚するかのようだ」と言ったのである。

しかし、さらに少し後では、「さながら」の語も省いてこう書いている。「なぜなら、精神にかかわるこれら［諸情態］のそれぞれの場合に生起する騒乱は、胸部のあたりで感覚されるからである」。そしてそれにつづいて「なぜなら、怒りが生起するのはそこにおいてであるからには、その他の欲望もそこに生起するのは、理の当然である」。さらに、著述のつづく個所では「怒っている者の情態は、明らかに胸部のあたりで生起しており、恋する者についても同様である」と言っている。そして、その後はもはや際限なくさまざまな情態を挙げて、それらが胸部において、しかもとりわけ心臓のあたりに成立するように思われることを論じてやまないのである。

そういう次第で、この男には驚かされるばかりで、何と彼は始めのほうでは、魂の至高の部分には明瞭な感覚は何も生起しないしその証拠もないと言い、さらに、さもなければ医師たちや哲学者たちの間で相互にこれほど多くの意見対立が起こることはなかったはずであると言っておきながら、自ら書いたことを取り消すこともしなかったのだ。[1] それとも、もしその当初の議論に満足していたのであれば、後のほうで今度は自説を感覚にもとづいて判定し、「明らかに［そうである］」とも言いながら、それを恥と思わなかったのは、一体どうしたことなのか。

さて、少し前のところで、[2] クリュシッポスの書き記した自家撞着的な議論ながらも、より真なるほうを取り上げてそれを扱ったときと、同じことをここでもやってみるのがよさそうだ。事実、魂の主導的部分が心臓ないし胸部に蔵されているという感覚はわれわれにはまったく生起しないし、それゆえ、クリュシッポスが真なる事柄に同意している冒頭部については称賛を惜しまないが、感覚について偽りを語っている個所は、称賛するわけにはいかない。彼はそこでの議論において、一つならず二つもの大きな誤りを犯しているものと思われるのである。一つ目は、魂の受動情態によって身体全体が変容をきたし、ときには、たとえば恐怖に襲われた場合に見られるように、青くなったり冷え込んだり震えが来たりするし、またときには、ちょうど激怒した場合のように、真っ赤になったり熱くなったり激しく緊張したりするものだが、彼は他の部分についてては何も言及せず、もっぱら胸部のことばかり述べていることである。次には、たとえ恐怖や苦痛や不安[3]や怒りや、その他あらゆる情態にさいして、心臓が動物内の他の諸部分よりも、大きく本来の状態から逸脱するということに同意したところで、魂の知性的部分がそこにあることを示すものではなく、むしろ激昂的部分ないし欲望的部分がそこにあることを示しているのである。

したがって、その議論において帰結するのは、当人が目論んでいることとはまったく別ものでしかない。なぜなら、思考したりや学習したり人に教えたりするさいに、他の部分にはない特殊な動きが心臓にまったく認められないのに、それらの受動情態すべてにさいして明瞭に現われるのだとすれば、明らかに、魂の知性的な部分は心臓に存在せず、非知性的ないし情動的と呼ばれる部分こそがそこに蔵されていることになる

(1) クリュシッポス「断片」II八八七 (*SVF*)。
(2) 第五章 (261 K)。
(3) 第三巻第七章 (335 K) 参照。

ものと思われるからである。また、情動的部分が存在するところに知性的部分も存在する、と彼が言おうとしているのなら、まさに問われている当の事柄を、最初から既成事実としていることになろう。問われている事柄をあらかじめ認めるよりは、どんな論証でもいいからそれをわれわれに教示してくれるほうがはるかにましだった。しかし、この『魂について』の第一巻においても『受動情態について』[1]においても、非知性的部分が存在するところに必ずや知性的部分も存在しなければならない、とする論証をまったく行なっておらず、いたるところであらかじめ既成事実としているのである。[2]それに対してプラトンは、『国家』第四巻でいくつかの論証を行ない、さらにいくつかのものは語ることを先送りして、それらについては『ティマイオス』で提示している。わたしもこの論考の後の方でそれらすべてを書き記すつもりである。[3]

しかし、ここではまだその点[4]を明示するつもりはなく、ただ魂の知性的部分、クリュシッポス自身は主導的部分とか精神（ディアノイア）とか至高の部分とか名づけているものが脳に存することを明示するにとどめたい。この点が論証されたうえで、もし別の何らかの機能が心臓に蔵されていて、しかもそれは別のどこからも発したものでないことが明らかになれば、われわれはそれで二つの第一原理をはっきりと把握したことになるだろうから、次いで、同じようにして、第三のものの発見につとめることにしよう。ただし、その課題は次の巻まで持ち越すこととする。[5]

さていまは、議論がこんな風に脱線したその発端のところにもう一度もどることにしよう。これというのも、クリュシッポスが自己矛盾した議論をしながら、すぐにはそれに気づきそこねているせいで、われわれが指摘したように、音声についての議論でもそうだし、また、ときには主導的部分を蔵している場所をわれわれが感覚することはまったくないと言い、ときにはそれを感覚すると述べているのもそうである。しかしながら、そのこと自体を論証することが当面の目的ではなく、それは事のついでにすぎなかったのである。

第八章

はじめからこの巻の課題は、諸想定の四分類を明示することにあった。それらの第一の部類を学知的、論証的なものと呼び、第二の部類を訓練用とか、あるいはアリストテレスの名づけそうな仕方で問答法［弁証術］的、第三の部類を説得的ないし弁論術的なもの、第四の部類をソフィスト的なものと呼んだ。そして、心臓の特性や属性にもとづいて構成された諸想定で、探究している事柄自体に即したものが学知的想定に分類され、それら以外のすべては問答法的なもので、特に、外部からの証言にもとづいたものが弁論術的想定、何らかの同名異義性や表現形式を悪用したものがソフィスト的想定であることを明示しておいた。

(1) 第四巻第一章（364 K）参照。

(2) クリュシッポス「断片」Ⅱ八八八（*SVF*）。

(3) プラトン『国家』第四巻の議論については、第五巻第七章（481 K）を参照のこと。『ティマイオス』の議論については、まとまった言及はないが、第三巻第一章（292-293 K）、第六巻第八章（573-583 K）を参照のこと。

(4) 直前に言及されたクリュシッポス説に反対して、「情動的部分と知性的部分とは別々に存在する」とする立場の表明を指している。

(5) 第三巻以降も心臓と脳の機能についての議論がつづき、「第三のもの」（肝臓＝欲望的部分）についての議論は第六巻まで持ち越されている。

274 さて、それぞれの事物に即した学知的想定はごく少数で、容易に数え上げられるが、訓練用のものはきわめて多数に上る。それらは、当の事物の諸特性や諸属性の一つずつについて構成されるからである。そこで、たとえば、音声にもとづいて立てられた議論は位置ということを出発点にしていることを明示した。吸気と呼気にもとづく議論も同様であった。さらに心痛にさいしての痛みにもとづく議論[1]もまた同様であることが分かるだろう。痛みは明らかに胃の入口のところにあるのに、彼らはそれを心臓に帰しているのである。そこで、もし心臓が胃の入口に近いところに位置していることから、そのためにその症状が心臓から始まっていると考えるのならば、彼らは位置にもとづいて立論していることになる。また、もし彼らが文字どおり心臓自体が苦しんでいると思っているのであれば、まったくの誤りである。なぜなら、痛みは胸郭部より下方の胸骨の軟骨組織の下側にあるのに、心臓は胸郭部の中央に位置しているからである。しかもいまだかつてだれ一人として、心痛その他の魂および身体の症状で、心臓それ自体が苦しんでいるのを感覚した者はいないのである。

「カルディアルギアー［胸やけ］」なる名称も、胸郭部に囲まれた心臓（カルディアー）が苦痛を受けているということではないのは明白であり、実は、何かそれと同名のものがあることは、昔の人の書いたものに精通している者たちならだれも失念することがないのである。すなわち、胸郭部にある臓器と同じように、胃の入口をも昔の人たちはカルディアーと名づけていて、しかも彼らはきわめて頻繁にその名称を使用している。二、三の用例を挙げて、その文言からそれの意味するものを明瞭に示してみよう。たとえば、ニカンドロス
275 はこんな風に言っている。

それを消化器の心臓（カルディアー）と呼んだり、またある人たちは
食道の受け口とも呼んでいる(2)。

またトゥキュディデスはこう言っている。「そして胃の腑（カルディアー）にまで行き着くと、それをかく乱して、医師たちによって命名されているすべての仕方で胆汁の嘔吐が引き起こされた(3)」。またヒッポクラテスはこう言う。「ある女性が胸やけ（カルディアルギアー）を起こし、どうしても治まらなかった。ザクロ・ジュースの中に細かい碾き割り大麦粉を振り込んで一日一食にしたところ、よくなった。カイリオンの場合のような嘔吐はなかった(4)」。

彼らはいずれも、胃の入口を「カルディアー」と名づけていることを明白に示している。したがって、胸やけ（カルディアルギアー）とはこの意味でのカルディアーの症状であり、他方、目下究明中の臓器、すなわち魂の至高の部分がそれ自体に蔵されているかどうかを問題にしている臓器には、そのような症状はまったく起こっていないのである。さらには、当の胃の入口についても、そのすべての痛苦が「胸やけ」と呼ばれているわけではなく、刺すような味の液に刺激されてさいなまれる場合だけがそうなのである。この痛みが

---

(1) すぐ後に言われているように、「胸やけ」の症状についての議論である。
(2) ニカンドロス『解毒剤』二一―二二。
(3) トゥキュディデス『歴史』第二巻四九―三。
(4) ヒッポクラテス『流行病』第二巻二―一。なお「カイリオン（Chairion）」は、Littré の標準版テクストには「カリオン（Charion）」とある。

276 そこに起こるのは心痛のときにである。そのために、悩んでいる人は胆汁[1]を嘔吐するのであるが、人によっ
ては胆汁が下方に降りていき、彼らの胃は混じり気のない[2]胆汁質のものを排泄する。ただし心痛に悩む人た
ちだけではなく、過度に断食した人たちも少なからず胃の入口をさいなまれるし、またそれ以上に、激しい
運動をした後に食物を摂らずにいると、その症状が起こる。心痛に悩んでいたり頑張りすぎるほど運動した
りすると、黄胆汁が胃に集まってくるからであり、それによってさいなまれて胸やけになるのである。

ただし、目下のこの議論において、それが起こる原因を考察することは、必要不可欠というわけではない。
当座示しておくよう課されているのは、胸やけ（カルディアルギアー）は、心痛にともなってさいなまれるこ
とと同様に、心臓という臓器の症状ではなく、その症候は胃の入口に起こっていること、そして彼らは位置
的な近さにもとづいた立論をしているということ、また心臓が恐怖にさいしてドキドキすることによる論の
ほうは、付帯的な事柄にもとづいたものでしかなく、つまりは、それらのいずれも学知的なものではありえ
277 ないということだけに尽きる。そして、もし後者を学知的な想定として認めるとすれば、その場合もストア
派やペリパトス派の側に立ってではなく、ヒッポクラテスとプラトンの側に立って証言することになる。そ
の事情は、クリュシッポスが、激昂している人たちの胸部全体と心臓のところで起こっている症候として書
き記している事柄についても同様である。なぜなら、教えや学びにさいして、あるいは総じて何か知的なも
のによって魂が揺り動かされる場合に、心臓に起こるものごとを明示することはしないで、たださまざまな
受動情態において起こることだけを明らかにしているかぎりは、古来の説を覆すことにはならず、かえって
それを固めているのである。

いずれにせよ、この種の立論は第二分類の想定によるもので、それらは、思うに動物体の諸部分すべてのうちで最初に形成されるのが心臓であるという議論[3]と同様である。なぜなら、そのことが同意されたとしても、いまわれわれが探究しているような、機能にかかわる源［原理］が明示されるわけではなく、発生的な意味での源が示されるだけだからである。「源［原理］」にはさまざまな区別があることは、さきの議論ではっきりと述べられ、また規定されたところである[4]。

――とはいえ、動物体のすべての諸部分のうちで心臓が最初に動き始め、最後に停止する、というのは、論証的な想定に入るものではある。たしかに、心臓が運動の源であることは示されている。しかし、けっしてすべての運動の源というのではなく、拍動的な運動のみの源であり、それは選択意思にもとづく運動とは
278 部類を異にしている。心臓が選択意思にもとづく運動を最初に始めるということも、最後に停止するという

（1）単に「胆汁（χολή）」と言われたときには「黄胆汁（χολὴ ξανθή）」と同じ。

（2）本来の色と性状を保ったままのあり方を言う。

（3）アリストテレスによれば、有血動物において最初に形成される器官は心臓である。彼は、鳥の卵から雛が発生する過程についての観察により、心臓が最初期に形成されることを指摘している（『動物誌』第六巻第三章五六一a一一―一五）。『動物発生論』第二巻第一章七五二a九以下、『動物部分論』第三巻第四章六六六a一〇以下などをも参照のこと。なおガレノス自身は、「三つの源（原理）」としての肝臓、心臓、脳がほぼ同時並行的に形成されるものと考え（『種子について』第一巻第八章九（IV 539-542 K））、また別の個所では肝臓の形成が先行するとしている（『胎児の生成について』二 IV 658 K）。

（4）第一巻冒頭部への言及（＝邦訳七頁一〇行目以下）。

ことも、だれも示すことができないでいる。その想定からも、アリストテレスとクリュシッポスが考えているようなことは帰結せず、むしろプラトンとヒッポクラテスが唱えている説、すなわち、われわれの選択意思にもとづく運動の源は脳にあり、それ以外のいくつかの非選択意思的な運動については心臓にあるとする説が帰結することになろう。

さて、これで当面の事柄についての論証は十分になされたであろうが、本巻において提起したのは、心臓の諸特性にもとづいて立てられたすべての想定を渉猟することにあったからには、なお残りのものをつけ加えたうえで、議論を閉じることにしよう。これまでのものに加えて、本書第一巻の末尾で論じた(1)アリストテレスの想定も心臓の諸特性にもとづくものであった。かなり多数の神経腱が心臓に観察される、と彼は言っているからである。しかし、われわれが明示したように、たしかに神経腱様の何らかの身体組織が心臓に存するが、しかしそれらは神経腱ではないし、それらの神経腱様のものが神経腱に類似しているのは、ただ身体組織の形状においてのみであり、その活動や役割の点では類似していないが、器官同士の異同はそれらの活動や役割によって判定されるのが適切なのである。

したがって、もはや同じ事柄については立ち入って論ずる必要はないので、残りのしかるべき議論に移ることにしよう。それは、心臓が動物体のすべての機能の源であると考える者たちの、ほとんど全員が言及してきた事柄である。すなわち、彼らの言うところによれば、動物体の栄養の源があるところ、その部分に魂の知性活動を行なう部分もあるのだが、動物体の栄養の源は心臓にあり、したがって、知性活動を行ない思考を働かせる部分も心臓に存する、とされる(2)。しかし、彼らはそれらの想定の両方において誤っている。す

280

なわち、動物体の栄養の源が心臓にあるということにも、われわれは同意できないし――この問題もこの論考において考究することになっている事柄の一つであるが、ここで究明されるべき点は意見の一致しているものと見なすべきではない――、またそれら双方の機能の源が一つであるとすることにも同意できず、かえってそれとは正反対のことをわれわれは論証することになる。したがって、もし彼らが、いかなる論証も加えることなしに、それら二つの探究事項をあらかじめ認定しようとするのであれば、ここでもまたその連中には唖然とするほかない。

また、動物体の栄養の源があるところ、その部分に魂の知性活動を行なう部分もあると主張しておいて、それから次に、栄養の源は心臓にあるとする想定をつけ加える者たち(3)も、やっているのは似たようなことである。後者もまた真ではないからである。すなわち「湿ったものであれ乾いたものであれ、栄養分の源は、口であり、食道であり、腹腔である」とはヒッポクラテスの言であるが(4)、たとえこれが何にも増して真であるとしても、そこから必然的に、動物体の栄養の源があるところ、その部分に魂の知性活動を行なう部分もある、ということが引き出されることにはならない。そのことが究明されるべき事項の一つだからである。

(1) 第一巻第八章 (202 K)。

(2) クリュシッポス「断片」II八八九 (SVF)。ただし、ここでガレノスは、クリュシッポスのみならず、他のストア派やペリパトス派をも念頭においているものと考えるべきであろう。

(3) ディオゲネスへの言及か。やや後の個所 (281 K) における彼の見解に対応している。

(4) ヒッポクラテス『栄養について』二三〇。

また、探究事項のもう一方は誤りである。なぜなら、栄養分の第一の源は「口であり、食道であり、腹腔であ」り、第二の源は肝臓から腹腔へと降りている血管で、その中で血液が作られる。第三は肝臓そのもの、肝臓に次いで第四のものが空洞状血管［大静脈］[1]で、そこではじめて血液は余剰物を浄化されたものとなる。そしてようやく、動物体の他のすべての諸部分と同じ仕方で、心臓もその血管から養分を摂取するのである。

　さらにまた、プネウマ［気息］の供給の元になるところに主導的部分も存すると言い、さらにそれにつづけて、プネウマは心臓から供給されるとする想定をつけ加える者たちがいるとすれば、彼らにも同意するべきではない[2]。この場合にもまた、もし霊魂的プネウマは心臓を始点としていると言おうとするのであれば、探究事項そのものを先取りしているのである。さりとて、生気的プネウマがそうだというのであれば、必ずしもその両者の源が同一であるとはかぎらないだろう。事実、エラシストラトスは問題を彼らのように単純には受け止めず、少なからぬ議論を装備したうえで、霊魂的プネウマは頭部から発し、生気的プネウマは心臓から発する、と言っている。

　しかし、もし彼らがこの議論において問題にしているのはこれらのプネウマのいずれでもなくて、むしろ乾いた栄養分と湿った栄養分とに対応するもので、彼らの言い方では質料的プネウマ[3]なるもののことだと言うのであれば、それについても、彼らはヒッポクラテスに耳を傾けるべきであろう。「プネウマの栄養分の源は、口、鼻、気管、肺などの呼吸器系である」[4]。とすれば、上述のような議論はどれ一つとして有効とは言えず、その点はディオゲネスが「最初に栄養分とプネウマを摂取するところ、そこに主導的部分も存する。しかるに、最初に栄養分とプネウマを摂取するのは心臓である」と述べている場合も同じことである[5]。

282

もっとも、「最初に」とはどういう意味で言わんとしているのかを尋ねたい。というのも、もし最初の器官ということだとしたら、最初に栄養分やプネウマを摂取するのは、けっして心臓ではなく、栄養分については「口、食道、腹腔」、プネウマについては「口、鼻、気管、肺」だからであり、またもしそれらを摂取する器官の運動の源がそこから発せられる元のところという意味だとすれば、彼の第一の想定のほうは正しいとしても、第二の想定に対しては、われわれは、彼が探究すべき事柄をあらかじめ取り込んでいると言って、反対の立場をとるであろう。なぜなら、われわれは、食べたいとか飲みたいとか呼吸したいとかと思うときには、頭部からそうした運動の源が送り出されるだろう、という考え方に同意するからである。ところがディオゲネスは、論証抜きで想定を立てたうえで、自分勝手に異論を捏ね上げているのである。

彼はまた、同様の仕方で、自分自身を難ずる議論を行使してもいた。彼は言う。「人間に選択意思にもと

---

(1) *κοίλη φλέψ* (vena cava) は文字どおりには「空洞血管」であるが、その意味するところは「きわめて太い血管」である。肝静脈および大静脈にあたる。

(2) クリュシッポス「断片」II八八九 (*SVF*)。

(3) 「質料的 (*ὑλικόν*) プネウマ」とは、呼吸によって取り入れられた空気のことであろう。それは外界から摂取されたかぎりにおいては、飲食物と同じ資格で「質料的」なものとも見なされる。なお、第六巻第八章 (573 K) には栄養機能にかかわる「第三のプネウマ」についての(否定的な)議論がなされている。

(4) ヒッポクラテス『栄養について』三〇。

(5) バビュロニアのディオゲネス「断片」III三〇 (*SVF*)。

づいた運動をうながす動者は、何らかの霊魂的な蒸発気(1)である。しかるに、すべての蒸発気は栄養分から立ち昇る。したがって、選択意思にもとづいた運動をうながす第一の動者とわれわれの養い手とは、必然的に同じ一つのものである」。

ディオゲネスはこう書いているのだが、魂の実体が、栄養分からのであれプネウマからのであれ、蒸発気だとしていることについては、当座は何らの異論も唱えないでおこう(2)。この男を完全に打ちのめしてしまわないように、との配慮からである。しかし、選択意思にもとづいた運動をわれわれにうながす第一の動者とわれわれの養い手とが同じ一つのものである、とする点については、われわれは反対するであろう。彼が立てた仮定からは、いまとは正反対のことが帰結する、とわれわれは言いたいからである。なるほど、血液によって*人間は養われ、蒸発気によって選択意思にもとづいた運動をうながされるとしたところで、これらのことから帰結するのは、養い手と動者とは必然的に異なっているということにほかならない(3)*。

しかも、彼は自ら自派の学説を失念して、魂は血液であるなどと言っているが、それはエンペドクレスとクリティアスの考えた説(4)である。もし彼がクレアンテス、クリュシッポスおよびゼノンに従っていたならば、魂は血液によって養われるが、その実体はプネウマである、と彼らは言っているからには、血液が養いプネウマが動かすことになる以上(5)、どうしてそれでもなお養い手と動者とが同一でありえようか(6)。したがって、その他の馬鹿げた点に加えて、ディオゲネスの議論は筋の通らないものだということにもなる。彼が立てた想定から引き出している事柄は、けっして必然的に出てくるものではないからである。彼の議論については、次の巻でじっくりと明示するとしよう(7)。当面は、この辺で巻をしめくくる潮時だと思われるからである。心

284 臓の属性として明瞭に見てとられるような事柄について、この巻で論ずるむねの約束をしておきながら、どうしてなおも、ああしたたぐいの論にかかずり合わなければならないというのか。それらが立論の出発点としているのは、むしろさまざまな学説であって、解剖による観察事実ではないというのに。

（1）「蒸発気（*ἀναθυμίασις*）」は初期ギリシア哲学（たとえばヘラクレイトス）以来頻出する概念で、低い位置にある物質を高所に移動させる一つの自然的方法として、宇宙論的にも生物学的にも用いられてきた。アリストテレスやストア派の生理学にも取り入れられている。ガレノス自身も、生気プネウマの形成にこれを適用している（第七巻第三章（608 K以下））。

（2）バビュロニアのディオゲネス「断片」Ⅲ三〇（*SVF*）。

（3）有力写本（H）のこの部分に約一五〇字分の空隙がある。

＊で指示した「人間は養われ……ほかならない」は他写本などからの補訂部分である。

（4）エンペドクレスについてはディールス／クランツの三一A八六、B一〇五など、クリティアスについては八八A二三を参照のこと。ただし、ここでのガレノスの証言は同断片集に収録されていない。

（5）ゼノン「断片」Ⅰ一四〇、クレアンテス「断片」Ⅰ五二一（*SVF*）。

（6）バビュロニアのディオゲネス「断片」Ⅲ三〇（*SVF*）。

（7）本書には、これ以降ディオゲネスへの名指しの言及はないが、第三巻第一章（291-293 K）に「蒸発気」説が取り上げられている。

第三巻

第一章

哲学者にとってだけではなく、医師にとっても、理にかなった仕方で当の技術にかかわろうとするかぎり
285 は、われわれを統括している諸機能について、それらが部類としていくつあり、類型ごとにそれぞれがどの
ようなものであり、動物のどの部位に主として宿っているかを考察しなければならないということは、本書
第一巻で指摘しておいた(1)。また、それらの事柄について最もすぐれた説を立てたのはプラトンとヒッポクラ
286 テスであったということも、第一巻で詳しく述べたが、さらに第二巻では、提示された説に対してとりわけ
著名な哲学者たちが用いたさまざまな想定をすべて部類分けしたうえで、徹底的に議論を展開した。しかし、
ここでもまた、それらの諸想定について銘記し直してから、残りの議論に片をつけるようにしなければなら
ないものと思われる。さきに論じたように、諸想定は全部で四つに区分される。それらの一つは、身体的部
分の諸性質にもとづいたもので当の問題の本質にかかわるものであり、また一つは身体的部分の諸性質にも
とづいてはいるが、当の問題とも探求対象ともかかわりのないものであり、そのほかに、外部の証言者によ
るものがあり、さらに第四のものとして、言葉の使い方を悪用して両義性を持たせたソフィスト的想定なる

ものがある。[2]

そのさいに、想定を用いている人たちの文言をじかに引用して、各種の想定が見つけ出されてくる根拠となった例証を少なからず挙げておいた。しかも彼らの議論を十分に論駁しておいたので、目下の第三巻では、
287 徳性〔卓越性〕というものの数と本質的あり方を教示するほうがよいだろうと判断した。[3] そして、さまざまな徳性に言及したのちは、同様にして、それらの持つ特性の数と部類分けについて論ずることにした。[4] ところが、きわめて著名なソフィストの一人が、わたしに対して、クリュシッポスの著述について、動物の身体に

（1）第一巻冒頭部への言及（=邦訳五頁九行目以下）。魂の統括的機能がどの部位に宿るか以外の議論の詳細は第一巻の現存部分からは不明であるが、議論の重要性は本書で繰り返し語られている。また『治療法の書』第九巻第十二章（X 643 K）でも、「この（統括的）機能は最大の価値を持つ」と述べられていることも参照されたい。この第三巻では、特にクリュシッポスの著作からの多くの文言を抜粋したうえで、主導的部分についての彼の見解に批判を加えながら論じられている。

（2）四種の想定（*λῆμμα*）については、第二巻第三章（220-222 K）を参照。

（3）徳性（*ἀρετή*）とは一般に、そのものにそなわった善さ、卓越性を意味する。ここでガレノスは、プラトンが『国家』第四巻で、魂の三部分説とともに考察している四つの徳性（知恵、勇気、節制、正義）のことを取り上げようとしていたことは疑いないであろう。ガレノスは第五巻第五章（467-468 K）と第七巻第一章（589-591 K）で徳性について簡単に触れ、また第五巻第七章（499 K）では、徳と悪徳について第六巻で詳細に説明すると書き記している。だが結局のところ、この計画が遂行されるのは別の著作（『徳性の差異について』）においてである（第八巻第一章（660-661 K））。

（4）第二巻第四章（228 K）で示されているような属性（*ὑπάρχοντα*）のリストがここで思い描かれているのであろう。

おいては心臓のみに主導的部分の源があるとしていることだけは、どうしても反駁不可能だと語ったことから、この第三巻において、先にはそのままにしておいた事柄をも論ずる必要に迫られたのである。(1) しかし、おそらくはそれをすること自体が称賛の的となるだろう。第二巻で語られたことを思い出してみれば分かるように、われわれはクリュシッポスが論じていたことのうち、有力ですぐれた点に反駁を加えたものの、大きな弱点については欠陥を明示せずにおいたからである。

わたしが言おうとしているのは、クリュシッポスが『魂について』(2) という著作の第一巻で、魂の諸部分のうちの主導的部分に言及し始めるとき、魂の源が心臓のみに蔵されているということを証明しようとする一節の中で、次のように語っていることである。「魂はわれわれに生まれつき備わったプネウマ［気息］であり、生命の順調な呼吸が身体内に存する間は、身体全体にわたって連続したものとして広がっている。(3) さて、魂の諸部分として、身体のいくつかの部分に割り当てられているもののうち、気管(4) へ伸びているのは音声で、目へ伸びているのは視覚であり、耳へ伸びているのは聴覚であり、鼻孔へ伸びているのは嗅覚であり、舌へ伸びているのは味覚であり、肉質部分全体へ伸びているのは触覚である。また別の何か同様のロゴス(5) を持って睾丸へ伸びているのは、種子的部分である。これらすべてが出会う部分は心臓にあり、それが魂の主導的部分である。(6) 以上のような状態にあるから、他のすべての諸部分に関しては意見が一致していても、魂の主導的部分については、各人が各様に場所を主張していて、意見が一致していないのである。すなわち、ある人びとはそれが胸郭部にあると言い、ある人びとは頭部にあると言っているし、また、それが頭や胸郭のどこにあるのかも彼ら自身の間で一致していないのだから、同じ場所に関しても食い違いがあるのである。魂

（1）第一巻と第二巻につづいて、第三巻では魂の他の二つの部分（激昂的部分と欲望的部分）を論じるはずであったが、計画を変更して（友人たちに強いられたがゆえに）、さらにつづけてストア派の議論への反駁を試みている（第五章（327 K）、第八章（359 K）参照）。

（2）第三巻および第四巻第一章では『魂について』全二巻の第一巻を中心に、第四巻第二章以降および第五巻では『受動情態について』全四巻を中心に引用しながら、魂の主導的部分をめぐる受動情態と知性との関係についてクリュシッポス批判を展開している。これらの著作はいずれも現存していない。

（3）プネウマ（*πνεῦμα*）については一九頁註（3）、および第二巻第八章（280-282 K）参照。これを魂概念と結びつけるのは、特にアナクシメネス以来、アリストテレス、ストア派へとつづく自然学の伝統的な捉え方である。ストア派によれば「（神の）プネウマは世界全体に浸透して」（アエティオス『学説誌』第一巻七-三三参照）いて、この浸透によって世界の全質料が結合（*κρᾶσις*）している」（ディオゲネス・ラエルティオス『哲学者列伝』第七巻一五一参照）。このようなストア派によるプネウマの教説は、紀元一世紀のアテナイオスを中心とした「プネウマ医学派」へと影響を及ぼした（後に折衷派へと移行）。この医学派によれば、そもそも人間に備わったプネウマは、呼吸を通して心臓へと供給され、そこから全身に送られるもので、病気の原因はすべてこのプネウマの流れの阻害にあると考えられた。

（4）気管（*τραχεῖα ἀρτηρία*）については、六三頁註（5）を、またこれが喉と同義であることについては同頁註（3）および七五頁（1）参照。

（5）すなわち、魂全体とロゴス（比率、割合）的に同じ知性的構造を持つ「種子的ロゴス（*σπερματικὸς λόγος*）」の働きによって生殖活動が行なわれるということである。ここで言われているストア派による魂の種子的原理は、宇宙の形成においても語られる。すなわちすべての質料は、そのうちに種子的ロゴスが包まれていて、それが種子のように質料に働きかけることによってすべてのものが共感しつつ形成されてゆくとされる（アエティオス『学説誌』第一巻七-三三、ディオゲネス・ラエルティオス『哲学者列伝』第七巻一三五-一三七）。

（6）ストア派による魂の八つの部分、すなわち五感と、生殖器官、言葉（ロゴス）と主導的部分は、魂において一つであり、主導的部分を中心として蜘蛛の巣のような、また蛸の体のような関係にある（ディオゲネス・ラエルティオス『哲学者列伝』第七巻一一〇-一一一参照）。

は三部分からなると主張したプラトンは、知性的部分は頭にあり、激昂的部分は胸郭部にあり、欲望的部分
は臍のあたりにあると言っていた(1)。このように、それに該当する場所はわれわれから姿をくらましているら
しく、それ以外のものの場合のようには、明瞭な感覚もなく、またそれと推測するための手がかりとなる証
289 拠も存在しない(2)。さもなければ、医師たちや哲学者たちの間でこれほど多くの意見対立が起ることはなか
ったはずである」。

これはクリュシッポスの『魂について』第一巻で、主導的部分についての論述の最初の個所である。第一巻の前半部には、魂の本質的なあり方についての考察がなされている。引用した個所で始まる後半部では、魂の主導的部分が心臓に蔵されていることを示そうと試みられている(3)。たしかに、彼の論述の冒頭は称賛に値する。というのも、人が非常に重大な学説を始めるときにそうするべきであるように、クリュシッポスは明瞭かつ精確に語っているからである(4)。実際、プラトンが魂の三つの部分を措定し、それらが何であり、動物内のどの場所を占めているかを語っていた、とクリュシッポスは述べているのであり、感覚では捉えられない学説は、知性を用いて考察しなければならないとも述べているからである。しかしそれ以降の考察は、もはやそうなってはいない。

思うに、まずはじめに、プラトンがどんな説得的な議論に得心してこの見解をとっていたかを、クリュシ
290 ッポスは当然語るべきであった。次に、それらの諸議論を論駁してその誤りを証明し(5)、その後にソフィスト
たちや弁論家たちがいつも行使している説得的議論からでなく、まともに真実を探究する哲学的人間が用い
るにふさわしい学知的で論証的な事柄から、自らの見解をうち立てるべきだった。では、はたしてクリュシ

ッポスは実際にこのとおりにしたのか、あるいはまったく正反対に、あたかもプラトンの見解について彼が以前に何一つ述べていなかったかのように、それを忘れてしまって、そして事物の自然本性と一致するのではなく、諸々の証言や大衆の見解と一致したものとして信じられるべき種類の想定からクリュシッポスは論じ始めたのか。

彼の文章そのものを引用していこう。それは、ほぼ以下のようである。「われわれは次にこの問題について、同じように、共通の傾向とそれにもとづいて語られた言明から出発して、探究すべきである」。ここで「共通の傾向」とクリュシッポスが言おうとしているのは、すべての人びとに共通に保持されている見解のことである。(6)

(1) プラトンによる魂の三部分説は、特に『国家』第四巻四三六以下およびその生理学的な側面は『ティマイオス』六九D－七〇A、七〇D－Eで言及されている。第四巻第一章(362 K)参照。

(2) 第二巻第七章(268 K)、第三巻第七章(344-345 K)参照。

(3) クリュシッポスの主導的部分についての議論にガレノスが言及しているときには、おそらく『魂について』全二巻(現存せず)のうちの第一巻のこの後半部を参照しているのであろう(第二巻第七章(268 K)および九七頁註(2)、第三巻第三章(308 K)および一三九頁註(2)、第八章(358 K)参照)。

(4) クリュシッポス「断片」II 八八五(*SVF*)。

(5) クリュシッポス「断片」II 八八五(*SVF*)。第五巻第七章(491, 493 K)参照。

(6) 「共通の傾向(*κοινὴ φορά*)」とは、すべての人が与っている考え方であり、事物の本性を示しているとストア派は想定しているようである。ただし受動情態についてのストア派の説明では *φορά* は「動き」という一般的な意味で用いられている(第三巻第七章(341 K)、第四巻第二章(368-369 K)参照)。

291 次に彼はこうつづけて述べている。「そしてこれらの事柄に関して、われわれの主導的部分が心臓にあるという見解に人びとが最初から傾いていたことは、十分に明白である」。それにつづけて、彼が実際の議論そのものに着手して言葉どおりに記せば、こう書いている。「わたしの思うに、多数の人たちが共通にこう考えるに至るだろう。それは胸部一帯、とりわけ心臓が割り当てられた場所で、彼らに精神的な受動情態（パトス）が起こっているのが、さながら実感されるかのようだからである(1)。わたしが言わんとするのは、とりわけ苦痛とか恐れとか怒りとかの場合であり、中でも激昂（テューモス）(2)の場合にそうである(3)。なぜなら、あたかも、激昂が心臓から蒸気化し(4)、だれかに向かって外部へと押し出し、顔や手に息を吹きかけるかのようにして、表象がわれわれに生じるのだから(5)」。

これらの言明だけでも、クリュシッポスがすっかり当惑すると同時に混乱していることに、まったく驚かされる。というのも、少し前のところで彼は、プラトンが激昂的部分を胸郭部周辺の場所にあると想定していたと語っていながら、その後になって、プラトンがどこからそう考えるに至ったのかには言及しないで、またそれらを反証することもしないままで、クリュシッポスは激昂的部分が胸郭内の場所にあると示されている議論を、すべての議論の最初に述べて、ただちに自らの見解を論じ始めている(6)。実際に、クリュシッポスが言及したこと以外には、激昂が胸郭部と心臓から生じるということをより明白に論証する観察事実は何も存在しないからである。彼はこう言っている。「なぜなら、あたかも、激昂が心臓から蒸気化し、だれかに向かって外部へと押し出し、顔や手に息を吹きかけるかのようにして、表象が生じるのだから」。この一
292 節で、クリュシッポスは、激昂のさいには内在熱の何らかの沸騰が心臓に生じるとする古来の説明と一致し

ているようにみえる。そしてこの沸騰によって顔が膨張して、その後で身体全体が赤く熱くなり、心臓が動物内のあらゆる動脈管とともに、激しく鼓動するのである。(7)

プラトンは『ティマイオス』において次のように書くことによって、ほかならぬこのことを語っているのであろう。すなわち「血管［静脈］の結節をなし、すべての肢体を激しく流れている血液の出所である心臓を護衛駐屯所とした。外からであれ、内なる欲望からであれ、ある不正な行為が肢体に生じているということを知性から伝えられて、激昂の激しさが沸き立っているときに、身体内のあらゆる感覚的部分は、すべて

(1)「さながら実感されるかのよう」というのは、ストア派によれば、明瞭な感覚は存在しないということにもとづく表現。すなわち把握（カタレープシス）による内的知覚ではない。

(2) テューモス（θυμός）とは、憤激、気概、勇猛さ、怒りを意味する言葉であるが、ホメロスにおいては魂概念と同様に、心や精神なども意味していた。怒りの生理学的な顕れについては、ピロデモス『怒りについて』八－七－九－四を参照。ガレノスはテューモスを基本的にプラトンと同様の用法で用い、クリュシッポスはストア派の用法にもとづいて情動（パトス）としての「激昂、腹立ち」といった意味で用いている。

(3) 第二巻第七章（268 K）および九七頁註（5）参照。怒りも激昂も、ストア派の基本的な四つの受動様態のうちの、「欲望（ἐπιθυμία）」に含まれるものである。なお、クリュシッポスは受動様態について七〇種類にも区別して論じたと言われている。

(4) 蒸気化（ἀναθυμιάω）については、第二巻第八章（282-283 K）および一一一頁註（1）と（7）での「蒸発気（ἀναθυμιάσις）」を参照。

(5) クリュシッポス「断片」Ⅱ八八六（*SVF*）。

(6) ガレノスによる批判は、クリュシッポスがプラトンの見解を最初に拒否して、その次に実際にはそれを支持する議論を進めていることにある。

(7) アリストテレス『呼吸について』第二十章四七九b一七－四八〇a一五参照。

293 の狭い通路を通って、命令や威嚇をすばやく感知し、それに聞き従うようにするためだった」(1)。さらにその後で彼は次のようにも書いている。「これに対して、恐ろしいことを予期したり、激昂が起こったりしたときの心臓の鼓動に関しては、彼ら[神々]は激昂的部分のそのような膨張がすべて火を通して生ずるであろうことをあらかじめ承知していたので、肺というものをその救済策として考案して、それに植えつけたのである」(2)。したがって、親愛なるクリュシッポスよ、激昂が心臓からの蒸気として昇ってきて、外部に押し出して、そして顔を膨らませると語ることで、あなたはプラトンの学説を書き記しているのである。

第二章

しかしながら、あなた[クリュシッポス]にとって論ずべき問題は、魂の激昂的部分が心臓に位置するか否かではなく、知性的部分がそこに位置するか否かであった。あなたはそれを論証すべきだったのであり、激昂的な部分のために労を費やすべきでも、以下のように詩人たちの詩句を次々と書き記して書物を満たしたりもすべきでなかったのである(3)。

したたり落ちる蜜よりはるかに甘く、
人びとの胸の内で煙のように立ち昇ってくる(4)。

そしてさらに、

激昂（テューモス）は、彼を心の上方へと持ち上げた。(5)

またさらに、

激昂（テューモス）は、内部から飛び出してきて、予見する。(6)

294 そして他にも、激昂的部分が心臓にあることを証している無数の詩句が彼の書物全体にわたって引用されているが、証明されるべきは、激昂的部分が心臓にあるということではなく、知性的部分が心臓にあるということなのだ。あるいは神かけて、もしそれとは正反対に、このことを徹底的に示すことができなかったのなら、そのときは少なくとも魂の激昂的部分と知性的部分が一つの部分にあるということを彼は証明しようとするべきであった。だがしかし、彼は自らの書物のどの部分でもそれを証明しようと試みることなく、躊躇なくすぐに受け入れて、そして徹底的にそれを用いているのである。(7) ともかく、すぐ後につづく個所で、た

---

(1) プラトン『ティマイオス』七〇A七－B八。

(2) プラトン『ティマイオス』七〇C一－五。

(3) クリュシッポスは、七〇五巻以上もの膨大な著作を執筆したと伝えられているが、彼の著作が膨大となったのは、繰り返しや引用が夥しかったためであると言われており、著作の一つにはエウリピデスの『メデイア』のほとんど全部が引用されていたらしい（ディオゲネス・ラエルティオス『哲学者列伝』第七巻一八〇）。

(4) ホメロス『イリアス』第十八歌一〇九－一一〇。本章（297 K）および第四巻第一章（363 K）参照。

(5) 逸名悲劇作家断片一七五（Nauck, *TGF*, p. 875）。

(6) 逸名悲劇作家断片一七六（Nauck, *TGF*, p. 876）。

(7) エピクロス派も同じ想定をしている（ディオゲネス・ラエルティオス『哲学者列伝』第十巻六六、ルクレティウス『事物の本性について』第三巻一四一－一四二など参照）。

だちに彼は次のように書いている。「怒りがそこに生ずるのだから、残りの欲望もそこにあり、(1)そして神かけて、実際に残りの受動情態も推論的思考も、何であれこれらに類したものも、そこにまたあるとすることは理にかなっている」(2)。受動情態があるところに推論的思考があるべきであるという必然性は少しもないのである。それゆえ、手近なところですぐにそれを受け入れてしかるべきと考える人はだれでも、探究されている当のものを受け入れてしまっているのであろう。

実際に、知性と激昂と欲望とが同じ部分から生じないとプラトンが言っているのに対して、ゼノンはそれらのすべてを心臓に置いているのだから、クリュシッポスにせよ、またプラトンとゼノンの後で人びとの学説を判断するだれにせよ、すべての人はそのうちの一方の学説には論証を提供し、他方の学説には何らかの反駁を加えることが適切であると思われる。しかしクリュシッポスが行なったように、魂の受動情態による部分があるところには、知性的部分もあるということを論証もなしに主張するのは、哲学者にとっては不適切なことであって、弁論家たちやソフィストたちでさえそれをしなかったほどである。実際に、彼らでさえ何らかのまことしやかな議論を行使しようとするものである。探究途上のそれぞれの事柄を躊躇なくすぐに受け入れるのは、ソフィストたちにとっても、弁論家たちにとっても、問答家たちにとっても、論証家たちにとっても、あるいは万人中のだれ一人にとってもまったく適切なことではない。

したがって、ちょうどプラトンが自らの学説を論証することに尽力したように、(3)クリュシッポスも、ゼノンの学説を論証しようと試みたほうがよかったのであって、すべての詩人たちに依拠して、怒り、激昂、恐れ、臆病、大胆、勇気、忍耐力など、他のそういったすべてに関して、そのいくつかが心臓の能動的活動であり、別のいくつかが心臓の受動的情態であることを示している多数の詩句を引用列挙するべきではなかったのだ。(4) ホメロスから収集したこれらの詩句は、彼にとって一体どのような意味があったのだろうか。

彼の内にある心臓《こころ》は唸った。(5)

あるいは、

彼は自らの胸を打ちつけ、心臓《こころ》を言葉で責めた。
堪え忍べ、わが心臓《こころ》よ、おまえはかつて、これ以上に無残な仕打ちにも耐えたではないか。(6)

あるいは、

そのようにアガメムノンはその胸中で、心臓《こころ》の深みから繰り返し
うめきたてた、(7) なぜなら彼はアカイア軍の船勢を恐れていたのだから。(8)

---

(1) ストア派によれば、怒りは欲望という類に属する一つの種と考えられている。したがって、「欲望的部分」と「激昂（気概）的部分」を区別するプラトンや彼に従うガレノスとは、この点でも相違がある。ただし本書の議論においては、むしろ「欲望」と「激昂」とは反知性的なものとして一括され、それらと「知性」との対立に主眼点が置かれている。

(2) 第四章（321 K）参照。クリュシッポス「断片」Ⅱ八九〇（*SVF*）。

(3) 第二巻第七章（271-272 K）参照。

(4) 能動的活動（*ἐνέργεια*）と受動的情態（*πάθημα, πάθος*）の意味については、第六巻第一章（506-512 K）参照。

(5) ホメロス『オデュッセイア』第二十歌一三。

(6) ホメロス『オデュッセイア』第二十歌一七―一八。第三章（302, 305 K）参照。

(7) ホメロス『イリアス』第十歌九―一〇。

(8) ホメロス『イリアス』第九歌四三三、第十一歌五五七。

あるいは、
　しかしわたしの心臓《こころ》は悲痛な怒りで膨れあがっている。(1)
あるいは、
　ヘラの胸は怒りを抑えられずに、こう言った。(2)
あるいは、
　しかし、あとになっても事が決着するまで、
　彼は胸に憎悪をとどめている。(3)
これらすべての詩句において、心臓に蔵されているのが明らかになるのは、知性的部分ではなく激昂的部分である。それは、以下の詩句についても同様であると思われる。
　怒りというものは、きわめて賢明な者さえもつらい目にあわせ、
　したたり落ちる蜜よりはるかに甘く、
　人びとの胸の内で煙のように立ち昇ってくる。(4)
あるいは、
　絶え間ない戦争と戦いに従事している心臓《こころ》に。(5)
あるいはさらに、これらのほかに、
　そして［女神は］蠅のもつ大胆さを彼の胸に吹き込んだ。(6)

あるいは、
その痛みがラエルテスの子オデュッセウスの心臓《こころ》に入り込むようにと。(7)
あるいは、
彼女は彼の胸に父親の力を送り込んだ。(8)
あるいは、
しかしアキレウスは
誇り高き精神（テューモス）を胸中に恐るべきものとして持っている。(9)

298

あるいは、
神々は一人の少女のために、
容赦を知らぬ悪しき精神（テューモス）をあなたの胸中に置いた。(10)

---

(1) ホメロス『イリアス』第九歌六四六。
(2) ホメロス『イリアス』第四歌二四。第三巻第七章（347 K）、第四巻第一章（363 K）参照。
(3) ホメロス『イリアス』第一歌八二－八三。
(4) ホメロス『イリアス』第十八歌一〇八－一一〇。第三巻第二章（293 K）、第四巻第一章（363 K）参照。
(5) ホメロス『イリアス』第二歌四五二、第十一歌一二。
(6) ホメロス『イリアス』第十七歌五七〇。
(7) ホメロス『オデュッセイア』第二十歌二八六。
(8) ホメロス『イリアス』第五歌一二五参照。
(9) ホメロス『イリアス』第九歌六二八－六二九参照。
(10) ホメロス『イリアス』第九歌六三六－六三七。

299

あるいは、
そのようにアイネイアスの精神（テューモス）は、胸中で喜んだ。(1)
あるいは、
彼は、知る勇気を全能のゼウスから胸中に
吹き込んだ。(2)
あるいは加えて、
わたし自身のいとしい胸中にある精神（テューモス）が、
戦争や戦いへとさらにいっそう奮い立たせる。(3)
あるいは、
彼は［盾（アイギス）を］揺り動かして、そのうえ自ら大きく叫び声をたてた。
そして彼らの胸にある精神（テューモス）を魅了し、それぞれの者は恐れを呼び起こした。(4)
あるいは、
ネストルよ、わたしの心臓《こころ》と高邁な精神（テューモス）はわたしを駆り立てる。(5)
あるいは、
彼の心臓《こころ》と高邁な精神（テューモス）は意気軒昂である。(6)
あるいは、

老人よ、あなたの胸中の精神（テューモス）と同様に、
膝も従ってくれるのであれば。(7)
あるいは、
なぜなら、あなたはどんな種類の精神（テューモス）が女性の胸に存するか知っているからである。(8)
あるいは、
あなたの胸中の心に、
わたしがこうむる悪しき事柄に耐えさせてくれ。(9)
あるいは、
彼はこのように言って、彼らの胸中の精神（テューモス）を奮い立たせた。(10)
あるいは、

(1) ホメロス『イリアス』第十三歌四九四。
(2) 現存のホメロスには見当たらない詩行。その意味もさほど明瞭ではない。
(3) ホメロス『イリアス』第十三歌七三―七四。
(4) ホメロス『イリアス』第十五歌三二一―三二二参照。
(5) ホメロス『イリアス』第十歌二二〇。
(6) ホメロス『イリアス』第十歌二四四。
(7) ホメロス『イリアス』第四歌三一三―三一四。
(8) ホメロス『オデュッセイア』第十五歌二〇。
(9) ホメロス『オデュッセイア』第十六歌二七四―二七五。
(10) ホメロス『イリアス』第二歌一四二。

テレマコスは、心臓《こころ》に大きな悲しみが湧き上がった。(1)

あるいは、

彼は胸中の心を責めながら、このように言った。
彼の心は素直にそれに従って耐えつづけた。(2)

300 すなわちこれらすべての詩句と、それに加えてその他にも、クリュシッポスが引用列挙している無数の詩句は、激昂的部分が心臓にあると言っている。もしわたしがそれらの詩句をすべて引用し羅列しようとするにしても、ちょうどクリュシッポスがしたのと同様に、それらの詩句で書物を満たすことになるであろう。けれども、ホメロスからの引用は以上で十分である。他方で、ヘシオドスからの直接的引用列挙も、クリュシッポスによって非常に数多くなされているのだが、二、三の詩句を例として引用することで満足するとしよう。

なぜなら彼の激昂（テューモス）が胸中に湧き上がったからである。(3)

あるいは、

彼女はそのような苦痛を精神（テューモス）に与える怒りを胸中に持って。(4)

あるいは、

男らしい精神（テューモス）がすべての人の胸中に生じた。(5)

これらの引用において、クリュシッポスの度量の大きさには驚かされる。実際、それほど多くの詩人に精

301 通した人物であり、それらの詩人がそのときどきに別々の詩ごとにどんな学説に対してでも証言となることを実によく知っている人物であれば、ちょうどプルタルコスもホメロス研究の中で示していたように、クリュシッポスは、自分が賛同する学説にとって証言となる詩句だけをそこから抜粋してきて、自らの説と争いあう詩句や、時にはまったく反対の見解を述べた詩句を省略すべきであったのである。(6) しかし彼は、すべての詩句を同じようにして次々に引用している。すなわち、彼は自分に反対する詩句のすべてをそこから省くべきだったのであり、ちょうど次のような詩句にあるように、分別、心、推論的思考、知性(7)が心臓にあると詩人が言っているものを集めるべきであったのである。

(1) ホメロス『オデュッセイア』第十七歌四八九。

(2) ホメロス『イリアス』第二十歌二二一—二二三。第三章(305 K)参照。

(3) ヘシオドス「断片」三一七(Merkelbach-West)。

(4) ヘシオドス「断片」三一八(Merkelbach-West)。

(5) ヘシオドス『神統記』六四一。クリュシッポス「断片」II 九〇六(*SVF*)。

(6) プルタルコス「断片」一二五(Sandbach)。なお、プルタルコス『モラリア』(『ストア派の自己矛盾について』)一〇三六B—Cでは、クリュシッポスが敵対者たちに対して攻撃のきっかけを自ら提供していることについて、ホメロスの詩(「なんというお方か、あなたの力はあなたを破滅させることになることでしょう」『イリアス』第六歌四〇七)を引用しつつ語られている。

(7) 分別(*νοῦς*)、心(*φρένες*)、推論的思考(*διάνοια*)、知性(*λογισμός*)は、受動情態である激昂(*θυμός*)や怒り(*χόλος*)などとは異なり、魂の知性的部分の働きに属するものとして挙げられている。*φρένες, φρήν* は、生理学用語としては横隔膜を意味するが(たとえば、第一巻第七章(197 K)参照)、古くは知覚や認識の座としての心のことであった。

その時ゼウスは、心（プレネス）をアタマスの胸中から取り除いた。(1)

あるいは、

大地を揺るがす者よ、あなたは胸中にあるわたしの意図（ブーレー）を分かっておいでだ。(2)

あるいは、

このような考え（ノエーマ）はつねにあなたの胸中にある。(3)

あるいは、

このような考えはわたしの胸中にない。(4)

なぜなら、ちょうど魂の受動情態が心臓にあるということを示している前者の部類の詩句がきわめて多く詩人たちに見られるのと同じように、知性的部分が心臓にあることを示しうる別の部類の詩句も詩人たちに依拠しているかぎり、少なくないからである。(5)

第三章

さて、もしクリュシッポスがもっぱら証言にもとづいて論争に決着をつけようと考えたのなら、彼はただこの後者の部類の詩句だけを選び出すべきであった。もっとも、前者の詩句をより多く、後者の詩句をより少なく書き記すことは、記録されたものの真実の状態を示す人にとっては、立派なやり方だったろう。実際、

303

前者の詩句は多数あるからである。しかしクリュシッポスが熱心に主張する見解に対して賛成論を唱えようとする者にとっては、前者の詩句を引用するのは、そして特に、明らかに知性が激昂を非難しているように記している詩句を引用するのは、まったく相容れないことをすることになるであろう。ちょうど次のような詩句がそれである。

彼は自らの胸を打ちつけ、心臓《こころ》を言葉で責めた。
堪え忍べ、わが心臓《こころ》よ、おまえはかつて、これ以上に無残な仕打ちにも耐えたではないか。(6)

すなわちこれは、オデュッセウスが自分の屋敷で、女の召使たちによってなされたふるまいを見て、彼の熱が心臓のところでたぎり、激昂が知性を圧倒して、女性たちを時宜を得ずに罰しようとしていたときに、ホメロスがオデュッセウスに言わせた自らに向けた言葉である。なぜなら馬の乗り手が馬に対して、あるいは猟師が猟犬に対して持っている関係を、知性は激昂に対して持っているからである。というのも、本性上よりすぐれたものが、より正しくすべてのものを支配して、優位に立つのであって、馬の乗り手が馬を、猟師が猟犬を、知性が激昂を支配するからである。けれども、この組み合わせはつねに自然の法によって支配さ

(1) ヘシオドス「断片」六九 (Merkelbach-West)。ボイオティア王アタマスはセメレの妹イノと結婚したが、セメレがゼウスに愛されたためヘラの嫉妬を招き、狂気に陥る。
(2) ホメロス『イリアス』第二十歌二〇。
(3) ホメロス『オデュッセイア』第十三歌三二〇。
(4) ホメロス『オデュッセイア』第十七歌四〇三。
(5) クリュシッポス「断片」II九〇六 (*SVF*)。
(6) ホメロス『オデュッセイア』第二十歌一七―一八。第二章 (296 K)、第三章 (305 K) 参照。クリュシッポス「断片」II九〇六 (*SVF*)。

れているとはかぎらず、ときには従順でない馬が、無秩序に走り、乗り手の力が弱かったり、馬術の知識がなければ、その者を打ち負かして引き回してしまうこともあるし、強力な激昂も、時宜を得ない罰のほうに猛烈に向かい始め、ときには無力な知性や愚かな知性をそれといっしょに引っ張っていってしまうのである(1)。というのも、もし彼らが力と知識を持っているなら、知性が激昂を、馭者が馬をどんな場合でも支配するであろうが、しかし、そのいずれか、あるいはその両方が欠如しているなら、本性上よりすぐれたものに、より劣ったものが打ち勝つ危険があるからである。

実際、スキュティアの人びととガリアの人びと、そして他の多くの異邦人の間では、激昂は知性より優越しているのであり、われわれの間でも、子供と無教養な人たちの場合にこのことが言える(2)。ホメロスは、まさにこのことを明示しようとして、ヘクトルとアキレウス、あるいは他にもそのような者たちを、激昂に隷属している若者のように表現したのである。だが、彼はオデュッセウスとポリュダマスとネストル(3)のことを、しばしば激昂が何か非知性的な行為に向かわないようにする力でもって、知性によって激昂を克服している者として表現している。また、ときには、激昂がそこに向かおうとしても、ホメロスが次につづく個所でオデュッセウスを描いたように、知性によって抑制される場合もあるのである。順番にその個所全体を引用していくことにしよう。

それからオデュッセウスは求婚者たちに対して、精神(テューモス)において悪しきことを思案しながら、
目覚めたまま横たわっていた。すると大広間から、
以前から求婚者たちと添い寝してきた女たちが、

お互いに笑いながら、陽気に騒ぎながら出てきた。
彼の精神（テューモス）は胸中でいきり立ち、
心と精神とにおいて、多くのことを思いめぐらした。
跳びかかり、それぞれの女を死に至らしめるか、
それとも、驕慢の求婚者たちと交わるのを
この最後のときだけは、いまだ許すとしようか。彼の内にある心臓《こころ》は唸った。
ちょうど雌犬が、か弱い若い子犬のそばに立って、
見知らぬ男に吠えかかり、戦いを挑んで意気込んでいるように、
305 彼の中にある心臓《こころ》は女たちの悪しき行ないに憤慨して唸った。
彼は自らの胸を打ちつけ、心臓《こころ》を言葉で責めた。
「堪え忍べ、わが心臓《こころ》よ、おまえはかつて、これ以上に無残な仕打ちにも耐えたではないか。
手に負えないほど凶暴なキュクロプスが
おまえの勇猛な仲間たちを食らったそのときに。だが、おまえは耐えたのだ。

（1）第三章（306 K）、第五巻第五章（467 K）、第六巻第一章（510 K）、第二章（515 K）でも人間と馬の比喩を用いている。馬が逃げ出す比喩については、一九一頁註（2）を参照されたい。また狩人と猟犬については第五巻第七章（496 K）、第六巻第二章（518 K）でも言及されている。

（2）プラトン『国家』四三五E六、四四一A七―九参照。

（3）ポリュダマスはトロイアの人で、ヘクトルに匹敵する勇者。トロイア戦争では才知を働かせて戦った。ネストルはピュロス王ネレウスの息子。トロイア戦争には賢明で良識ある最長老の老人として参加した。

死ぬかと思ったその洞窟から、策略がおまえ自身を逃れさせるまで」。
彼は胸中の心を責めながら、このように言った[1]。

もしこれらの詩句の中でホメロスが叙述しているのが明らかに、思慮深い男における知性に対する激昂の戦い、知性の勝利、および知性に対する激昂の服従ということでないならば、ほかにだれ一人としてわたしがこの詩人を理解していることを認めてくれる人はいないことになろう。なぜなら、これほど明瞭な言明が論駁に導かれるなら、その他の言明を用いても何もなすことはできないだろうからである。というのもオデュッセウスは、下女たちが過ちを犯したのを見て、激昂に強いられて彼女らを罰するほうへ引かれていったが、それが時宜にかなっていないということを教え諭す知性によって抑制したのだからである。だが、知性はより適切なときまで罰を延期するように容易に激昂を説得することができなかったので、ちょうど走っている馬を強い轡《くつわ》で強制的に引きとどめる馭者のように、より激しく激昂を攻撃したのである[2]。とりわけ次のような言葉を知性は激昂に告げた。「実に勇敢な心臓《こころ》よ、いまもまた忍耐強くあれ。以前にもキュクロプスの洞窟で自らの仲間が彼に殺害されるのを見たときに、忍耐強かったように」。

さて、プラトンは『国家』第四巻で、きわめて適切な仕方でこれらの詩句を引用していると思われるが[3]、クリュシッポスのほうはまったく適切ではない。そして、エウリピデスがメデイアに対して、彼女の魂の中で、知性が激昂に対して争っていたときに語らせた言葉はよりいっそう不適切なものである[4]。というのも、彼女は子殺しに手を染めたとき、なんと途方もなくひどいことをしているかを知っていたし、それゆえに彼女は躊躇して遅れをとり、彼女がすでにし始めていた行為をすぐには実行しなかったからである。だが激昂

307

が、あたかも馭者を圧倒する不従順な馬のように、無理やりに子供たちのほうへ彼女を再び引きずっていったのである。その後で、今度は知性が彼女を引きとどめて、そうさせないようにしたが、再び激昂が反対のほうへ引っ張り、また再び知性が逆のほうへ引っ張った。その結果、しばしばそれら両方向にあちらこちらと動かされたが、彼女が激昂の言いなりになったとき、そのときエウリピデスは彼女にこのような言葉を語らせている。

どんな悪事を行なおうとしているのか、自分でも分かっている。
けれども激昂がわが忠告に勝っているのだ。(5)

もちろん彼女は、知性によって教え諭されているので、自分がしようとしている悪の大きさを知っているのだが、自らの激昂が知性を圧倒するものであり、それゆえに彼女は激昂によってその行為へと強制的に導かれたのだと言っているのである。これは、知性によって自らの激昂を抑制したオデュッセウスとまったく正反対である。なぜなら、エウリピデスはメデイアのことを、激昂が知性より強力な異邦人［蛮族］であり無教養な人の一例として示したのだが、ギリシア人や教養ある人びととの間では、かの詩人［ホメロス］がオデュ

(1) ホメロス『オデュッセイア』第二十歌五―二一。第二章(296 K)、第三章(302 K)参照。
(2) プラトン『パイドロス』二五四C一、D七―E三参照。
(3) プラトン『国家』第四巻四四一B―C。ホメロス『オデュッセイア』第二十歌一七が引用され、そこでは知性的部分が激昂的部分と別の動きをして叱りつけていることが描かれていると指摘される。
(4) クリュシッポス「断片」II九〇六(*SVF*)。
(5) エウリピデス『メデイア』一〇七八―一〇七九。メデイアに関しては、第四巻第二章(372 K)、第六章(408 K)参照。

ッセウスを描いているように、知性が激昂に勝っているからである。

しばしば知性は魂の激昂的部分よりはるかに強く、それらの間には、互いに対する争いがけっして起こらず、一方が支配し、他方が支配されるというほどの強さを持つ場合があるが、これは哲学の究極にまで至り着いた人びとの場合のことである。他方ではまた、しばしば激昂が全体を通して支配して主導していくほど
308 に、知性よりいっそう強力である場合があるが、これは多くの異邦人［蛮族］や子供たちのうちで、本性上怒りっぽい者たちに、そして多くの獣や獣のような人間たちに見られることである。

また、二つのうちのいずれも他方を一方的に引き回すほどには強くなく、お互いに対立しあい、戦いあったあげくに、一方――オデュッセウスの場合は知性、メデイアの場合は激昂――が勝つという場合がある。これはそれらが魂の二つの部分であると考えるか、あるいは部分とまでも言わずとも、二つの機能であると考えた場合のことである。しかし、クリュシッポスは、それらが魂の部分であるとも見なさず、知性と別の非知性的な機能があるとも見なさずに、それにもかかわらず、明らかに自分の学説に反しているオデュッセウスとメデイアの詩句にはためらうことなく言及しているのである[1]。

すでにしばしば示してきたように、明白な観察事実に注意を払わない人たちや、当人たちの学説を論駁しようとしているのに、それを弁護してくれているように思って援用してしまうような人たちと、どうして議論しあうことができようか。というのも、クリュシッポスによって書かれた主導的部分の説明[2]は詩句で満た
309 されているのだが、それらの詩句は、受動情態が胸郭部と心臓の周囲で形成されるか、あるいは魂には類全体において互いに異なった二つの機能、すなわち非知性的なものと知性的なものが存在するかのいずれかを

証言しているからである。というのも、ちょうどすこし前の個所で、クリュシッポスが書き記したホメロスとヘシオドスからの短い詩句について対比してみせたのと同様の仕方で、オルペウス、エンペドクレス、テュルタイオス[3]、ステシコロス[4]、エウリピデス、その他の詩人たちから、同じく場違いな非常に多くの詩句を彼は引用しているからである。たとえば彼はテュルタイオスが次のように語っていることについて言及している。

黄褐色に輝くライオンの精神（テューモス）を胸中に持ちつつ[5]。

たしかに、ライオンが激昂（テューモス）を持っているということは、テュルタイオスから聞くまでもなく、すべての人間が間違いなく知っている。だが、少なくともクリュシッポスは、ライオンに激昂があることを否定するのだから、彼がこの詩句を援用することは適切ではなかったのである。というのも、知性を持たない動物のどれもが、激昂的部分も、欲望的部分も、知性的部分も持っていないと彼は考えているのであって、第一巻でも語られたように、ストア派の人たちのほとんどすべては、あらゆる明白な事実に反して、ここに

(1) クリュシッポス「断片」II九〇六 (*SVF*)。
(2) クリュシッポス『魂について』第一巻の後半部への参照。
(3) 前七世紀のスパルタのエレゲイア詩人。ホメロスの作品からの影響を受けている。彼の詩がアレクサンドリアで五巻に集成されたがいまでは散逸してしまい、わずかな断片しか残されていない。
(4) 前五六〇年頃のシケリアの抒情詩人。ホメロスの作品と長さや手法が似ているためによく比較される。
(5) テュルタイオス「断片」一〇 (Diehl)。

語られたすべての動物からそれらの部分を除外してしまっているからである[1]。

だが、実際にテュルタイオスは、ちょうどホメロスやヘシオドス、およびすべての詩人たちが端的に語っているように、ライオンが最も強い激昂を持っていると言っていて、したがって最も勇猛果敢な人びとをライオンにたとえているのである。また詩人たちとは別に、すべての人びとはきわめて勇猛果敢な人びとのことをライオンと呼び、またそういう呼び方をして毎日運動選手を駆り立てるのをやめない。これはクリュシッポスがそうなることを期待していたのとはまったく正反対の事態であるように思われる。というのも、彼はいつでも探求している事柄そのものの本性にもとづいた議論から退いて、哲学者というよりもむしろ弁論家のように、証言の多さによって勝利の決め手になるとしておきながら、引き合いに出しているまさにその証言によって裏切られているからである[2]。

第四章

実際、ある人びとが「心がない［心臓がない］」という言われ方をされるのは、魂の主導的部分が心臓に蔵されているとすべての人びとが信じているからである、とクリュシッポスが述べているとすれば、この男は驚きに値する。彼が一般的な語られ方に従わないで、人びとが無知で愚かな者たちを「心がない」とはけっして呼んでいないことすらも理解していないとすれば、驚くべきことだからである[3]。すべてそのような者たちのことを馬鹿にするときには、「脳を持っていない」と言うのであって、「心がない」と呼んでいるのは、弱気で臆病な人のことなのである。したがって、ここでもまたクリュシッポスの学説は、自分が召喚した証人たち当人によって反証されることになる。彼らは脳に知性的部分があり、心臓に激昂的部分があると考えているからである。ところが、神かけて何とも驚いたことに、多くの人たちがどのように考えて「心がない」という言葉を用いているかを、しかもそれをただちに「臓腑を持っていない」人と結びつけて、説明しているのである。

その文言はこうである。「人びとはいま言われた表現と並べて、次のような言い方もする。たとえば『臓腑を持っていない人たち』というのがそれであるが、それにならって、われわれも、『あの人たちは脳を持っていない』とか『[脳を]持っている』と言うのであるが、それはさきに言われたような意味において、『あの人たちは心[心臓]を持っている』とか『心[心臓]を持っている』とか言わんとしていると考えてのことである。おそらく『臓腑を持っていない』という表現は、その人たちが痛みを分かち持つものを何一つ内部に持っていないことによって、[「冷酷な」という]意味が成り立っているのであり、より一般には、そのような人は心臓についての否定的な言い方がされるのである。それに対して、『脳』のほうは、[心臓に]類似したものであるからか、あるいは脳も臓腑と同様の何らかの役割を持っているから、同じ仕方で解されているのである」。

(1) クリュシッポス「断片」II九〇六(*SVF*)。第一巻冒頭部への言及(=邦訳一一頁四行目以下)。

(2) 第二巻第三章(221 K)参照。

(3) クリュシッポス「断片」II九〇二(*SVF*)。

312
以上がその文言である。だが、ここで語られていることに注意を払い、多くの時間をかけて、三回、四回と繰り返し読まなくてはならない。というのも、そういう風にしてはじめて、「何も手出しするな、うまく守りきれ」ということわざで語られていることがこれに当てはまると納得できるものと思われるからである。[1]実際わたしとしては、多くの書物の中で、名詞と動詞が何の思想内容もなく羅列されている文章を何度も読んできたが、ちょうどいまわれわれが引用した文章ほど巧妙にそのことがなしとげられているのをどこにも見たことがない。

なぜなら、クリュシッポスの議論は謎と化していて、不適切な簡略化と、驚くべき不明瞭さがない交ぜにされているからである。とはいえ、彼は自らの議論のどれ一つにも、簡略化を追求してはいなかった。それどころか、話が冗長なために、著作全体の中で、同じ事柄について何度も、さまざまに形をかえて、上へ下へと議論をねじ曲げているのである。[2]実際、不明瞭が彼の習癖であり、説明する能力が彼に欠けているためであって、[3]彼自身もそのことに気づいていて、議論をできるだけ引き延ばして、同じ事柄を三回、四回と論じるのをはばからないのだと思われる。けれども簡潔さには不慣れで、ごくまれに彼がそれを行使している
313
のは、たいてい議論の中で彼が自らの学説の間違いから逃れられないことに気づいている場合のことである。[4]なぜなら、思うに、彼はそこをすばやく通り過ぎたがっているのであって、さもなければ彼は反駁を受けるだろうと考えているのである。[5]つまりわたしの思うに、彼は他の議論のところで明瞭に説明しようと苦労しているように、彼が反駁を受けそうなところでは、明らかに、告発に対して弁明を尽くしていて、完全にはぐらかさなかったように見えるようにするために、そしてまた、われわれがまったく何一つ理解してもいな

いにせよ、彼の言葉に対してどんな反論もできないようにするために、不明瞭さと簡略化で自らの議論を覆いかくそうとしているのである。

ともかく実際に、先に引用した文章において、「臓腑を持っていない」や「脳を持っていない」という語を多くの人びとがどのように語っているか彼は説明しているのだが、彼は何か次のようなことを明らかにしているように思われる。すなわち、心臓は臓腑なのだから、「心がない」というのと等しいものとして、「臓腑を持っていない」という表現を人びとは使っている。他方で、「脳を持っていない」という表現についても、脳もある意味で臓腑であり、役割をもっているのだから、人びとは「臓腑を持っていない」という表現と等しい意味でそれを語っているのである。

しかし、ストア派のすべての者たちが、こういった解釈を受け入れるわけではなく、彼らは何か別のことが言われているのだと述べている。だが、明らかにそれを内密の教義としていて、公開しようとはしない。そして、われわれのことを、語られていることを分かろうとする前に性急に反論しようとしていると言って、すぐに非難するのである。また、より激しく罵ってもいる人たちは、「われわれのことを」門外漢で論争好き

(1) クリュシッポス「断片」Ⅱ九〇二 (*SVF*)。
(2) 議論の立場がたびたび反対方向に変わるさまが「エウリポスの潮」にたとえられている。第四巻第五章（390-391 K）を参照。
(3) クリュシッポス「断片」Ⅱ九〇二 (*SVF*)。第二巻第五章（253 K）での、ガレノスによるクリュシッポスの言葉づかいへの批判を参照のこと。ストア派内部でさえ、彼の文章は読みにくいと言われていた。
(4) クリュシッポス「断片」Ⅱ九〇二 (*SVF*)。
(5) 第八章（354-355 K）参照。

と呼んで、無教養な者どもには語られている事柄を教示する気はないと主張している。とはいえ、その他の事柄については、われわれが望みもしないのに、彼らは長々と説明するのであって、しかし、すでに語ったように、たわ言も容易でないようなたぐいの事柄にさしかかるや、著作の書き手たちは、性急かつ不明瞭にそのそばを駆けぬけていくし、彼らの著述を解釈する者たちのほうは、むしろわれわれに教えようという意志がないふりをすることによって、敗北を認めるよりもすばやく、「われわれが」妬んでいるという嫌疑を聴衆の間に広めてしまうのである。

だがしかし、自分たちが召喚した証人たちによって明らかに不利な証言をされているクリュシッポス派の者たちに対して、これ以上の苦痛を与えないように、「臓腑を持っていない」人たちや、「脳を持っていない」人たちのことはもはや見て見ぬふりをするとしよう。(1) そしてわれわれが脇道に逸れた点に再びもどろう。クリュシッポスはホメロス、ヘシオドス、ステシコロス、エンペドクレス、オルペウスから引用した詩句で書物全体を満たしたうえで、さらにこれらにつけ加えて、悲劇作品やテュルタイオスその他の詩人たちからの詩句を少なからず引用したのであって、しかも、そのとき果てしないおしゃべりの——それがいっそう適切な名前であると思われるのだが(2)——その驚くべきありさまに気づくと、彼は次のような言葉で結論づけている。「彼らはこれを老婆のおしゃべりだと言うだろう。(3) あるいはおそらく、同じ考えを述べた詩句をできるだけ多く列挙しようとする読み書きの教師のおしゃべりだと言うだろう」(4)。

クリュシッポスよ、あなたは事態をうまく言い表わしているが、もし言い表わしただけでなく、その老婆のおしゃべりなるものを完全に封じていたなら、もっとよかっただろう。というのも、次のようなやり口よりも、何がよりいっそう老婆のようであり、いっそうおしゃべりであり、いっそう読み書きの教師のようであって、あるいはまた哲学者が使うべき論証からいっそう遠くへ隔たっているというのか。すなわち、まさにはじめにプラトンの学説を直接引用しながら、それを無視して完全に拒絶し、その後継者たちによってどのようにそれが支持されたかも述べないで、これらの人たちによって問われてきた議論に答えることも怠り、またそこで彼が学知的な論証を用いて自らの学説を確認するべきであったのに論駁を与えるのも怠り、しかしそのかわりに、詩人の言葉を引用し、一般人である大衆を証人として召喚し、女性たちによって使われた表現を書き記したりしながら、しかもその証人喚問でさえ成功していないというありさまなのである。

なぜなら、実際のところすべての詩人たちは、語っていることの大部分において彼に反対しているのであり、一般の人たちも同様だからである。ともかく、多くの動物が人間よりいっそう強烈に欲望し激昂すると書かなかった詩人がいるだろうか。また、一般人にしても、プラトンの学説が意味している仕方でそれらの用語を使わない者がいるだろうか。一般には「心〔心臓〕がない」という語を、卑怯で、内気で、男らしくないといった言葉と等しいものとして使用しているし、隣人を勇敢な行為へとうながすときには、「心〔心

(1) クリュシッポス「断片」Ⅱ九〇二（*SVF*）。

(2) その後に出てくる単なる「おしゃべり（ἀδολεσχία）」という言葉よりも、「果てしないおしゃべり（ἀπεραντολογία）」のほうが、「果てしない（ἀπέραντος）」という意味が込められていて、より適切な名前だと考えたのである。

(3) 「果てしないおしゃべり」についての諺的表現。プラトン『テアイテトス』一七六B参照。

(4) クリュシッポス「断片」Ⅱ九〇七（*SVF*）。第七章（389 K）参照。エピクロス「断片」三四二（Usener）参照。

臓」を摑む」と彼は呼び表わしている。また何か無思慮な話をする人たちを「脳が空っぽの」とか「無理解な」と呼ぶことによって嘲笑し、そうでない人たちを「鋭敏な［知性に接している］」とか「思慮深い［知性に満ちている］」と呼ぶことによって、思慮ある者として称賛しているのである(1)。

また「臓腑を持っていない」という言葉については、だれ一人哀れむこともなく愛することもなく、人が称賛しようと非難しようと、害しようと益しようと意に介することなく、石のように感覚の鈍い人たちに対して適用しているのである。というのも、人びとの感覚が鋭敏でないことをからかおうと思っているときに、ちょうど臆病者たちを「心がない」と呼び、愚か者たちを「脳がない」と呼ぶのと同様に、彼らはその者どもを「臓腑を持っていない」と言っているのである。そして魂の欲望的部分が位置するところに三番目の臓器である肝臓があるのだから、また、もし人間が魂を完全に秩序づけられるようにしているのなら、それに固有の運動も釣り合いのとれたものであるに違いないのだから、他の二つのものと同様に、この部分に関しても、鈍感で悪しき性質を持っている者のことを「臓腑を持っていない」と呼び表わすのは正しいであろう。

だが、そういう者と反対の人は、「大きい臓腑を持っている」と呼ばれ、それはちょうど、エウリピデスがメデイアを、三つの臓器の機能と動きのすべてが強くて、本当に「大きい臓腑を持っている」者として登場させている場合がそれにあたる。すなわち、この女のことを、きわめて激しい欲望ときわめて猛々しい情動［受動情態］を持っていると同時に、知性を働かせることにも長けた者としても表わしている。魂の欲望的部分がどれほど釣り合いを欠いた動きをしたかを十分に分からせるのが、イアソンへの恋(2)にかかわる出来事であって、この恋によって負けて、彼女は自分の家族を裏切るとともに捨てて、この異国の男につき従い、完全に頼りきったのである。それに対して、激昂的部分の猛々しさは、子供たちに向けて彼女が発したものがいかに大きかったかによって分かる。また彼女の知性的部分の知解力は——なぜなら、ここでもエウリピデスは彼女を普通の人として描写していないのだが——、彼女が敵に復讐するために考案した計略や、また自らに対し言葉を尽くして激昂をなだめようとしたり、不敬な行為を控えるよう説得しようとしたりしているさまにはっきり表われている。その結果、エウリピデスは適切に彼女について次のように言ったのである。

　　一体何をなさるおつもりやら、
大胆で[大きい臓腑を持って]、抑えのきかない
お心[魂]が、手ひどい仕打ちを受けたからには。(3)

たしかに、彼女は大きい臓腑を持っていた。だが、もし魂の三つの部分が貧弱で、小さく、不活発で、動きにくいとすれば、その人は臓腑を持っていないか、小さい臓腑しか持っていないのである。

ずっと議論をしている途中ではあるが、目下の事態について説明するのをためらうべきではないであろう。昔の哲学者たちによって言われているように、おしゃべりな人びとと対話するとき、完全にすべてのおしゃ

(1) 一般的な語法として、テューモス（気概、激昂）的な事柄は心（心臓）と、思慮的な事柄は脳や知性と結びつけた語り方がされている、という指摘である。

(2) 欲望としての恋（ἔρως）については、第七章（343 K）参照。

(3) エウリピデス『メデイア』一〇八―一一〇。大きい臓腑（μεγαλόσπλαγχνος）という言葉については第九巻第六章（771 K）、および『呼吸困難について』第二巻第十三章（VII 886 K）参照。

べりを避けることはできない。実際、わたしとしては、クリュシッポスのおしゃべりに導かれて、一般の人たちやエウリピデスの言葉について説明を与えるように強制されたのであり、このような重要な学説についての論証を書き記すときに、そういうことを自ら進んであえてするようなことは、およそかつてあったため
319 しがない[1]。それというのも、エウリピデスやテュルタイオス、あるいは他の詩人やまったくの一般人たちも、あらゆる論証が欠如した学説にとっては十分に説得的なものではないばかりか、またすべての医者のうちの最良の者と一致して認められているヒッポクラテスその人でさえ、すべての哲学者の第一人者たるプラトンでさえそうでないように、説得的ではないのである。というのも、プラトンより後の者たちすべてが、クリュシッポス派の人びとがしたように、嫉妬でいっぱいになり、論争を好んで恥ずべき詭弁を企てたとしても、プラトンの名声を凌いだり、論証の美しさを再現したりすることはけっしてできないだろうが、それにもかかわらず、他の人たちよりかくもすぐれて魂を知識で整えられたこれらの人びとにしても、知性を備えた者ならばだれも、彼らが語っていることをそのまま信頼するに値するとは考えないのであって、むしろ論証を期待するものだからである。

　しかしながら、クリュシッポスは、現に目の前にしている説について彼らの語った論証に、何一つ言及しなかったし、反駁を加えようともしなかった。そうしないで、テュルタイオスやステシコロスを証人として呼ぶのを彼は恥じなかったのである。彼ら二人は、自分たちの学説についての知識を自分のものと主張するかどうかを、生存中に尋ねられたとしても、自分たちがそれらの何一つとして心得がないことをよく知って
320 いると認めたであろうし、彼ら自身は自分たちの側から論証を提示するよりも、むしろクリュシッポスから

何かを学ぶことがふさわしいと考えたであろうと思われる。しかもクリュシッポスは、明らかに、一般の人に対して彼らを引き合いに出し、無知な者に対して知者を、正気でない者に対して正気の者を、[2] また言葉と行動の両方において、すべてにわたり、お互いとも自分自身とも意見が食い違っている者たちに対して、言論の首尾一貫性を解する者を引き合いに出したのであろう。しかし、たとえすべての一般人があらゆる点で狂っていて、お互いとも自分自身とも意見が食い違っているとしても、少なくとも、自分の見解のために自分に不利な証言をする証人を召喚するようなことはしないだけの分別を彼らは持っていると思われる。

だがクリュシッポスの知恵は、一般の人の無知よりも先に超え出ている。実際に彼は自分を非難している証人を召喚するのである。そのために、わたしもここでおしゃべりをするように強いられた。それはクリュシッポスがすべての点で最大の失敗を犯していることを示すだろう。なぜなら、彼はプラトンとヒッポクラテスによって与えられた論証には何一つ言及することなく、それらの論証に対して答えず、また彼自身が何か別の論証を提示することもなく、どんな者たちを証人として呼ばねばならないかも知らなかったからである。すでに第一巻を通じても、クリュシッポスが自分自身に矛盾する議論をしたことについてわれわれは証明したのであるが、[3] いまもまたこの男の鈍感さが明白になっている。すなわち明らかに自分の議論を覆そう

（1）クリュシッポス「断片」Ⅱ九〇七（*SVF*）。
（2）知者以外のすべての者が正気ではないというストア派のパラドクスについてほのめかしている。クリュシッポス「断片」Ⅲ六五七以下（*SVF*）参照。
（3）第一巻冒頭部への言及（＝邦訳一一頁八行目以下）。

としているがゆえに、隠さねばならなかった事柄を隠すどころか、それらが自分の立場を証言しているとさえ考えたのだからである。

第五章

さて、いまやこのような問題を離れ、次に最初にもどって、彼の議論すべてを何一つ見過ごしにすることなく、提起されているさまざまな議論すべてを見ていくことにしよう。いささか冗長ではあるが、文章全部を引用しよう。それは次のとおりである。

「ところで、怒りがそこに生ずるのだから、残りの欲望もそこにあり、そして神かけて、実際に残りの受動情態も推論的思考も、何であれこれらに類したものも、そこにまたあるとすることは理にかなっている。(1)だが多くの人たちは、一般的風潮に媚びへつらって、先に言われた傾向に引きずられて、(2)真実に従いながらも、そのような用語をこれら多くの事柄に適用してしまっているのである。というのも、まずはじめにそのことから始めると、すべての人びとはこのことに従って、ある者たちの激昂が『昇っていく』と言ったり、ある者たちは激怒を『呑み込む(3)』べきだと言ったりしているからである。またさらに、何か些細なことが(4)彼らによって『呑み込まれる』か、あるいは『呑み込まれない』と言うとき、われわれはこのような傾向に従って語っているのである。同じようにして、人びとはこれらのいずれも自分たちに『[腑に]落ちてこない』と言い、『発言を呑み込んで、立ち去った』と言い、またゼノンが『あなたは、尋ねられたことのすべてを口中へと運び込んでしまっているのだ』と非難されて、そう非難した人びとに対して、『しかしすべてを呑み込んでしまえるわけではない』と答えたことも、(5)同様である。また、もしこれらすべてがそこへ運ばれてくるわれわれの主導的部分が、胸郭部になかったならば、発言を『呑み込む』と語ることも、それらが『落ちてくる』と語ることも、いっそう適切ではなくなるであろう。したがって、もしわれわれの主導的部分が頭にあったなら、言葉が『落ちてくる』と言うことは不適切で、馬鹿げているであろうし、それらは以前に語られた方法において、『落ちてくる』ではなく、『昇っていく』と言われるのがいっそう適切であろうと思われる。なぜなら、聴覚による感覚知覚が精神（ディアノイア）の領域へ降りていくからには、もし精神が胸郭部にあるなら、下方に運ばれるのだから、『下降する』と語るのは適切であるだろうが、もしそれが頭部にあるなら、その表現はむしろ不適当となるだろうからである(6)」。

---

(1) 第二章（294 K）参照。
(2) 第一章（290 K）参照。
(3) 第八章（352 K）参照。
(4) 「些細なこと（*σπαράγματα*）」は、「細かく引き裂く」、「ずたずたにする（*σπαράττω*）」という意味から派生した言葉で、罵りや侮辱を含意しているように思われる（プルタルコス『モラリア』一一二一D、五四八C、一一〇八D参照）。
(5) ゼノン「断片」I二八二（*SVF*）。「あなたは、尋ねられたことのすべてを口中へと運び込んでしまっているのだ」という非難は、ゼノンが思考と言語を同一視していることに向けられている。これにゼノンが答えて「しかしすべてを呑み込んでしまえるわけではない」と反論しているのは、おそらく真偽の判断基準を持っているという主張によるものであり、これはアカデメイア派の懐疑論者を相手にする場合に適切な答えであっただろう。
(6) クリュシッポス「断片」II八九一（*SVF*）。

ここで再びクリュシッポスは、一般の人を自らに対決する証人として召喚していることに気づいていない。なぜなら「激昂が昇っていく」や「激怒が落ちつく」や、その他そのような語られ方はすべて、知性が頭に宿ると考えるようにして、激昂と受動情態が一般にどこか下方に位置すると考えている人たちのために証言しているにほかならないからである。というのも、わたしには分かっているが、語られた言葉が、自らへと「落ちてこない」と多くの人たちが語っているのは、言われたことに従ったり、理解したりできないということではなく、怒りや苦痛、あるいは激昂や何かそういった受動情態を誘発するために語られているのに、それを聞いた人がそれらを顧慮することなく、受動情態に従って動かされてもいないという場合のことである(1)。かくて、この［無駄な］おしゃべりはここで終えるとしよう。

だが、そのあとでクリュシッポスはこれとは別の次のようなおしゃべりを持ち出している。「女性たちは、これらの事例よりも、幾分多くのことを示している。なぜなら、もし語られた事柄が彼女たちに『［腑に］落ちてこない』場合に、彼女たちはしばしば指を心臓の場所まで下げていって、その発言が『落ちてこない』と言っているからである(2)」。この議論は、以前のものと同類であるが、そこに他の二つの非常に賢明な論点がつけ加えられている。これらのことを言うのは女性たちであって、以前のように男性たちではない。女性たちは「踊る」場合のように身振りによって、男性たちの場合に言葉で示されたことを明示する。しかし、ここでさえ、いとも気高きクリュシッポスよ、あなたが引き合いに出す女性たちはあなた自身に反対する証人なのである。なぜなら、彼女らがそのように語ったり、あなたがそう言っていたように、「手で踊ったり」するのは、語られている事柄を理解していることを否定するときにではなく、侮辱や脅迫、あるいはこの種の何かによって、怒ったり、激昂したり、あるいはまったく悩んだりしているのを否定するときだからである。

このことには、クリュシッポス自身が気づいているように思われる。実際、彼はさらに少し後の個所で、何か次のように自分自身と反対の意見を書いている。「脅迫にせよ侮辱にせよ、語られた事柄が人びとに達して触れて、思考（ディアノイア）が動くまでに『落ちてこない』とわれわれが言っているのも、その傾向からであり、それらの何一つとして下に落ちていって自分たちに達しないがゆえに、ある人びとのことを『深い』とわれわれが言っているのも、この傾向からなのである」[3]。このように、語られた事柄が胸まで「落ちてこない」のは、脅迫したり侮辱したりする人びとに対して語られる表現であるとクリュシッポス自身も証言しているのである。だが、彼は「激昂」のことを言わねばならなかったのに、言明の中に「思考（ディアノイア）」という語を投げ込んだのである。というのも、語られている事柄を推論して把握したり、それと争ったりつき従ったりして理解することは、知性的な機能の働きだからである。しかし、侮辱されたり脅迫されたりした場合に、腹を立てたり、激昂しないことは、激昂的部分に固有なことなのである。

しかしクリュシッポスは、まさに次の個所でこれらのことについて語っている。だが、ちょうどいま引用された言及と、女性たちに関して少し前に引用された言及との間には、別の言及があるので、まったく何一

（1）クリュシッポス「断片」Ⅱ八九一（*SVF*）。
（2）クリュシッポス「断片」Ⅱ八九二（*SVF*）。
（3）クリュシッポス「断片」Ⅱ八九二（*SVF*）。

つ省略していないと思われるように、すぐにもそれを書き加えるとしよう。それは次のとおりである。「こ
れと一致した仕方で、ある人びとが自分たちに現われたことを『[吐き]戻す』とわれわれは言い、さらにあ
る人のことを『深い』人と呼ぶのであって、こういった多くの表現は、以前に言及されたことと一致した仕
方で語られているのである。このようにして、『昼間である』という言葉を人びとが『呑み込んで』、そして
それを思考にしまっておき、再び、同じままの状況なのに、『昼間ではない』と語ったとき、そのことを
『[吐き]戻』していると言うことは、奇異なことではないし、不適切でもない」。

だれかがこのような仕方で「[吐き]戻す」と語っているのをわたしは聞いたことがなく、彼らは間違った
見解を放棄すると語るときに、「吐き出す」、「外に吐き捨てる」、「投げ捨てる」、「追い出す」、「外に投げ
る」と言っている[1]。しかし、もし実際にまた、ある人びとに向けて「外に吐く[2]」と語られたなら、それは
「吐き出す」や「追い出す」と同じことで、また他の比喩的な表現に類似しているであろう。そのような議
326 論が哲学者によってだけではなく、弁論家によっても採用されるべきではないことを、すでにより以前の言
及においても示してきたし[3]、ここでも、弁論家によって書かれた短い覚書——弁論術についてのものでそれ
ぞれの事例題（ヒュポテシス）のための議論のトポスをわれわれに教えている——を通して、これを示すこと
ができる[4]。というのも、クリュシッポスが自らの書物を満たしたような議論について彼らは何一つ言及して
いないからである。しかし実際に、どんな誤りも反駁されないままであることはけっしてないようにと、す
べての発言を詳細に調べるなら、この巻は果てしない長さに延びることとなるであろう。

したがって、以前に書き記した文章をわきに置いて、次につづくものに取りかかるとしよう。そこでは、

327 クリュシッポスは、詩人たちの証言を列挙することから始めていて、自らのわずかな言及をその中に挿入しつつ、ときには文章の意味を説明するものとして、ときにはある種の摘要として、いわば全般的な要約としてそれを述べているのである。そこで、彼はエンペドクレスの文章から始めて、その意味するところを説明する中で、いくつかの言及に値する議論に着手しているのであり、そこには音声についてのものも含まれていた。それは本書の第二巻で引用しておいた(5)。その巻で提出するのが、よりよいであろうと思われたのは、もっともらしさを持った、まったく無価値でもないようなもので、女性たち、一般人たち、語義論、手の動き、上下への頭の揺さぶり、あるいは詩人たちの証言を呼び出さないあらゆる議論だった。議論をこれらのものにのみ留めて、いまわたしが書き記している事柄をそこに加えないことに決めていた。だが、友人たちにとっては、クリュシッポスによるまったく馬鹿なおしゃべりでさえ、それを完全に省いてしまうのではな

(1) クリュシッポス「断片」II八九二(*SVF*)。これらの用法は、他の個所で検証されていないものである(ラテン語ではルクレティウス『事物の本性について』第六巻六八参照)。
(2) エピクテトス『語録』第三巻二一-一、二。
(3) ガレノスは、言葉づかいにもとづく議論を第四分類の想定、すなわちソフィスト的想定としている(第二巻第四章(228 K)、第五章(245 K)参照)。
(4) アリストテレスは『弁論術』第二巻において、このような弁論的なトポスを挙げている。キケロ『トピカ』も参照。弁論術の用語としての「事例題(ὑπόθεσις)」については、五九頁註(1)参照。キケロ『トピカ』三五−三七では語義論について議論されている。しかしおそらくガレノスは、ここで特に比喩による議論を問題にしている。
(5) クリュシッポス「断片」II八八四(*SVF*)。第二巻第五章(242-243 K)、第三巻第三章(309 K)参照。

く、それらが場違いであることを明らかにして、それらがより以上に議論を進展させないだけでなく、ストア派の学説と矛盾しさえするということを指摘するほうがよいと考えられた。そのために本巻にこれらすべてのことをわたしは書き加えたのである(1)。

さて、音声については、前の巻で手を尽くして十分に説明しおえたので、もはやここで何も語るべきことはない。クリュシッポスの書物において音声についての論議の後につづけて語られていることへといまや議論を移すこととしよう。それは、われわれが、自分自身を指し示して自分の胸に触れるときの、手の動きについての議論であり、また「エゴー［わたし］」という言葉の発声についての議論である。その言葉の最初の音節を発音するさいの身ぶりとして、われわれの下顎と唇が胸の方向へ向けて引っ張られるということを理由に、その言葉が何か指示的な性格を所有するのだと彼は主張しているのである。それらのことは『語義論について』という著作で語られている(2)。

また、わたしとしては、本書の第二巻、および『名辞の正しさについて』という著作の中で、すでにこれらのことについて論じておいた(3)。そして、これらの議論と同類で、「カルディアー［心臓］」という名称の語義論に関する議論があり、それはクリュシッポスの『魂について』という著作の第一巻において、先に語られたことにつづけて、こう書き記されている(4)。「これらのすべてのものと一致して、『心臓』も、魂の支配的で力を持った部分がその中にあるということから、ある種の力と支配にもとづいて、あたかも『クラティアー［力］』と呼ばれているかのように(5)、その名前［「カルディアー」］を得たのである(6)」。われわれの生命にかかわるかぎりでは、それは最も枢要な臓器であることを否定しないが、いとも気高きクリュシッポスよ、それが絶対的に枢要のものであるということには同意できない。なぜなら、少なくとも、人間に関する事柄が適切に管理されるときには、自然本性はその他のものを支配してその主人となることをそれに割り当てたのではなく、ちょうどわれわれが論証しているように、脳に支配を、心臓に服従を割り当てたのだからである。

さきに言われたことにつづいて、クリュシッポスはこう書いている。「われわれが内発的衝動（ホルメー）を持つのは、この部分にもとづいており、この部分によって同意するのであり、すべての感覚器官はこの部分に延びている[7]」。これらの要約的な言明は、学知的な想定の部類に属する唯一のものであり、もしクリュシッポスがそれらを論証していたなら、われわれはこの男を称賛して、ストア派の学説を受け入れたであろう。しかし、彼はただそれを主張しただけで、論証しようとは試みなかった。これらの同じ問題に関して、それが心臓では生じず、脳がそれらすべての源であるということを、われわれは以前にすでに論証したのであり、またわれわれはこのことを後につづく個所でも少なからず論証するつもりなのだから、クリュシッポスの学説を信頼するのは、もはや正当ではなく、むしろヒッポクラテスとプラトンの学説を信頼すべきだと

（1）この計画の変更については、第一章（287 K）、第八章（359 K）参照。
（2）クリュシッポス「断片」Ⅱ八八四（*SVF*）。ディオゲネス・ラエルティオス『哲学者列伝』第七巻二〇〇参照。
（3）第二巻第二章（214-215 K）参照。
（4）クリュシッポス「断片」Ⅱ八八四（*SVF*）。
（5）「クラティアー」は、デーモクラティアー（民主制）、アリストクラティアー（優秀者支配制）のような複合語の一部として用いられるだけで、それ自体としては恣意的な造語である。
（6）クリュシッポス「断片」Ⅱ八九六（*SVF*）。
（7）クリュシッポス「断片」Ⅱ八九六、八八四（*SVF*）。

330 思われる。したがって、これらの要約的言明は、われわれが以前に提示した諸学説について、決定を下す十
全な力をそれ自身の内に持っていたのに、クリュシッポスはただそれらに言及しただけで、実にすばやく通
過してしまったのであった。しかし他方で、言及すべきでない事柄に対しては、彼は過度に冗長なのである。(1)
　次に、彼は発声についてと、神経腱の源について述べているが、(2)その両方についてはすでに先行する諸巻
で論じておいた。そしてその後で彼は、以前にわたしが語った、「心〔心臓〕がない」という言い方を説明し
ているが、(3)ここでは、クリュシッポスの言葉自体から、前にわたしの言ったことを裏づける証言となってい
るものを示しておくにとどめよう。その言葉はこうである。「そしてこのことに従って、ある人びとは、ち
ょうど『よい魂を持った』人と言われるように、『よく心のこもった』と言われるのであって、だれかを心
配する人たちは、苦痛による痛みが心臓で生ずると考えて、『心を痛めている』と言われているのである」。(4)
　この言明において、クリュシッポスは明らかにわれわれに加担して、一般の人たちのだれ一人として、魂
の知性的部分が心臓にあると考えてこなかったと証言し、また「心がない」という表現は、クリュシッポス
が考えているように、「魂がない」のではなく「臆病である」ことを意味していると証言している。そして
「苦痛による痛みが心臓で生ずると考えて」とクリュシッポス言うとき、ちょうど引用されたまさしくその
文言を通して彼自身がそれを証言しているのと同様に、一般の人たちは、苦痛を覚えることを「心を痛め
331 る」と言っているのである。このようにして、クリュシッポスがすべての議論において確立しているのは、
魂の受動情態が頭部より下方の部分にあるということであって、知的に思考したり、知識を受け取ったり、
真実を追究する部分がそこにあるということではない、ということに彼は気づいていない。こうして、結論

として、「なぜなら、要するに、はじめに語ったように、恐れと苦痛はまさにこの部分において生じていることはまったく明らかだからである」と彼が言うときに、ここでも彼はプラトンの言説に加担して証言しているのである。

また、次につづく言明において、これと同様の仕方で、魂の激昂的部分が心臓に位置しているという見解を確立していることに彼は気づいていない(5)。「なぜなら、恐れにさいしては、心臓の動悸が明白であり、その場所へと魂全体が集合しているのが明白であるが、これらのことは、ある部分が他の部分と自然本性的に共感しているかのように(6)、単なる付随的な結果として生起しているのではない。それはちょうど、人びとが自分の中へ閉じこもるように、その場所が主導的部分であるものとして、また心臓には主導的部分の守護的役割もあるものとして、そこに向かって集合するのである(7)。苦痛という受動情態(8)はそこのどこかに自然本性

---

(1) クリュシッポス「断片」II八九六(*SVF*)。

(2) クリュシッポス「断片」II八八四(*SVF*)。神経腱の源については、特に第二巻第五章(254-255 **K**)でのクリュシッポスからの引用を参照。

(3) 第四章(310-311, 313, 316 **K**)参照。

(4) クリュシッポス「断片」II八九九、八八四(*SVF*)。

(5) 第二巻第八章(276 **K**)参照。

(6) ある部分は他の部分に起こったことによって影響をこうむるということである。ストア派によれば、「共感(*συμπάθεια*)」は生理学的にも宇宙論的にも適用される。この概念のガレノスによる用法は、第七巻第三章(611 **K**)参照。

(7) ネメシオス『人間の自然本性について』二〇(p. 232. 6-9 Matth.)参照。

(8) ストア派において、苦痛、恐れは、欲求(欲望)、快楽とともに、受動情態の基本的な四つの部類をなす(第二巻第七章(268 **K**)参照)。クリュシッポス「断片」III四一三(*SVF*)参照。

332 的に生ずるのであって、他のどのような場所も共感したり、受動情態を共有したりしないのである。というのも、苦痛という受動情態と結びついた何らかの痛みが激しくなるときに、他のどのような場所もこれらの受動情態を示さないけれども、心臓の領域はとりわけそれを示すのだからである[1]」。

われわれはクリュシッポスによってこれらすべてが正しく語られていると主張し、彼に従う者たちに対してそのことを覚えておくようにうながし、また恐れや苦痛やその種のすべての受動情態が心臓の領域において成り立っているということに対して、われわれから別の論証をもはや要求しないようにうながすことにしよう。だが、この点はストア派の人びと自身によっても同意され認定されている。クリュシッポスだけではなく、クレアンテスやゼノンも遅滞なくそう見なしているからである[2]。しかし吟味されなくてはならない唯一の点は、論争全体がそこにかかっていたのだが、知性的部分もそこにあるかどうかである。なぜなら、クリュシッポスがすでに何度も語ってきた議論を通じて、激昂的部分が明らかに心臓にあることは示されたのだが、知性的部分については、それが頭と脳にあるということに関して、われわれが同様の、あるいはさらにもっと強力な論証をこれらに付加するならば、それら両方の論証を結びつけることによって立証されるの
333 は、プラトンとヒッポクラテスの学説以外の何であろうか。

第六章

さて、われわれは論議のこの個所に到達したのだから、問題となっている点をそこから論証することがで

334

きる想定を示しつつ、先行する論考において詳細に語った学知的な論証を思い出すことがおそらくよいだろう。だが主要な点は、探究中の事柄の本質的あり方に従って、二つの臓器それぞれの特性と属性から始めなくてはならないということであった。(3) そして実際に、われわれは以前の個所で、両者のそれぞれを個別的に取り上げて、すべての特性と属性を詳しく論じた。これらの特性と属性の主要項目は以下のようである。

まず、脳は、動物のすべての肢体に感覚知覚と選択意思にもとづく運動を伝達する内的器官、すなわち神経腱と呼ばれるものの源であり、それはちょうど心臓が動脈管の源であるのと同様である。そして次に、脳の空洞部〔脳室〕が圧迫されるか、傷つけられるかしたときに、動物の全身はすぐに麻痺するけれども、動脈における運動も心臓における運動もどちらも阻害されていないことが観察されている。そしてわれわれが心臓についても同様の仕方で対処すると、動脈管における運動はそこで阻害されるが、動物の全身は感覚知覚も運動も障害をこうむらないことが観察されている。(4) そしてわれわれは、これらの機能のいずれもいずれに対しても何も関与しないことを示した。心臓は知覚機能と選択意思にもとづく運動機能について脳に関与しないし、脳は拍動機能について心臓に関与しないのであり、二つの部分のそれぞれは、いわば別々の機能

---

(1) クリュシッポス「断片」II八九九（*SVF*）。

(2) クリュシッポス「断片」II八九九、クレアンテス「断片」I五七二、ゼノン「断片」I二一〇（*SVF*）。

(3) 第二巻第三章（219 K）、第八章（273 K）参照。問題となっている二つの器官は心臓と脳であろう。心臓の特性については第二巻第四章（228 K）参照。

(4) 第二巻第四章（237-238 K）参照。

の源なのである。

ここで議論は病的症状にもとづく証拠をも示しているが、それをわれわれはつづく個所でよりいっそう
大々的に語ることにしよう(1)。なぜなら、もし脳が損傷をこうむれば、動物はすぐに錯乱状態に陥って、運動
したり感覚知覚したりできなくなるけれども、心臓が損傷をこうむれば、動物は崩壊して死ぬのであって、
いま言われたような事態は何一つこうむらないからである。したがってこれがそのとおりであるなら、また
事実そのとおりなのだが、神経腱がそもそも心臓から来ると言っている人たちも、他にも多くのことを語っ
たり書いたりしているのと同じように、それを語ったり書いたりすることはできるけれども、しかし動物に
335 ついて、実際にそれを明確なかたちで証明することはできない。なぜなら、そもそも神経腱が由来する知性
的な源はまぎれもなく脳だからである。そしてクリュシッポスが心臓について非常に詳細に述べたかぎりの
ことは、その臓腑が知性を働かせることを証明しているのではなくて、激昂したりや恐れたり、苦痛をこう
むったりといった、すべて魂の激昂的部分の活動や受動情態を証明しているだけなのである。

第七章

さて、この書物の中ですでにこれまでに述べたことをいままた取り上げ直さなければならない。それはクリュシッポスが先に引用した言明の後の個所で再び躊躇なく、両方の機能が一つの身体部分に由来するということを、論証も説明も説得も何一つ加えないで想定していることである。それは、こう述べている彼の言

336

葉そのものから明らかである。「さて、苦痛も心配も苦しみも、痛みではないと彼らが主張するにせよ、あるいはそれらは主導的部分以外の場所で生じる痛みであると主張するにせよ、これらのことにもとづいて導き出されるのは、彼らにとって不合理な帰結でしかあるまい[2]。われわれは喜びについても勇気についても同じことを言うだろう。それらは明らかに心臓のあたりで生じているのである。なぜなら、われわれが足や頭を傷つけると、苦痛はこれらの場所［足や頭］で生じるが、同様にして苦痛による痛みは、胸郭部で生じるのをわれわれは感知しているが、苦痛は痛みにほかならないし、それが生起しているのは、まさに魂の主導的部分にほかならないからである[3]」。

この言及に対して、クリュシッポスが苦痛も心配も苦しみも、いずれも痛みであると主張している個所の冒頭部からただちに取り上げて、彼が問うている主要な事柄のそれぞれについて答えるのが適切であろう。というのも、人がこのことを、クリュシッポスが語ったように、われわれへの問いかけとして言うにせよ、あるいは主張として言うにせよ、われわれはその議論を称賛して、心配も苦痛も苦しみも、部類上は痛みであると主張するであろうし、あるいはむしろ、ギリシア語の用法に従って言葉を使用すべきなら、ちょうど

(1) ガレノスは、本書内では、脳の病気についての議論にもとづいて、『患部について』第三巻で詳細にそれらを論じている（錯乱状態については同書第三巻第六章、第九章（VIII 161, 178-179 K）参照。錯乱状態が脳の受動情態であるという見解は、ヒッポクラテスに帰せられる）。

(2) ἀποβήσεται（帰結するだろう）のような動詞を補う必要がある。

(3) クリュシッポス「断片」Ⅱ九〇〇（*SVF*）。

円柱と円筒、あるいは目と視覚のように、苦しみと痛みは互いに何も相違ないからである。とはいえ、痛みは、いわば心配や苦痛の類概念である。だが、痛みが主導的部分の場所で生ずるということに関して、
337 われはもはやクリュシッポスに譲歩すべきではない。かくて、彼は両方の機能が一つの同じ臓腑に位置することを証明するのが正しい態度である。

しかし、なぜわたしは「一つの同じ」と言うのか。というのも、そのように議論をすべきなのは、クリュシッポスに向けてではなく、アリストテレスに向けてであって、アリストテレスは魂において部類の異なった複数の機能をわれわれが持っていることには同意しているが、それらがそれぞれ異なった臓腑に位置しているということには同意しないのだからである。彼は心臓がすべてのものの源であると考えている[1]。それに対して、クリュシッポスは機能自体が互いに異なっているということにも、また動物がそれぞれ別の機能によって激昂したり、欲望したり、あるいは知性を働かせるということにも同意しない[2]。したがってわれわれは、少し前の個所で語ったような仕方で、動物の激昂的部分も、知性的部分や欲望的部分も同じ場所にあることを証明するよう彼に要請することで、問題を提起すべきではない。クリュシッポスや彼に従う者たちに対しては、それに先立つ、より一般的な探求事項を立て、それを論証するように要請すべきなのである。す
338 なわち、知性を働かせることも、激昂することも、飲食物や愛欲を求めることも、同じ機能の活動であるというのがそれである。

というのも、知性を持たない動物の場合には、それらは明らかに別々であるのをわれわれは指摘しているのだし、さらにほとんど知性を用いないが、野獣並みに非常に強い激昂や欲望に隷属している子供たちの場

合も、そうだからである。また、われわれ自身の間でも、最も知性を用いる者は欲望や激昂をほとんど持たないが、魂の何か非知性的部分によって支配されている者はほとんど知性を用いない。さらにエウリピデスの描くメデイアとホメロスの描くオデュッセウスを、ここで思い出すべきであり(3)、彼らにおいては魂のそれらの部分が一つではないことは明らかであり、互いに内乱状態にあったのであって、より賢明な者の場合に打ち勝ったのは、よりすぐれた部分であり、無教養で野蛮な者の場合に打ち勝ったのは、より劣悪な部分だったのである。多くの人びとの場合にも、魂にそのような対立が生ずるものであって、知性は、ときには激昂的部分と、またときには欲望的部分と争っている。しかし、クリュシッポスは他のストア派の人たちとともに、知性を持たない動物の場合は欲望を持つことはないと断言して、この学説と敵対しているのであって、この恥知らずな議論についてはは以前の個所ですでに語られた(4)。一方、子供たちの場合には、彼らは議論を上へ下へともつれさせていて、すべての者たちが同じような仕方で論じてはおらず、だれもが恥知らずに、明白な事実に反した主張をしているのである。これらのことについても、以下の個所で、より詳しく語ることにしよう(5)。

(1) 第七章 (347 K) および一七三頁註 (6) 参照。
(2) クリュシッポス「断片」Ⅱ九〇〇 (*SVF*)。
(3) 第二章 (302 K) –第三章 (308 K) 参照。
(4) 第一巻冒頭部への言及 (=邦訳一一頁一行目以下)。第二巻第一章 (212-213 K) 参照。
(5) 第五巻第一章 (431 K)、第五章 (459-462 K)、第七章 (484 K) 参照。

同様にして、魂における受動情態についても、その相違に関しては、明白な事実と一致したことも、あるいは互いにも一致し、各々の事柄がそれ自体と一致していることも何も彼らは語っていない。これらすべての事柄を、次の議論のところで論じることにした(1)。というのも、この第三巻は、クリュシッポスによる書物の中の馬鹿げた言及を省略するのでなく、そのすべてに反論すべきだと友人たちがわたしに要請してきたために、何となく割り込む結果となったものだからである。だが、クリュシッポス自身も、自らが無駄に語っていることにおそらく気づいているし、自ら言っているように、だれか読み書きの先生やおしゃべりな老婆によって語られたような議論となってしまっているので、その全部を引用しないほうがよいと思われた(2)。そこで、それ以外の議論のすべてを、二つの部分に分けて、全体のなかで最も強力な論点を前巻で論じ、魂の受動情態についての探求にこの論考の第三巻を捧げようと決めていた。もし神がわれわれを助けてくださるなら、何としてもそれをなしとげてみせよう。

しかしわれわれは、目下展開している論考で、クリュシッポスが『魂について』第一巻で主導的部分について論じた議論の中で語ったことすべてを取り上げる方針にしたからには、次にすでに語られたことに残りのものをつけ加えるべき時であろう。さて、以前にクリュシッポスから引用した文言のつづきは次のとおりである(3)。「次のようなこともまたすべて、この傾向に従って語られている(4)。『わたしはあなたの心［心臓］に触った』という表現を、『魂に触った』というのと同じ意味でわれわれは語り、『わたしはあなたの心に触っている』という表現を、脳や臓腑あるいは肝臓に触ると言う場合のように、だれかがわれわれの内部にまで入ってくるかのような意味で語っているのではなく、以前に言われた表現に近い仕方で語っているのである。

というのも、それら［「心」以外］の表現のほうは、わたしの考えでは、不当行為がそれほどにまで及んでいる場合に、『わたしはあなたの内部に触れている』という表現で語られているが、それに対して、われわれは『魂』という言葉と同様に、『心臓』という言葉を使っているのである。これらのことは、われわれがより以上に注意を払うといっそう明白になるであろう(5)」。これらの言明も、何一つ論証することなく、普通の人たちの証言を召喚することによって、提示された事柄に何らの決着もつけていないのであり、むしろ彼が、魂の知性的部分ではなく、受動情態による非知性的部分が心臓にあることを証明しているにすぎないことは
341 まったく明白である。それゆえに、それらの議論が馬鹿げていることは、すでに何度も示してきたとおりであるから、これ以上の時間をそれらの議論に費やす必要はない。

また、上に引用した文言の後に、別の文章がつづけられていて、「臓腑を持っていない」人びとや「脳を持っていない」人びとという語られ方の意味するところを彼は説明しているのだが、それについては、すでに先の個所で十分に語られた(6)。だが、その後の個所で、彼は何か次のような文言を書き記している。「だれかある人びとに対して復讐せんとより強く突き動かされている人たちも、特にそういった傾向に従って、

（1）第四巻を指す。計画の変更については、第三巻第一章（287 K）、第五章（327 K）。
（2）第四章（315 K）参照。
（3）以前の引用とは、本書第七章（335-336 K）。
（4）「傾向（*φορά*）」については、第一章（290 K）および一一九頁註（6）参照。
（5）クリュシッポス「断片」II九〇一（*SVF*）。
（6）クリュシッポス「断片」II八八四（*SVF*）。第四章（311-318 K）参照。

『それを引き裂』こうとする内発的衝動を持っているように思われる。そしてこの傾向が助長されると、彼らは残りの臓腑に向けても同じような仕方で突き動かされる」[1]。この個所で再びクリュシッポスは、どうやら、現に課されている考察とは何か別の事柄に取り組んでいることに気づかないでいるようだ。というのも、ちょうど人びとが脅しをかけるさいに、だれかに対してしばしば「目を殴る」とか、「頭を打ち砕く」とか、「足を押しつぶす」とか言うのだが、これと同じような仕方で、しばしば「殺す」という表現と等しい意味で、「心臓を引き裂く」と彼らは言っている。だが、これは現在の問題に何の関係があるのか。時には耳や鼻を切断するぞと言ったり、お互いをばらばらに引き裂くぞと言って人びとは脅かすのである。また、かの詩人［ホメロス］によれば、ある女性が祈禱の言葉を次のように語っている。

　　彼の中心にある肝臓にとりついて、
それを貪り喰らってやりたいもの[2]。

親愛なるクリュシッポスよ、肝臓もまた魂の源であると、一体どうしてわれわれは主張しないでいられようか。何しろホメロスが普通の人たちよりもさらに信じてしかるべきかの詩人が証人であるからには。さらに、肝臓についてのその他の文言に加えて、かの詩人は次の詩句も書き記した。

そしてわたしは輝かしい大地の息子、ティテュオスが
地上に横たわっているのを見た。彼は九プレトロン[3]にわたっている。
二羽のハゲタカが、その両側に座って、嘴《くちばし》を彼の腸の中に突っ込んで、
肝臓を引き裂いているが、彼は自ら手でそれを防げなかった。

なぜなら、彼はゼウスの輝かしい妻レトを、襲ったからである、
彼女が風光明媚な国パノペウスを通って、ピュト〔デルポイ〕に行った途中で。(4)

これらの詩句において、詩人は明らかに魂の欲望的部分が肝臓にあると指摘している。というのも、彼が言うには、ティテュオスがレトに復讐しようと欲したことが原因で、それゆえにハゲタカは、彼が復讐を始めようとしたまさにその身体部分としての肝臓を引き裂いたのだからである。(5)

343

しかし、ここでクリュシッポスが自分の見解を反駁している部分について自ら進んで沈黙したことは称賛するとしよう。だが、彼の議論が決定的でないか、あるいは彼が自らのために証人を要請している個所では、彼が言及している次の節でもそうであるように、内容が相互に争っていることが理解されていないと思われる。(6)「怒っている人たちの受動情態も、胸郭部で生ずることは明らかであるし、恋する人たちの受動情態も同様であり、欲望もまた、特にこれらの場所で生じることは明らかである」。(7) このような言及のそれぞれに対しては、次のように答えるのが適切であろう。「では、クリュシッポスよ、そのことはわれわれが探求している知性的部分と一体何の関係があるのか」。(8) というのも、論争対象となっているのは、怒りや欲望を経

(1) クリュシッポス「断片」Ⅱ九〇三（*SVF*）。
(2) ホメロス『イリアス』第二十四歌二一二―二一三。
(3) 約二七〇メートル。
(4) ホメロス『オデュッセイア』第十一歌五七六―五八一。
(5)『患部について』第三巻第五章（VIII 160 K）参照。
(6) 第九巻（723 K）参照。
(7) クリュシッポス「断片」Ⅱ九〇三（*SVF*）。ストア派にとっては、怒りも恋も欲望という類に属する種である（クリュシッポス「断片」Ⅲ三九五以下（*SVF*）参照）。
(8) 第二巻第七章（269 K）参照。

験している人びとに、胸郭部と胸郭部の周りで生じたそういった受動情態が動いているかどうかではなく、
知性的部分もまたそこにあるかどうかだからである。
344 次に、彼はこう書いている。「わたしが言ったように、自分自身のうちに生じる言葉の訓練や、これと同
様の練習も、以上で語られたことを非常によく裏づけている。というのも、これらすべて[の受動情態]がか
かわる部分は、説明を通じての行為もかかわる部分であり、われわれがその場所で話し、考える部分である
ことはまったく理にかなっているのだからである」[1]。クリュシッポスよ、あなたは真実を書き記している。
自分自身において言葉を訓練するか、あるいはそれについて考えて、静かに思考するその部分は、知性的部
分である。しかし、思考する部分が脳であるのか、心臓であるか、それはわれわれが初めから探求していた
事柄であり、このことをあなたは論証するべきであったし、すべての人びとによって同意された事柄を、最
初の前提として受け取ることによって、そこからあなたは探求の解決を見いだすための何かよりよい位置に
いたと考えるべきではなかった。たしかにわれわれが考察し、また推論するその部分に、魂の主導的部分が
あるということに同意しない者はだれ一人いないであろう。しかし、探求されるべきなのはこのことではな
く、この部分が心臓であるかどうかであり、あなたはそれについて、たとえ心臓に知性的部分があるという
ことにある人たちが気づいていると主張しなかったとしても、それを論証しなかったのである。
しかし、説明全体の最初の個所で、あなたはこれらの厳密な言葉を次のように語っている。「このように、
345 それに該当する場所はわれわれから姿をくらましているらしく、それ以外のものの場合のようには、明瞭な
感覚もなく、またそれと推測するための手がかりとなる証拠も存在しない。さもなければ、医師たちや哲学

者たちの間でこれほど多くの意見対立が起こることはなかったはずである」[2]。クリュシッポスがこれを言ったうえで、もし知性の活動が心臓で生じていることにわれわれが気づいているということを彼が同じ巻で主張したなら、彼は自らを忘れて、明白な事実を誤って伝えていると思われるであろう。けれども彼はそういった人間ではなく、それゆえすでに語られたこれらの活動のそれぞれが心臓において生じるのを、ある人びとが知覚を通して認識していると彼は言わなかったであろう。もし感覚知覚を通してでなく、何らかの論証を通して認識すると彼が言うなら、喜んでその論証を聞こう。

彼は発声についての議論をいまもまた行なっていると思われる。彼が次に語っていることからも、その証拠を見いだすことができる。「というのも、話をすることは、思考からのものに違いないし、自分自身の内で話すことも、思考することも、自分自身の内で発声して、それを外に送り出すこともそうである」と彼は言う。すなわち、彼は前提として同意されることとして、話すことや自分自身の内で話すことが同じ身体部分の働きであると考え、そして話すことは心臓の働きであるというさらなる前提をそれにつけ加えて、これらの二つの前提から、自分自身の内で話すことは心臓で生起するという結論を導いている[3]。しかし、われわれは前の巻において、発声が心臓から送り出されることに関して、ゼノンによって探求された議論は欠陥があることを証明し、その結果、いまクリュシッポスによって探求されている議論も、それとともに破綻させ

(1) クリュシッポス「断片」Ⅱ九〇三 (*SVF*)。

(2) クリュシッポス「断片」Ⅱ八八五、八八七 (*SVF*)。第二巻第七章 (268 K)、第三巻第一章 (288-289 K) 参照。

(3) 第二巻第五章 (241 K) 参照。

たのである。

さて、いまや次につづく文言を考察することにしよう。「うめき声も、これと同様の仕方で、そこから発せられる」(1)。クリュシッポスよ、うめき声も発声も、胸郭部と肺から送られてくるが、心臓からうめき声が送られてくるのではなく、それは発声がそうでないのと同様であるとわれわれは主張すべきである(2)。というのも、これらの点のそれぞれについて、われわれは無条件的に受け入れるのではなく、ちょうどいまあなたが何一つ論証を付加していないのとも違った仕方で、他の個所で別々に論証してきたのだからである(3)。

それらにつづいて、クリュシッポスは多数の詩句を書き記していて、そしてその大部分は、先の個所で示したように、彼自らと矛盾対立している。詩句の間に挿入された文章はきわめて短いけれども、そこでもクリュシッポスの何らかの自己矛盾が含まれているのであって、それは次巻で指摘することにしよう。そこではわたしは魂の情態について論じることにした(4)。だが、いまのこの個所では、ただ彼の言い方そのものだけに言及することにしよう。それは次のとおりである。「けれども、かの詩人［ホメロス］はこれらのことについて冗舌的に語り、知性的部分と激昂的部分がこの場所にあることを多数の詩句を通して示し、当然そうすべきことながら、それらを同じ場所に結びつけている(5)」。ここで彼は、激昂的部分と欲望的部分が知性的部分とは何か別のものであると認めているのは明らかであり、それらが心臓に位置していると主張しているわけだが、これはストア派の見解ではなく、アリストテレスの見解である(6)。次につづく個所で彼は、知性的部分が心臓にあると詩人に明言されている詩句を引用した後に、次のように書き加えている。「彼は次につづく詩句を通して、欲望的部分もそこにあることを明示している。

女神への恋も、女性への恋も、いまだかつて一度も、
わが胸にみなぎって、わが心（テューモス）を圧倒することはなかった[7]」。

その後につづけてこう言っている。「激昂的部分がどこかそのあたりにあるということを、これらの比較的多くの詩句が明示している。

ヘラの胸は怒りを抑えられずに、こう言った。[8]

(1) クリュシッポス「断片」Ⅱ九〇三（*SVF*）。
(2) 第二巻でガレノスは、ストア派が心臓を肺の活動源としているときに、彼らは部分の近接関係にもとづく誤った推論をしていると論じていた（第二巻第五章（240 **K**））。
(3) ここでガレノスはおそらく『音声について』という著作に言及しているか（第二巻第四章（233 **K**））、あるいは236 **K**で言及したその他の著作に言及しているのであろう。
(4) クリュシッポス「断片」Ⅱ八八四。
(5) クリュシッポス「断片」Ⅱ九〇四（*SVF*）。第四巻第一章（362 **K**）参照。
(6) ガレノスはこの見解を繰り返しアリストテレスのものとしている（第三巻第七章（337 **K**以下）、第四巻第一章（363 **K**）、第六巻第一章（505 **K**）など）。アリストテレスが『魂について』第一巻第五章で、魂が種において異なった別々の諸部分を持っているという見解に反論していることに、ガレノスは言及しているのか。しかし他の個所（アリストテレス『感覚と感覚されるものについて』第一章、『睡眠と覚醒について』第一章）では、魂がその機能に対応した諸部分を持っているかのように語ってもいる。魂の機能が宿るのは心臓であるとしている個所としては、『動物部分論』第二巻第一章六四七a二四―三一、『睡眠と覚醒について』第二章四五六a三―六など。
(7) ホメロス『イリアス』第十四歌三一五―三一六。第四巻第一章（363-364 **K**）参照。
(8) ホメロス『イリアス』第四歌二四。第三巻第二章（296 **K**）、第四巻第一章（363-364 **K**）参照。

あるいはまた、

怒りというものは、きわめて賢明な者さえもつらい目にあわせる。(1)

348 などがそれである」(2)。このような詩句のすべてにおいて、クリュシッポスは、魂の知性的部分の機能とは別の何らかの機能、すなわち激昂的部分と欲望的部分の機能があることに同意している。だが、これらのことについては第四巻で論じることにしよう。

ここでクリュシッポスの書物の残りの部分について簡単に触れながら、もはやいまのこの議論を自らも終えることにしよう。多数の詩句の後につづけて、クリュシッポスは発声と神経腱の源、そしてそれに関連した議論を展開していて、これらは、彼の書物の中で哲学者にふさわしい唯一の個所である。それについてはわれわれも先の巻において、無駄なおしゃべりを省いて詳しく論じてきた(3)。

第八章

だが、いまやこの巻にそれらのことも加えて論じるのがよいと考え、またその他のいっそう重要な点について論じ終えたのだから、次にアテナ女神についての議論をつけ加えよう(4)。クリュシッポスは、女神がゼウスの頭から生まれ出たとする神話が、自らの学説と対立するものであると気づいて、次のように言っている。

349 彼の文言はいささか長いものであるが、その全部を引用するとしよう。

「魂の主導的部分が頭にあるという考えを、ある人びとが支持して話しているのをわたしは耳にする。いわば知恵であり思慮であるアテナがゼウスの頭から生まれたということは、主導的部分がそこにあることを示していると彼らは言っているのである。もし主導的部分が頭にないなら、知恵と思慮が頭に生じないことになるからである。[5] 彼らの議論は何らかの説得力を持ってはいるが、わたしの思うには明らかに間違っているし、これらについて物語られてきていることをよく知らないでいるのである。それらについてより多くを語ることは、われわれの現在の探究にとって悪いことではない。ある人びとは、彼女が単純にゼウスの頭から生まれたと、そのとおりに語っているだけであって、彼女がどのように生まれたのか、あるいはどんな理由にもとづいて生まれたのかについては物語ってはいない。また、『神統記』を著わした人たちによれば、ゼウスは最初にメティスといっしょに交わり、次にテミスと交わった後で彼女が生まれたとされているが、別のかたちの著作をした人たちによれば、それとは異なった書き方がされている。しかし、ヘシオドスが『神統記』の中でより詳しく語っているところによれば、[6] ゼウスとヘラの間に諍いが起こったときに、ヘラが一人でヘパイストスを生み、ゼウスがメティスを呑み込んだ結果として自分でアテナを生んだということ

(1) ホメロス『イリアス』第十八歌一〇八。第三巻第二章(297 K)、第四巻第一章(363 K)参照。
(2) クリュシッポス「断片」II九〇四(SVF)。
(3) クリュシッポス「断片」II八八四(SVF)。
(4) クリュシッポス「断片」II八八四(SVF)。
(5) これらの寓話解釈が実際どういった人びとによるものであったのかは不明。
(6) クリュシッポスのヘシオドスについての扱いは第二章(300-301 K)、第三章(309, 310 K)、第四章(314 K)参照。

になっている。すなわち、メティスを自分の中に呑み込んだことと、ゼウスの内部でアテナが生まれたこととは、これら両方の話に共通しているのである。一方、それらがどのように引き起こされたかに関してこれらの説明は異なっているのだが、そういったことは現在の議論にとって重要でない。というのも、それらに共通の要素だけが、すでに述べられた事柄に対して有用だからである。『神統記』において、それは次のように語られていた。

神々の王たるゼウスは、最初の妻として、
神々と死すべき者たちのうちで最も賢明なるメティスを迎えた。
だが彼女が、輝く目をした女神アテナを出産しようとしていたとき、
彼は狡猾に媚びへつらった言葉で彼女の心を騙し、
彼女を腹中に呑み込んでしまった。[1]
女神が彼に善悪の知識を授けるようにと。[2]

それから少し後の個所で、彼はこう言っている。

彼自身は、輝く目をしたアテナを頭から生んだのだった。
彼女は恐ろしいお方で、争いを駆り立て、軍勢を統率する、疲れを知らない女王であり、
喧騒や戦争や争いを喜んでいる。[3]

彼がメティスを、文字どおり胸の中にしまい込んでいたことはまったく明らかであり、それから頭のところで女神を出産したと詩人は語っているのである。その後の個所では、さらに話が詳しく述べられ、次のよ

うに語られている。

この諍いの結果として、ヘラはアイギス〔盾〕持てるゼウスなしで、
輝かしい息子、ヘパイストスを巧みに出産した。
技能のために天の神々すべてによって称賛される息子を。(4)
だが、ゼウスは美しい頬をしたヘラから離れて、
オケアノスと美しい髪をしたテテュスの娘メティスを迎えた。
いろいろな仕方で身をよじったけれども、その彼女をゼウスは騙したのである。
手で彼女を押さえつけ、彼の腹にしまいこんだ。
彼女が雷電よりいっそう強力な何かを生むのではないかと恐れて。
このために、高い御座につき、アイテールに居住する、クロノスの息子は、
突然彼女を呑み込んだ。そしてすぐにパラス・アテナを身ごもった。
そして神々と人間たちの父なる神がトリトン河の岸辺にて、
頭頂部で彼女を生んだのである。
だがメティスはゼウスの臓腑に隠されて横たわっていたのであり、
アテナの母である彼女は、正しきことを作りだし、

(1) ヘシオドス『神統記』八八六―八九〇。
(2) ヘシオドス『神統記』九〇〇。
(3) ヘシオドス『神統記』九二四―九二六。
(4) この一行はヘシオドス『神統記』九二九。

352 神々と死すべき人間たちのうちで、最も思慮深い。
そこで彼は女神テミスを迎え入れた。彼女はオリュンポスに
住まう不死なるものたちすべてに技能において優れていて、
アテナのために、軍隊を怖がらせるアイギス［盾］を作ってやった。
彼はその盾といっしょに、その好戦的な武器を持つ彼女を生んだのである」(1)。

353 これらのことをあらかじめ語ってから、クリュシッポスはそれにつづけてこのように言っている。「さて以上がアテナについて語られたことであり、それは何か別の寓意的な意味を示していることは明らかである。というのも、まず最初にメティスはある種の知恵であり、生活にかかわる事柄における術であるように語られ、そしてこの意味で術は呑み込まれて蓄えられなくてはならないものであるし、われわれはそこから、語られたことをある人びとが『呑み込む』と言い(2)、また呑み込むがゆえに、これと一致した仕方で、『腹に蓄えられる』と言うのである。その後で、そういった術が呑み込まれることで、それを生んだ母親に似たものをその中に生むということは理にかなっているし、さらにこれに加えて、知識によってその中に生み出されたものが存在する。だが、どのようにすれば、また特に何を通じてこれらが生まれ出るかを見てとることは可能である。というのも、これらは頭のところにある口を通して、言説によって運び出されることは明らかだからである。この『頭』とは、羊の頭という言い方をしたり、ある人びとの頭を切り落とすという言い方をしたりするのとまったく同じような語られ方の言葉である。そしてあるものが言論として生じてくるとき、『頭頂部』から生じてきたとも言われるのであって(3)、そのような言い換えは寓意的にはしばしば行なわれる

ものである。この物語から離れても、彼女が頭から生まれたというそのことのみからでも、何か類似した説明を与えることもできるだろう。というのも、ある人びとが話を置き換えてゆがめることによって、別の意味で彼女がそういう仕方で生まれてきたと考えるのでなければ、詩人は彼女が頭から生まれてきたとは言わないからである。したがってこのことも、すでに言ったように、他の説明と比較すれば、よりよい寓意であるということになる。というのも、彼らの中で生み出された術知が、頭から出てきたということは、先の個所で語られた説明を最もよく示す証拠だからである」。

以上がクリュシッポスによる文言である。(4) これは非常に長く、そのために、ある人びとにはその全体の意味が精確に理解されないかもしれないので、彼が明らかにしようとしていることを手短に語るようにしてみよう。知恵であるアテナがゼウスの頭から生まれたと語られている場合に、その神話は自分と争いあっていないと彼は言っている。というのも、これは物語で語られていた唯一のことではなかったのであって、ゼウスがメティスを呑み込み、いわば彼女が原因で身ごもって、彼の中で生まれた娘を、頭を通じて出産したと語られているのである。すべての術知は、心臓のところで知性によって形成されたもので、それらを何らか

(1) ヘシオドス「断片」三四三 (Merkelbach-West)。ここだけに伝えられている容疑断片で、テキスト上の疑義も多いが、De Lacy の校訂に従っておく。クリュシッポス「断片」Ⅱ九〇八 (*SVF*)。

(2) 第五章 (322 K) 参照。

(3) 第八章 (351 K) 参照。

(4) クリュシッポス「断片」Ⅱ九〇九 (*SVF*)。

の知性が頭を通じて運び出すことで、外に出てくるものであるからこそ、神話の説明はこのようにして語られたのだと彼は言っている。口は頭の一部分でもあるからである。というのも、髪で覆われた部分だけではなく、首の上にあるすべての部分も、「頭」と呼ばれるのだからであって、人の頭が切り落とされたと言う場合も、そういう意味においてである。だがゼウスの口を通してではなく、その頭頂部からアテナが現われたと詩人が物語った場合でも、これは奇妙なことではなく、そのような置き換えは寓意的にはよく見られると彼は主張しているのである。

これらの説明において、クリュシッポスは神話をストア派の教えと調和させようとして、他の点では説得力がありかつ巧妙な説明を与えている。だが、論議全体の本質的で最も重要な点については、それを努力して説明するべきだったのに、ちょうど以前の個所で[1]、ある人たちが「脳を持って」いて、別の人たちが「持っていない」と多くの人びとに語られているその語り方について彼が説明していたさいと同様に、彼は急いで通り過ぎていってしまったのである。というのも、彼はかの個所で、探究している当の事柄を非常にすばやく通り過ぎたのに、外面的な事柄については長々と話をしたのと同様に、ここでもまた議論の本質的な点をすばやく通過してしまったのである。アテナが、口からではなく、頭頂部から生まれた理由として、「そのような置き換えは、寓意的にはよく見られることである」と語るだけで十分だと思っていたからである。というのも、物語には哲学者にとって学説の論証のために必要なことは何一つ備わってないのだから、彼は物語にまったく触れるべきではなかったのだし、もし触れたとしても、矛盾したことを含んでいる言及すべてを彼は厳密に詳しく論じるべきであった。また、それがより詳しい説明を必要としていたとしても、彼は

356

それを書き加えるのをためらうべきではなかったのである。

そのような物語を異なった仕方で説明しようとする者はだれでも、議論のための多くの出発点を、解剖にもとづく観察事象から受け取ることができただろう。そのことについては、以下につづく個所で、われわれの説明が「霊魂的プネウマ〔気息〕」に関することへと至ったとき、より詳しく論じることが必要となるだろう。[2] だがいまここでも、これから論証される事柄の要点を手短に語るとしよう。ちょうど心臓という身体部分が、自ら交互に膨張したり縮小したりしながら、物質を引き込んで、再びそれを送り出しているのと同様の仕方で、脳がそれ自身の空洞部〔脳室〕に含まれているプネウマ――それをわれわれは「霊魂的プネウマ」と呼んでいる――を、ある部位に送るように選び出すときに、脳はそれに適した運動を実行して、そのとおりに送る。だがおそらく、この空洞部〔脳室〕にあるプネウマは、空洞部で終わる静脈管からもわずかに生成されるのだが、大部分の最も重要なプネウマを供給するのは、脳の基底に位置する魚網状の網状組織における動脈管であり[3]、これら動脈管は、心臓から上方へと運ばれてくるものである。したがって、もし事実に神話を適合させようと望むなら、知慮、すなわち、「霊魂的プネウマ」が、下方の部位で受胎した後で、頭、特に頭頂部で、完全なものになるのだと主張することになるだろう。そこが脳の中央の最も重要な空洞

---

(1) 第四章 (311, 313-314 K) 参照。

(2) 第七巻、特に第三章 (606 K 以下) を参照。ただし、脳のメカニズムについては、本書ではこれ以上言及されていない。

(3) 第一巻第七章 (196 K)、第七巻第三章 (607, 608-609 K) 参照。

部［脳室］の場所だからである。

357 さて、プラトンその人が語ったように、神話の「そのような解釈はすべて、他の点では面白いものではあるが、よほど才能があって、骨折ってくれる者がすることで、あまり幸せではない者の仕事だとわたしには思われる。なぜなら、その人はその後にヒポケンタウロスの姿を自ら修正し、次にキマイラの姿も修正しなければならないし、さらにはゴルゴンたちやペガサスたち、その他にも何やら不可思議な妖怪めいたものどもが途方もない群れをなして殺到してくるということになるからにほかならない。もしだれかがこれらの怪物を信じないで、その一つ一つをもっともらしい説明に合わせてこじつけようとするなら、その者は何か無謀な知恵を使うことで、莫大な余暇を要するであろう[1]」。クリュシッポスがこの一節を読んでいたとすれば、そこで神話から手を引くべきであったし、それらの隠された意味を説明するために時間を浪費するべきではなかった。なぜなら、もし人がいったんこれにかかわるなら、無数の神話物語が殺到してきて、そのすべてを吟味する者はだれでもそのことに自分の全生涯を棒にふることになるだろうからである。

358 実際に真実を求める者は、詩人たちが何を言っているのかを考察しないほうがよいだろうと思われる。むしろ、第二巻で論じた学知的な想定を見いだす方法を最初に学び、次にこの方法に従って訓練して、鍛えるべきである。そしてその訓練が十分に進んだときに、それぞれの問題に関して、それを論証するために必要とされる想定について考察すべきである。すなわち、単純な感覚知覚からいずれの想定を取り出し、また実生活あるいは術知にもとづいて、経験からいずれの想定を取り出し、そして知性に対して明示されるものかいずれの想定を取り出すならば、それらから当面する課題に決着をつけられるかを考察すべきである。

もしクリュシッポスがこの道をたどって、神話に従った方法や、語義論、上下への頭の揺さぶり、手の動き、唇の位置、詩人の証言やそれとともに女性たちやその他の一般の人たちのことを無視していたなら、彼は自ら真実を見いだしたであろう。そして彼が召喚する証人からにせよ、あるいはそれらの人びとからにせよ、そこではこれ以上何も得ないことを彼に指摘して、われわれの時を浪費させなかったであろう。というのも、詩人も神話も一般の人たちも、また『魂について』第一巻で彼自身のために証言してくれるはずの人びとも、その大部分は彼の学説に反対して語っているからである。

359

魂の主導的部分についての議論の中でクリュシッポスが語っていたこれらのことは(2)、前巻ではわたしは扱わずにすませておいた。たとえ彼が臆面もなくこれらのことについて長々と書き記していたとしても、少なくともわたしには、そのような無駄なおしゃべりを控えるのが適切だと思われたからである。だが、すでに言ったように、ある友人たちが論争好きだったがゆえに、これらの議論にも言及するようにわたしに働きかけたので、その要請に応えてこの巻も書いたのだし、そのさいにクリュシッポスの余計な記述をも手短に瞥見しておくとともに、できるかぎり当面の論述にとって役立つ議論を少なからずつけ加えたのである(3)。

(1) プラトン『パイドロス』二二九D三―E四。
(2) 第一章（289 K）、第三章（308 K）参照。
(3) 第一章（287 K）、第五章（327 K）参照。

第四巻

第一章

360 この議論の長々しさについては、われわれのせいではなく、書き表わした著作を愚劣な論議で満たした者
たちこそが責められるべきで、もしこれらの事柄すべてをそのまま見過ごしにしておくならば、それは彼ら
を軽蔑しているからでなくて、むしろそれらの論議を打ち破ることができないために、簡潔な言い方を選ん
でいるのではないかと疑われてしまうかもしれない。だが、もし逐一それらすべてを論駁していこうものな
361 ら、この仕事に結末をつけられないほどの長さの論議に入り込む危険を冒すことになるであろう。そういう
わけで、わたしとしては、その双方いずれの非難からも免れたいと思うからには、短すぎる簡潔さからも余
計な冗長さからも等しく距離をおいた、中間的で釣り合いのとれた方途を見いだすのがよかろうと考える。
すなわち、その他のストア派の人びとすべては無視して、われわれを統括している機能についての学説に関
してクリュシッポスが書き記したかぎりのことを取り上げて、それらだけをヒッポクラテスとプラトンによ
って語られた事柄と比較すべきであると判断したのである。

彼は、魂の受動情態が胸郭のところで成立するということについては、非常に多くの論議を書き記したが、

知性的部分がそこにあるということについては何らの論証も与えることなく、魂の受動情態が成立しているところに精神（ディアノイア）もあるということをいつでも安易に受け入れてきた男なのである。このことは以前の個所でも、[1]彼に対してすでに少なからず語ってきたが、いまもまたその残りのことを語るとしよう。

362

さて、もしクリュシッポスが同じ事柄についてつねに同じことを書き記していて、大部分の学説において異なった見解を混用して自己矛盾に陥っているようなことがなければ、それに対するわたしの反論も長いものにはなっていなかっただろう。しかし、同じ事柄について別のときにそれぞれ別々のことを書いているのが見いだされるので、この男の見解を解釈したり、どのように誤っているかを指摘することはもはや容易ではない。

実際、彼は『魂について』第一巻で、われわれを統括する機能について言及するさいに、プラトンが考えていたように、知性的部分が頭に、激昂的部分が心臓に、欲望的部分が臍のあたりに割り当てられるとしているのに、[2]その後の個所では、当の彼自身が三つの部分を心臓に集めようとしているのである。その文言は次のとおりである。「けれども、かの詩人［ホメロス］はこれらのことについて冗舌的に語り、知性的部分と激昂的部分がこの場所にあることを多数の詩句を通して示し、当然そうすべきことながら、欲望的部分も同じ場所に結びつけている」[3]。そしてこうつけ加えて語っている。「というのも、次につづく詩句は、知性的部

（1）第二巻第七章（271 K）、第三巻第二章（295 K）参照。
（2）第三巻第一章（288 K）および一一九頁註（1）参照。
（3）第三巻第七章（347 K）参照。

363 分がここにあるということを明らかにしているからである。

　知性（ノオス）と非の打ちどころない知恵が、胸の内で別の助言を与えた(1)。
　だが彼女はわが胸中の心（テューモス）をけっして説得できなかった(2)」。

それから、つづけてさらに多くの詩句を引用列挙した後で、こう言っている。「彼［ホメロス］は以下の詩句から欲望的部分もそこにあることを示している。

　女神への恋も、女性への恋も、いまだかつて一度も、
　わが胸にみなぎって、わが心（テューモス）を圧倒することはなかった(3)」。

そして少し後で、さらにこう言っている。「彼にとっては激昂的部分もそこにあるということを、これらの比較的多くの詩句が明示している。

　ヘラの胸は怒りを抑えられずに、こう言った(4)。

あるいはまた、

　怒りというものは、きわめて賢明な者さえもつらい目にあわせる(5)。
　したたり落ちる蜜よりはるかに甘く、
　人びとの胸の内で煙のように立ち昇ってくる(6)」。

ヒッポクラテスやプラトンと同様に、彼自身もまた知性とは別の魂の機能、すなわち欲望的な機能と激昂的な機能があると考えていることを、そのような詩句によって、最も明瞭かつ簡明に示していて、ただし、す

364 べての機能が三つの臓器、すなわち脳、肝臓、心臓にあるのではなく、アリストテレスが考えたように、心臓にあると言っている点でのみ彼らとは違っているのである。だが、引用した詩句を通して、それら機能の活動と受動情態もまた十分に明らかにしている。すなわち、

女神への恋も、女性への恋も、いまだかつて一度も、
わが胸にみなぎって、わが心（テューモス）を圧倒することはなかった。(7)

という詩句で、恋（エロース）が欲望的機能の受動情態であることを、

ヘラの胸は怒りを抑えられずに、こう言った。(8)

という詩句で、怒りが激昂的機能の受動情態であることを示しているのである。いまここでの議論において、そのようなものすべてを機能の活動と呼んでも、機能の受動情態と呼んでも、何の相違もないものとしておこう。われわれは後でそれらを詳細に考察するつもりだからである。(9)

さて、クリュシッポスは『魂について』［全二巻のうちの］第一巻で、魂の欲望的機能も激昂的機能も存在

(1) 現存のホメロスには見当たらない詩行。
(2) ホメロス『オデュッセイア』第七歌二五八。
(3) ホメロス『イリアス』第十四歌三一五―三一六。第三巻七章（347-348 **K**）参照。
(4) ホメロス『イリアス』第四歌二四。
(5) 第三巻第七章（347-348 **K**）参照。
(6) ホメロス『イリアス』第十八歌一〇八―一一〇。第三巻第二章（293, 297 **K**）参照。クリュシッポス「断片」Ⅱ九〇五（*SVF*）。
(7) 本章（363 **K**）に同詩句。
(8) 本章（363 **K**）に同詩句。
(9) 第六巻第一章（506-507 **K**）参照。

しないと言って反論するどころか、むしろそれら機能の受動情態を詳細に説明し、身体の一つの場所を割り
当てている。だが、『受動情態について』という著作全体、すなわち受動情態についての理論的な問題を考
察している三巻の著作において、そしてさらに、ある人たちからは『倫理学』という表題を与えられている
365 『治療法』(1)においても、彼はもはや同じような仕方で理解していないことがわかる。彼はある個所では、二
つの見解を混用しているかのようにあいまいに記述し、また別の個所では、魂の欲望的機能も激昂的機能も
いずれも存在しないと考えているかのように記述している。すなわち、少し後の個所でわたしが彼の言葉を
解釈して述べるように、受動情態の定義を説明しているところでは、魂における何らかの非知性的な機能が
受動情態の原因であることを彼は明らかにしている。だがそれにつづく個所で、受動情態が判断に付随して
生じるかどうかを探求しているところでは、彼は明らかにプラトンの見解から離反している。

実際、彼は最初に問題を区分するとき、プラトンの見解を取り上げるに値するとも考えていなかった。し
かし、区分が不完全であったという、この咎で彼のことを、まず最初に非難することもできるであろう。た
とえば恋のような受動情態は、ある種の判断であるか、あるいは判断に付随して生じるものか、あるいは欲
望的機能の逸脱運動(2)かのいずれかである。同様にして怒りもまた、判断であるか、あるいはその結果として
起こる非知性的な受動情態であるか、あるいは激昂的機能の激しい運動であるかのいずれかである。だが、
366 問題がそのように三つに区分されることが認められているのに、少なくとも彼は議論をこのように処理して
いない。彼は『魂について』第一巻で、恋は欲望的機能の受動情態であり、怒りは激昂的機能の受動情態で
あると自ら書いたのを忘れて、受動情態が判断であって、何か判断に付随して生じるものではないと考える

ほうがよりよいと示そうとしているのだからである(3)。

第二章

彼は、これらの個所で自らが以前に何を書いていたかを忘れているとともに、古い時代の人たちの学説に反論するべきだとも考えなかったのだが(4)、これと同様に、一般類型による受動情態の最初の定義(5)において、古人の見解から完全にかけ離れてしまっている。すなわち彼が定義しているところによれば、苦痛は「悪がその人に現われているという鮮明な思いなし」であり、恐れは「悪の予期」であり、快楽は「善がその人に

（1）倫理的な欠陥や性状とその矯正法を論じた著作で、実際的な倫理書として大きな影響を及ぼした。第四章（387 K）、第五章（394, 396 K）での『受動情態の治療法』や第五章（393 K）、第六章（404 K）での『受動情態についての倫理学』や第五巻第二章（443 K）での『治療法と倫理学』と同一書であろう。

（2）ガレノスは「逸脱（*ἔκφορος*）」をプラトン『パイドロス』二五三C－二五四Aでの神話における手に負えない馬を念頭に置きながら語っている。クリュシッポスもプラトンの比喩を念頭に置いているのだろうが、*ἔκφορος / ἐκφέρεσθαι* を、勢いがつきすぎて自分で速度を調整できない走者に適用している（本章 369 K 参照）。

（3）クリュシッポス「断片」Ⅲ四六一（*SVF*）。以下の個所でも言及されているように、判断に付随して生じるものでないとするのは、直接的にはゼノンの見解であるが、クリュシッポスによっても受け入れられていたものと思われる。

（4）第八巻第一章（651 K）参照。

（5）次に言及されている苦痛、恐れ、快楽の定義がそれである。ストア派では、これらに欲望を加えた四者が、受動情態の一般類型（類）とされていた。第二巻第七章（268 K）参照。

367 現われているという鮮明な思いなし」である。これらの定義において彼は、欲望的部分と激昂的部分をまったく除外して、ただ魂の知性的部分だけに言及している。思いなしや予期が知性的部分でだけ形成されると考えているからである。それにもかかわらず、欲望の定義において、彼はそれを非知性的な欲求であると言って、言葉の上だけでは、魂の内の非知性的な機能にある意味で触れている。だがここでも、彼が定義に含めている欲求もまた知性的な機能に属しているのだから、彼は古人の見解から離れて解釈していることになる。かくて彼は欲求を、「しかるべき限度において何か快を与えるものに向かう知性的な内発的衝動」と定義しているのである[1]。

これらの定義においては、受動情態が内発的衝動や思いなしや判断であると彼は考えているのだが、その直後のいくつかの定義においては、自分自身の学説よりむしろエピクロスとゼノンの学説と一致することを書き記している。すなわち、苦痛を定義するさいに「忌避すべきと思われることに対する萎縮である」と述べ、快楽を定義するさいには「選択すべきと思われることに対する高揚である」と述べているが、萎縮や高揚、収縮や拡散――彼はしばしばこれらに言及しているのだが――は、思いなしに付随して生じる非知性的な機能の受動情態だからである。エピクロスとゼノンは、受動情態の本質的あり方は何かこのようなものであると考えるけれども[2]、クリュシッポス自身はそう考えていない。これは驚くべきであるとわたしには思われる。論理的かつ精確な教えを与えると公言している者が精確を期していないからである[3]。

実際、彼が自己矛盾を犯しているのは単にこれらの個所の定義においてだけではないことは明らかである。
368 彼は受動情態の定義を記述するさいには、受動情態は魂の非知性的で自然に反した動きであり、過剰な内発

西洋古典叢書

第Ⅲ期＊第13回配本

月報 59

2005年10月
京都大学学術出版会

ガレノスの自然生命力と古代インドの三原力

二宮陸雄

ガレノスはペルガモンで医学を学び、アレクサンドリアに遊学して知見を広めた人です。コス、ロドス、クニドスの三大医学校の跡地に近いエーゲ海沿岸のペルガモンで、ガレノスの抱く生命観には、ヒポクラテス以来の「自然摂理思想」が色濃く影を落としていました。そのため、二世紀中頃に三一歳でローマに出たとき、諸学派との確執反目の渦中に巻き込まれました。

当時のローマには、「空虚再充塡論」を唱えるエラシストラトス継承派と、「粒子的機械論」を唱えるアスクレピアデス継承派と、これから発展して身体の「細孔の収縮と弛緩」を重視するテミソン・テッサルスの方法学派とが、勢力を分け合っていました。

この中、アレクサンドリアのエラシストラトスを継承する学派は、動脈は精気（プネウマ）の脈管、静脈は血液の脈管であって、脈管の微小な終末は閉じていると考えました。血液が過多（プレートーラ）になると、静脈の閉鎖末端をこじあけた血液が動脈内に流れこんで、血液移入（パレムプトーシス）を起こします。そして、それが動脈内の精気と衝突し、心臓に波及して発熱を起こします。また血液は精気に押されて動脈の袋小路に押しこまれ、炎症を起こします。エラシストラトスは、傷をして動脈の精気がもれて空虚が生まれると、静脈の血液が流れこんで空虚を埋めると考えました。これが『空虚再充填による血液過多病因論』です。

次の学派はアスクレピアデス継承学派です。アスクレピアデスはガレノスより二五〇年前の人で、三〇歳でローマに出て「粒子の微細分化説（レプトメレス）」を唱えました。物質はそれ自体は性質のない粒子から成り、粒子は分割して微細分化して体液として自由な動きをしているが、衝突して流れが途絶すると、熱病などの病気の状態になると考えました。熱のために粒子が集まり、さらに微細分化して体内の細孔（ポロス）を充たし、粒子の流れが途絶します。

もう一つの学派、方法学派はやはり今のトルコのラオディケアからローマに出てきたテミソンに始まり、ガレノスが生まれる五〇年前に死んだテッサルスが発展させた学派です。基本的にはアスクレピアデスの考えに立つのですが。体内の粒子の通路である細孔の状態を重視し、これが収縮しているか弛緩しているか、あるいはその混合状態であるかを、外から判断して医療を行ないました。

ガレノスは、これらの学派の本質が、自然（霊魂）が目的をもって統御している摂理を信じない機械論であり、また、いずれも体内での物の質的変化を認めない「変質（アロイオーシス）否定説」であると看破します。

ガレノスの『自然の諸力について』から、彼の先駆的な思想をみると、まず第一に「自然の目的論」があります。これは自然が統一的存在としての合目的な人体構成を行ない、無駄のない巧みさで健康な生命活動を維持していることへの驚嘆からくる思想です。

第二にガレノスは、体内での物質の働きを「変質（アロイオーシス）」としてとらえます。当時のローマの諸学派は粒子の不変質を前提として、粒子の分裂拡散と、粒子の通路としての空虚と細孔を想定していました。これは栄養物質の「変質」を否定する思想です。ガレノスはこれに対し、変質論に立って近代的な異化同化概念を展開し、変質の障害として疾病を想定します。

第三にガレノスは、変質過程の前提として、消化管から吸収された栄養物が身体組織に運ばれ提示される過程で、各身体部分に「適合した栄養物」が運ばれて提示されるという重要な思想を抱きます。

第四にガレノスは、精気（プネウマ）という「抽象的な力（デュナミス）」による統御論議を一歩進めて、身体各部の形態と不可分に結びついた「自然力」の存在を論証します。この自然力（引寄力、留保力、変質力、排除力）は、身体各部の目的に応じて調合されて与えられており、霊魂（自然）の統御実行力として働きます。ガレノスは、この自然力は食物に含まれる温冷乾湿の自然物質に由来するもので、「霊魂の現実態（エネルゲイア）」にほかならないとみて、自然力思想をヒポクラテスやアリストテレスの古代ギリシヤ自然思想に組みこみます。

第五にガレノスは、この身体的自然力が栄養物によって強化され、逆に栄養の異常変質により衰弱して健康状態に影響すると考えます。また、この自然力の強弱の程度は、たとえば脈拍によって知ることができると考えます。

第六にガレノスは身体を一つの統一体とみて、必要に応じて栄養物が移動するという思想を抱いています。たとえば胃から吸収された栄養物は肝臓に引き寄せられるのですが、飢餓が続いて胃が栄養を必要とするときには、肝臓から胃に戻されると考えます。これは現代の代謝調節思想につながるものです。

第七にガレノスは血液を栄養の最終的な形とみて、この血液の中に精気（プネウマ）が含まれ、身体各部の働きを統御調節していると考えています。ガレノスは動脈内には精気だけであるというエラシストラトスの考えを打破して、動脈内に血液が存在することを動脈穿刺によって実証します。そして、実際に動脈を穿刺すればかなりの量の血液が流れ出すことから、動脈と静脈の間にふだん閉じている連絡路があると考えるとともに、動脈内の精気自体が実は血液が拡散して気体状になった微細分化（レプトメレス）状態にあると考えます。このレプトメレスという思想は、アスクレピアデスの粒子思想とアリストテレスらの古代ギリシヤの精気論との橋渡しをしたものです。

第八にガレノスの「ペリトーマ病因論と浄化思想」です。ガレノスの病因論はいわば代謝的病因論で、現代的な考えです。ガレノスは栄養物の変質を認める立場から、栄養物の変質過程の異常によるペリトーマが血液の中に蓄積されて病気になるという考えを抱き、瀉血を行ないます。ガレノスのペリトーマは特殊な病原物質ではなく、身体各部で変質過程を営む「自然力」の衰弱によって正常栄養物から生じた異常代謝物質です。

ガレノスの「自然生命力思想」を、このように抽出して八つに大別してみると、彼の生命力思想が古代インドの三生命原力であるトリダートゥ（ヴァーユ、ピッタ、カパ）思想によく似ていることに気づきます。前六世紀以前にスシュルタは生物を動かす力をこの三生命原力に還元して考え、生物を「三生命原力で支えられているもの（トリストゥーナム）」と呼んでいます。スシュルタは、体内で食物が血液に変質して身体構成要素になると論じ、「血液は水火土空風の性質を具えている」と書いています。食物が体内の内在熱の助けによって同化されて「ラサ」を含んだ血液になる。これは同化された食物の精であって、生命力を内蔵しており、この血液の変質異常によるペリトーマを浄化すべきであるという病理思想は、ガレノスと共通のものです。ガレノスの四つの自然生命力、すなわち引寄力、留保力、変質力、排除力は、スシュルタの生命思想の中に含まれているように思います。ガレノスの「引寄力」はスシュルタの「ヴァーユ」に、また自然生命力の中心をなす「変質力」はスシュルタの「ピッタ」に相当しています。「カパ」は「排除力、留保力」に相当していると考えることができます。

古代ギリシヤ世界でヒポクラテス、プラトン、アリストテレス、エラシストラトス、クリュシッポスが思索をめぐらしていた前五世紀から前三世紀、そしてアスクレピアデス、テミソン、テッサルス、ガレノスに至る前一世紀から三百年間の医学思想と、古代インドの哲学医学者たちが長い伝統の中で論じていた生命力思想との間には、根深い本質的な同質性があるようです。

（医師、医史学者）

参考資料——
二宮陸雄『ガレノス・霊魂の解剖学』平河出版社、一九九三年。
二宮陸雄『ガレノス・自然生命力』平河出版社、一九九八年。

連載

西洋古典ミニ事典 (13)

テラ

サントリーニ島は、エーゲ海の数多の島々の中でもよく知られた観光名所のひとつである。島は「デロス島をとり囲む（キュクロス・デロス）」という意味をもつキュクラデス諸島の南端にある。町の多くは崖の上に立てられ、冠水した島の中央の火山湖を望む景色は雄大である。町には毎年大勢の観光客が押し寄せるが、坂道が多く、主たる交通手段はロバである。観光の目的はなんと言っても海に沈む夕陽を眺めることにある。夏時間を採用しているギリシアでの日没は八時頃であるが、ホメロスが「葡萄酒色の（オイノプス）」と呼んだ海はその間さまざまに色を変え、エーゲ海が見せるもっとも美しい光景となる。

この島は古代にはテラと呼ばれた（現在でもこの島はティラともいう）。紀元前十五世紀にこの島を襲った大規模な火山活動の結果、島の中央部は陥没し、大カルデラを形成し、そのため現在の三日月型の島になったと言われている。当時はミノア文明が栄え、アクロティリ遺跡からはクレタ島のクノッソス宮殿にあるのと同じような壁画が発見されている。これはギリシア人考古学者マリナトスを中心とする発掘調査隊の発見によるものであるが、「ボクシングをする少年たち」「漁師」「二匹のアンテロープ」など、色鮮やかで躍動感に溢れる作品から、この文明がもっていた高い芸術性を想像することができよう。島の形を変形させるほどの噴火は、当時ミノア文明の中心であったクレタ島の文明をも破壊したのではないかと臆測されている。

おそらく前三五〇年代に哲学者プラトンは『クリティアス』という対話篇を書いたと思われるが、これはプラトンの対話篇の中でも唯一中断された作品である。この中には古代アトランティスとアテナイの戦争という夢物語が書き記されている。ヘラクレスの柱（現ジブラルタル海峡）以西に突如海中に没したとされるアトランティス大陸の位置の同定をめぐって多くの考古学者、海洋学者たちがさまざまな仮説を立てたが、テラ島の火山活動（こちらは地中海域での出来事であったが）との関連を推測する研究者が少なくない。プラトンは「書きながら死んだ（scribens mortuus est）」と言われる。そのプラトンが晩年にどのような夢を見ていたのか、興味は尽きない。

参考文献 ——

斉藤忍随『プラトン』岩波新書、一九七二年。

巨人戦争

巨人（ギガス、複数形はギガンテス）は、ホメロスでは、地の果てに住むエウリュメドンを頭とする野蛮で、邪悪な行為がもとで滅ぼされた一族、ヘシオドスではウラノスが去勢されたときに、流れ出た血がガイア（大地）に落ちて生まれ出た戦士たちということになっているが、両詩人とも巨人戦争（ギガントマキア）には言及していない。神々同士の戦争には、ティタン神族とオリュンポス神族との間の戦いであるティタノマキアがあり、後代においてしばしば巨人戦争と混同された。

巨人戦争については、アポロドロスの作とされる『文庫（ビブリオテーケー）』（邦訳は『ギリシア神話』）の中に詳しい記述がある。ガイアと天の神ウラノスとの間に生まれ（この点ではティタン族と同じである）、巨大な体と比肩する者のない力を有し、足は竜（実は蛇）の鱗でできていた彼らは、驕慢な心をもち、岩石や燃えさかる樫の木を空に投げつけた。なかでもポルピュリオンとアルキュオネウスは剛力であり、アルキュオネウスは大地に触れているかぎり不死であった。時に、巨人たちは神々の手では滅ぼされることはないが、誰か死すべき者が協力して戦うならば退治されるであろうという予言があった。そこで、ゼウスは英雄ヘラクレスを味方に引き入れる。ヘラクレスは矢でアルキュオネウスを射てみたものの、巨人が大地へ倒れるとまた息を吹き返したので、女神アテナの助言を容れて、巨人の生まれ故郷パレネから引きずり出すことにした。このようにしてこの巨人は死ぬ。一方、ポリュピュリオンに対しては、ゼウスがヘラに対する欲情を彼に起こさせ、巨人が女神に襲いかかろうとしたときに、雷霆を投じ、ヘラクレスが射殺した。残りの巨人たちも同様にしてことごとく殺されることになる。興味深いことに、ガイアとウラノスが産んだ巨人たちのすべてがゼウスらオリュンポス神族に逆らったわけではない。たとえば、ヘカトンケイル（文字通り「百の手」）たち、キュクロプス（こちらは文字通り「円い目」）たちは、ゼウスによってタルタロスから解放され、ためにゼウスに協力し、ティタン族たちと戦った。

ともあれ、巨人戦争には後代の著作家たちが幾度も言及する。大地（すなわち感覚）をよりどころとする思想との戦いを、プラトンが巨人戦争に喩えたことはよく知られている。

参考文献——
アポロドーロス『ギリシア神話』高津春繁訳、岩波文庫、一九五三年。

アレクサンドリア図書館㈢

ムーセイオン、すなわち図書館の設立によって、プトレマイオス朝の庇護のもとにアレクサンドリアにおいて開花した学問はアレクサンドリア学と呼ばれるが、これは前にみたような文芸批評の面だけでなく、自然科学や数学も含まれている。『原論（ストイケイア）』を著わした幾何学者エウクレイデス（ユークリッド）は主にアレクサンドリアで活躍したし、地球を計測したエラトステネスは図書館長であり、アルキメデスも学問を修めたのはこの地においてであった。エウクレイデスは周知のようにギリシア数学の大成者であるが、彼については、新プラトン派の哲学者プロクロスが残した逸話がよく知られている。プトレマイオス一世（ソテル）が幾何学を学ぶのにもっと簡単な方法はないかと訊くと、「幾何学に王道なし（メー・エイナイ・バシリケーン・アトラポン・エピ・ゲオーメトリアン）」と答えたという。もっともこれに似た話はすでにあって、アレクサンドロス大王が幾何学を容易に学ぶ方法を尋ねると、彼の家庭教師のメナイクモスが、「国には一般人の道と王が通る道がありますが、幾何学には万人にひとつの道しかありません」（ストバイオス）と答えたのがもう少し古い例である。

アレクサンドリア学で特筆すべきは医学の面である。カルケドン出身のヘロピロスは、ガレノスによればはじめて人体解剖をした人物である。彼は身体の各部位を明確に規定し、新しい医学の専門用語もつくったが、その多くは今日でも用いられている。ガレノス全集（Kühn）第二巻に『解剖の手順について』が入っているが、その中でヘロピロスは腸の一部をドーデカダクテュロン（十二本の指の意味）の長さがあると言ったと記されている。これは duodenum すなわち十二指腸のことである。さらに、動脈には空気（プネウマ）ではなく血液が流れることが分かったのも彼の貢献であるし、アリストテレスは人間が心臓によって思考すると主張して大きな誤りを犯したが、ヘロピロスはより古いアルクマイオン説を復活させ、脳が思考の中枢機関であることを明らかにした。このような研究には、利害を超えた、自由に学問を営む環境が不可欠であったであろう。右に述べたエウクレイデスにはこういう逸話もある。幾何学の第一定理を習った子供が、これを学んでどんな利益があるのですかと問うと、エウクレイデスは言ったという。「三オボロスを与えよ。この子は学んだことから利得を得ねばならないからだ」（ストバイオス）。

（文／國方栄二）

西洋古典叢書

［第Ⅲ期］全22冊

★印既刊　☆印次回配本

●ギリシア古典篇

アテナイオス　食卓の賢人たち　5★　柳沼重剛 訳

アリストテレス　動物部分論・動物運動論・動物進行論★　坂下浩司 訳

アルビノス他　プラトン哲学入門　久保　徹他 訳

エウセビオス　コンスタンティヌスの生涯★　秦　剛平 訳

ガレノス　ヒッポクラテスとプラトンの学説　1★　内山勝利・木原志乃 訳

クイントス・スミュルナイオス　ホメロス後日譚　森岡紀子 訳

クセノポン　キュロスの教育★　松本仁助 訳

クセノポン　ソクラテス言行録　内山勝利 訳

クリュシッポス　初期ストア派断片集　4★　中川純男・山口義久 訳

クリュシッポス他　初期ストア派断片集　5　中川純男・山口義久 訳

セクストス・エンペイリコス　学者たちへの論駁　2　金山弥平・金山万里子 訳

ディオニュシオス／デメトリオス　修辞学論集★　木曽明子・戸高和弘・渡辺浩司 訳

テオクリトス　牧　歌★　古澤ゆう子 訳

デモステネス　デモステネス弁論集　1☆　加来彰俊他 訳

デモステネス　デモステネス弁論集　2　北嶋美雪・木曽明子 訳

ピロストラトス　エクプラシス集　川上　穣 訳

プラトン　ピレボス★　山田道夫 訳

プルタルコス　モラリア　11★　三浦　要 訳

ポリュビオス　歴史　1★　城江良和 訳

●ラテン古典篇

ウェルギリウス　牧歌／農耕詩★　小川正廣 訳

クインティリアヌス　弁論家の教育　1★　森谷宇一他 訳

スパルティアヌス他　ローマ皇帝群像　2　南川高志・桑山由文・井上文則 訳

的衝動であると主張しているし、[4] つづいて「非知性的（アロゴン）」ということを説明するさいには、それが知性や判断と独立したものであると述べ、一所懸命に走っている人のことを過剰な内発的衝動の例証として取り上げているのである。これらの個所は、ともに受動情態が判断であるという主張と対立したものとなっている。

彼の言葉そのものを引用すれば、より明白にこれを見ることができよう。一方の文言は、こうである。「まず最初に考慮しなくてはならないのは、知性（ロゴス）を持った動物[5]は、本性的に知性と一致し、知性を導き手として知性に従って行為するものだということである。しかしその動物も過剰に押しやられると、知性に従わずに、あらぬ仕方で何かに向かったり何かから離れる方向に動かされることがよくある。そして［受動情態の］定義は両方ともこの動きにもとづくものである。すなわち「自然に反した動き」も、「内発的衝動における過剰」も、このとおりに非知性的に生じるからである。というのも、非知性的というのは、知性に従わず知性に背くことだと理解されるべきだからであり、この動きにもとづいて、われわれは日常習慣

（1）この定義は第四巻第四章（380 K）と第五巻第七章（487 K）で違ったかたちで現われる。ストア派の見解では快楽は自然な内発的衝動の対象ではなく、自然に適合している、あるいは自然に必要なものの達成に付随して起こるものとされる。
（2）エピクロス「断片」四一〇（Usener）。第四巻第三章（377 K）、第五巻第一章（429 K）参照。
（3）クリュシッポス「断片」Ⅲ四六二（SVF）。
（4）これら二つの定義はゼノンによる（ディオゲネス・ラエルティオス『哲学者列伝』第七巻一一〇）。
（5）「ロゴスを持った動物」は、ストア派において人間についての定義的定式。

369 的に「だれかが押しやられて知性も判断も欠いた状態で非知性的に動いている」という言い方をしてもいるのである。というのも、われわれがこれらの表現を使うときに、人が誤りを犯し、知性との何らかの一致を見過ごして動くような場合を意味しているのではなく(1)、とりわけそこに記述されている(2)とおりの動きを意味しているのである。知性を持った動物は、魂においてそのように動くのではなく、知性に従って動くのが本性だからである」。

さて、クリュシッポスによる文言で、受動情態の定義のうち前者のほうを説明している個所は、ここで終わっている。そして、もう一方の定義を説明している残りの文言が、『受動情態について』第一巻におけるこれにつづく個所に書き記されている。

では、それを提示しよう。「このことに関して『内発的衝動の過剰』ということも語っておいた。内発的衝動が彼ら自身に即した自然本来の均衡を超過するからである。ここで言わんとしていることは以下の例証によっていっそう明らかにされるであろう。たとえば、人が内発的衝動に合わせて歩いているときには、足の動きは過剰ではなく、いわばその内発的衝動と均衡がとれているのであって、その結果、欲するときに止まるなり、あるいは歩調を変えるなりすることができる。だが、内発的衝動に従って走っているときには、こういうことはもはやできない。足の動きは内発的衝動に反して過剰になり、その結果、走り始めるとすぐに足が乱れて(3)、歩調を従順には変えられないのである。思うに、これら足の動きに何か類似していることが、内発的衝動の場合にも、知性による均衡を超過するゆえに起きるのであって、その結果、人が内発的衝動を
370 抱くとき、知性に従っていないことになる。すなわち走りにおける過剰が、内発的衝動に反しているのに対

して、内発的衝動における過剰は知性に反していると語られる。というのも、自然本性的な内発的衝動の均衡は、知性に従ったものであり、知性自体が適切に働くかぎりでのものだからである。それゆえ、この状態のもとでこのとおりに超過が起こるとき、それは内発的衝動の過剰状態であり、魂の自然本性に反した非知性な動きであると言われるのである」[4]。

以上がクリュシッポスによる文言である。先のものから始めて、より注意深くそれら二つの文言それぞれを調べてみるとしよう。

先の文言においては、受動情態が魂の非知性的で自然に反した動きであるのは、どのような意味なのかを説明している。すなわち彼は「非知性的（アロゴス）」という言葉〔発音〕には二つの意味があることを理解していて、その一方の意味、すなわち「判断と独立した」という意味だけを定義において明らかにするように意図したかぎりでは、彼はあいまいさを残さないで、正しいことを行なったのである。すなわち受動情態による内発的衝動は、それが知性に背いて、知性に従わず、判断と独立に生じるかぎりで、非知性的であると主張しているのだと自ら明らかにしているのだから正しかったのである。

ところで彼は、それが知性に背いていると主張することによって、受動情態による非知性的な動きを、無

（1）第四巻第二章（371 K）、第四章（386 K）、第五巻第四章（457-458 K）参照。
（2）この「記述」はゼノンによるものであろう。
（3）「足が乱れて（*ἐκφέρεσθαι*）」については、一九一頁註（2）参照。
（4）クリュシッポス「断片」Ⅲ四六二（*SVF*）。

生物［魂を持たないもの］や知性を持たない動物から切り離してしまった[1]。すなわち石も木も、またその他の無生物の各々も、ときには動くが、それは知性に背いたり知性に従わないものとしてではないのである。というのも、最初に知性に服従したり従ったりするものを何も分け持っていなかったものが、一体どのようにして知性に服従しないで、背くことができるというのか。それはまったく知性を用いないことだと言えば、もっともらしいかもしれない。だが、拒絶や不服従というのは、服従してつき従う自然本性を持っているのに、ときとして自然本性に反して別の仕方で動く状態のことであると言われるであろう。

このような考察によって示されているのは、魂の受動情態は、無生物や知性を持たない動物のうちには生じないということである。そして彼は受動情態による動きが知性や判断とは独立に生ずると書いていて、そこで次の文言をこれに結びつけて、すなわち「人が誤りを犯し、知性との何らかの一致を見過ごして動くような場合、それは知性に背いて、それに服従せずに動くことではない[2]」と語っているときに、彼は非常に適切に受動情態を誤謬と区別している。すなわち誤謬とは、劣悪な判断であり、真実を誤った虚偽なる知性であるが、他方で受動情態とはそれと反対に、何か誤ったものでも、知性的推論に関して間違いを犯すものでもなく、知性に従わない魂の動きのことである[3]。というのも、祖国を救うために子供たちの命を軽んじる者は、子供たちを殺すようにと他の人たちに渡すにせよ、自ら堪え忍んで殺すにせよ、そうすることが立派なことのように見えているからこそ、何らかの知性的推論を用いてそのような行為をするのだからである[4]。だが、メデイアは逆に、子供たちを殺すよう知性によって説得されはしなかった。それだけでなく、まったく反対に、自分が遂行しようとしている行為がどれほど悪しきものかを知性が働くかぎりで理解していると彼女は言っているのであって、にもかかわらず激昂が熟慮より勝っているという状態なのである。[5] すなわち、彼女の受動情態は、屈服させられず、主人に対してそうするように知性に対して服従したりつき従ったりすることなく、知性的な機能以外の何かの機能の活動や受動情態として、手綱を振り切って立ち去り、命令に服従しない状態である。さもなければ、どのようにして自らに服従しなかったり、自らに背いたり、自らにつき従わなかったりすることができようか。

さて、これらすべての言明は、ただ単に非難の余地がないだけではなく、真実なる仕方で適切な区別をして
373 ていて、プラトンの見解に従って語られている。また二番目の定義を解説している個所でも、[6] これと同様の仕方で書き記されている。すなわちそこでは、俊足の走者たちのことが取り上げられ、彼らが止まりたいと思っても、即座に止まることができないことが記されている。ここでも、知性以外に受動情態を遂行する機能があるということについてははっきりと示されている。多くの走者が即座に止まることができない原因をわれわれが見いだすなら、このことをさらに明確にすることができるであろう。それは、すべての走者にでは

(1) クリュシッポス「断片」Ⅲ四六二（*SVF*）。
(2) 第四巻第二章（369 **K**）、第五巻第四章（458 **K**）参照。
(3) クリュシッポス「断片」Ⅲ四六二（*SVF*）。
(4) アガメムノンによるイピゲネイアの犠牲や、エウリピデスの失われた悲劇『エレクテウス』において、ポリスのために娘を犠牲にささげるアテナイ王エレクテウスのことを指しているのであろう。
(5) エウリピデス『メデイア』一〇七八—一〇七九。第三巻第三章（307 **K**）、第四巻第六章（408 **K**）参照。
(6) 本章（369 **K**）参照。

なく、どこか平地か下り坂を動いている人たちに起こる事態から見いだすことができよう。上り坂を走っている人びとにはこれは起こらない事態であり、実際、身体の重みが下り坂の走者たちの場合のようには、強制的に運んでいくことはないので、欲すれば、すぐに停止できる。というのも、運動の原因は、彼らの内部に複合的なものとしてあるからであり、一方で、動物が内発的衝動によって動くような運動があり、他方では、魂を持たない物体が重みによって傾斜するような運動がある。かくて、石も途中で止まることができず
374 に、どこか平地や窪みに至りつくまで、山腹を下方へと運ばれていくことがよくある。

　したがって、この例証によっても、動物の身体における重みの場合と同じように、知性以外の機能、すなわち非知性的な機能が自然本性上存在することが明示されている。この機能が原因で、欲するときに停止することができないということは、上り坂と下り坂の相違からだけでなく、まさに平地での動きでも違いが見られるということからも理解することができる。というのも、走るときに身体の重みを後ろへかけている人は、停止のための自己制御ができるが、それを前方へかけている人は重みによって停止を阻まれるからである。まさにこのことゆえに、すべての者が後者の方法で走るのであり、運動の速度を増すために前方への重みを使うということを、事物のまさしくその自然本性によって教えられているからである。

　したがって、いとも気高きクリュシッポスよ、この例証のように、運動の速度に関して自分たちの身体の重さから利益を得ない人たちにとっては、思うままに停止することができるが、二つの原因から速度を生み出す人たちにとっては、意志だけではもはや十分ではない。これと同様に魂の内発的衝動の場合も、知性だ
375 けが原因であるときは、内発的衝動を止めるのはその知性の機能においてであるが、激昂や欲望——すなわ

ち非知性的機能であり、身体における重さに類似しているもの――が知性に加えられるときは、即座に停止することはできないが、これも多分しばらく時間をおけば、走者の場合と同様の状態にすることができる。「多分」という言葉を説明につけ加えたのは、個々の場合に内発的衝動を動かす原因である機能が等しくないからである。というのも、知性もそれを動かすし、欲望や激昂も動かすのだから、これらのうちの一つの機能によって生ずる内発的衝動は、その他の機能が停止しているときは、一つの機能だけによって支配されている。したがって、それが知性によって生じるなら、意志されることだけによってそれは止められもするし、また再び引き起こされもするのである。だがもし何らかの激昂や欲望によって生じるなら、それらの機能が鎮まるときに停止する。しかし、知性と同時に何らかの非知性的な機能との両方がそれぞれ活動することによって内発的衝動が生じる場合に、そこでもし知性が抵抗するなら、より強い側のものが支配するだろうし、両者が歩調を合わせるならば、内発的衝動はけっしてやまないであろう。

わたしが言おうとしているのは、受動情態が命ずるとおりのことを知性も考えているときに、知性が受動情態と歩調を合わせるということで、放埒な人びとの場合がそれである。これらの人びとは、最も快いものを享受することが最大の善であると考えているのであり、その時彼らの魂における知性はすすんでその欲望に従っているのである。だが、ある人が当面の快楽を享受することは立派なよいことだと考えていないのに、欲望的機能の強力な運動のために快楽に向かって何らかの仕方で引っ張られてしまうとき、知性が受動情態に抵抗しているとわたしは言っているのである。しかし、もし知性が支配しているなら、そのような人は自分自身と自分の受動情態を制御している人であって、またそのように呼ばれるのである。だがもし欲望が支配しているなら、これとは反対の名前をつけられて、自制心のない人と言われる(1)。だが知性だけによって快いものを享受するようなとき、このような人は節度ある人と呼ばれる。それらを選択するさいの目標を享楽にではなく有益さに置いているからである。それはちょうど知性が召使のように欲望に従うことによって、欲望だけに導かれてしまう者が放埒な人とされるのと同じことである。

　クリュシッポスの例証もまた、内発的衝動を動かしている原因のこのような組み合わせを立証するものとなっている。すなわち、坂の上に向かって走る者の場合、知性的機能だけが導いているが、急斜面の下方へと意志に反して動いていく者の場合には、非知性的機能が導いているのであって、それをわれわれは身体の
377 重さによると言っていたが、下方へ向けて走る者の場合は、それら両方の原因が作用しているのである。また、平地を走る者が、前方に重さをかける場合も同様である。もし彼らが後方に傾斜したなら、他の人たちより遅く走ることになるであろうが、いつでも欲するときに止まれるであろう。したがって、定義の説明までの個所では、クリュシッポスは古い時代の人びとと相反することを何も主張しなかったのである。

第三章

　だが次に、受動情態はある種の判断であると考えるべき、あるいは判断に随伴するものと考えるべきかを考察するさいには、彼は、両者いずれの見解についても古い時代の人びとから離れて、しかもその中のより劣悪な見解を受け入れることによって、さらに遠く離反してしまっている。というのも、このことに関して、

378 彼はゼノンとも自分自身とも、その他の多くのストア派の人たちとも相争っているからである。ストア派の人たちは魂の受動情態を魂の判断そのものであるとは考えずに、判断に伴う非知性的な収縮、沈降、分裂、高揚、拡散であると捉えている。(2)

ただし、ポセイドニオス(3)はこの両方の見解と完全にかけ離れていた。彼は受動情態を判断とも、判断に付随して生じるものとも見なさず、激昂的機能と欲望的機能によって引き起こされると考えているのであって、そのさい彼は、あらゆる点で古人の説に従っているのである。(4) そして『受動情態について』という自らの著作の中でクリュシッポス派の人びとに一再ならず問いかけているのは、過剰な内発的衝動の原因は何であるかということである。というのも、知性はそれ自身の活動と限度を超えることができないからである。したがって、他の何か非知性的機能が、知性の限度を超えて内発的衝動を引き起こす原因であることは明白であ

---

(1) 現在の欲望を追求すべきと考えるがゆえに意図的に欲望を追求する「放埒な人間」と、欲望を追及するが追及すべきと考えたうえのことではない「無抑制な人間」との間の区別が為されている。アリストテレス『ニコマコス倫理学』第七巻第三章一一四六b一九–二四。

(2) ゼノン「断片」I二〇九(*SVF*)。第二章(367 K)参照。

(3) ポセイドニオス(前一三五–五一年頃)はシリアの都市アパメア出身で、師パナイティオスとともに中期ストア派と呼ばれる。彼は自然学や倫理学、論理学、地理学など幅広い関心をもって原因探求し、キケロやストラボンをはじめ、後の時代に与えた影響も大きかった。その関心の広さの点でストア派の中でも異色であり、またストア派の正統的な教説に変更も加えた。特にクリュシッポスの魂論について異論を唱え、プラトンの魂の三部分説を採用したことでガレノスに評価されている。

(4) ポセイドニオス「間接証言」一〇二(Edelstein-Kidd)。

り、それは選択意思の限度を越えて走らせる原因が身体の重さという非知性的なものであるのと同様である。しかし驚くべきは、クリュシッポスが多くの人びとと対立した見解を語っていたことではないし、したがって彼が真実を逸していたということでもなく――彼が人間の身で誤りに陥りやすいのを容赦するからだが(1)――、古人によって語られた事柄を解明しようとまったくせずに、ときには受動情態が知性や判断なしで生ずると考え、時にはそれらが判断に付随するだけでなく、まさに判断そのものであると主張して、自己矛盾を犯しているということである。というのも、受動情態が判断と何の関係もないということは、それが判断であるということと確かにまったく正反対のことだからである。だが神にかけて、だれかが彼を弁護して、判断という言葉が一つ以上の意味を持っていると主張したり、また定義を説明するさいに、彼が判断をたとえば熟慮という意味で用いて、「判断なしに」は「熟慮なしに」と等しく、そこで受動情態が判断であると主張するときに、内発的衝動や同意に判断という名称を用いていると主張したりするなら話は別である。

だがこれを受け入れたとしても、受動情態は過剰な同意であるということになり、クリュシッポスが教示の点で最大の誤りを犯してしまってもいるという事態に加えて、ポセイドニオスは過剰を引き起こす原因が何であるのかをもう一度問い直すことになるであろう。というのも、学説の重要な点がまさにそのこと、すなわち同名異義を区別して、どういう意味で受動情態が判断なしに生じるのか、またどういう意味でそれらが判断であるのかを示すことにあるのに、クリュシッポスが『受動情態について』全四巻のいずれの巻でもこれを行なわなかったのであるならば、彼を非難することが正当でないことがどうしてありえようか(2)。おそらく極端に簡潔な表現を目指したとしても、そのような必要なことを省くのは正しくないであろう。ましてやクリュシッポスがそうしているように、最大限に説明を引き延ばしている場合には、そういう省略はいっそう正しいことではない。だが、このことについてはすぐ後の個所でも考察することにしよう。(3)

第四章

380 彼が自己矛盾に気づいていないことに関して、わたしはまだいくらでも語ることができるし、わたしが後々いささか長期の余暇を得たなら、おそらく一つの著述にまとめることもできるであろうが、(4)いまは、残りのすべてを脇に追いやって、現在の目的にふさわしいことだけを取り上げるとしよう。彼は『受動情態について』第一巻で、欲望を「非知性的な欲求」と定義したさいに、欲求そのものを、一般類型の定義の六番目として、「しかるべき限度において何か快を与えるものに向かう知性的な内発的衝動」としているし、(5)『内発的衝動について』でも同様にそれを定義している。したがって、欲望の定義は次のように拡張できるだろ

(1) ガレノスはおそらくここでは皮肉を込めて、「賢者は容赦しない(だれの間違いも許してはならない)」というストア派の教えに対して、クリュシッポスは賢者ではないゆえ、クリュシッポスを容赦していると言わんとしているのであろう。
(2) ポセイドニオス「断片」三四(Edelstein-Kidd)。
(3) 第四章(381 K)参照。
(4) 第七章(416 K)、第七巻第三章(600 K)、第八巻第一章(661 K)参照。
(5) ストア派の欲望の定義は第二章(366-367 K)参照、欲望と欲求との関係は、第五巻第七章(487 K)参照。

う(1)。「欲望とは、しかるべき限度において何か快を与えるものに向かう知性的な内発的衝動であり、非知性的なものである(2)」。

異なる書物やその部分的な個所に矛盾があるのに彼が気づいていないことはそれほど重大ではない。だが彼は、だれかが口にしてきた言明に、それと反対のまったく矛盾する内容のことを結びつけて、このことで教えをかき乱して混乱させ、彼の言明を吟味論駁しようとする人たちを多くの困難に陥れているのである。それは「上方へと下降していく」とか、「石と話をしている(3)」とか、「岩の真ん中を通り抜けて航海した後に、湖の底まで登った」などと言っているようなものである。というのも、もしあなたがその人は上で留まっているのだからと主張して、彼は降りてはいないと論駁したとしても、彼自身のほうでも「上方へ」という言葉を説明につけ加えることによって、まさにそのことを語ったのだとおそらく主張するであろう。またもし、その人はだれとも話をしなかったとあなたが主張しても、彼は自分もそう言ったのだと答えるであろう。だれも石と話をすることはないからには、石と話をするというのは、石と話をしないということと同じだからである。

人はこの種のソフィスト的方法によって、その他のすべてのことを正当化することができるだろう。したがって、まさに最初から、この種の議論を避けなければならないのであり、そういう議論にあっては、聞き手はそれぞれの言葉によって示される普通の意味ではなく、それとは何か別の意味を理解するのでなければならないことになる。

実際、クリュシッポスもこういったことを要求しているのだろう。魂の受動情態が判断なしで生ずると語

382 っていながら、にもかかわらず、それらが判断とともに生じ、そして判断であると理解するようにわれわれに要求しているのであるし、また他方で、それらが知性なしに生じ、非知性的であると語っていながら、判断することは知性的機能の活動だからという理由で、それらが非知性的なものでなく、魂の何か非知性的な機能においては生じることなく、知性的機能において生じる知性的なものであると理解するように要求しているからである。また受動情態が知性に従わず、それに背いて生じると語っていながら、(4)受動情態が知性に従わずに生じるときに働いている機能を、魂において［知性的機能の］他に何一つ求めないように要求してもいるからである。ある哲学者たちが仮定して語っている欲望的機能と激昂的機能というようなものは、人間を主導しているのが全体として知性的なものであるからには、存在しないというのがその理由である。(5)

もし人が記憶にもとづいてその場で問題を論じるとしても、言葉を明確ではっきりとした意味で使用するのがその人にとってもよりよいやり方であろう。とは言っても、そんな場合には彼の誤りを許すとしよう。けれども、学知的で理論的な著述をしていることを公言しているのに、何らかの運動が知性に従わないものであると言っておきながら、その運動が知性的なものだと解釈するように要求したり、あるいは知性に背く

---

(1) クリュシッポス「断片」Ⅲ四六四（*SVF*）。これら類型による定義はおそらくクリュシッポスの『受動情態について』に論じられていたのだろう。
(2) 第四巻第二章（367 K）、第五巻第七章（487 K）参照。
(3)「石と話す」とは、ガレノスにおいては、頑なな敵を相手に議論することの比喩的表現。ただし、ここではその意味では用いられていない。
(4) 第二章（370 K）参照。
(5) クリュシッポス「断片」Ⅲ四六二（*SVF*）。

ものであるとしておきながら、それが知性や判断以外の何かであると解釈したりしないようにわれわれに要求するような態度が大いに非難するに値しないのかどうかは、わたしには疑問である。「恥じる」という表現を、「畏れる」と同じ意味で、あるいは「楽しむ」という表現を「喜びを享受する」と同じ意味で使うことを許さず、しかも自らの著作においては、言葉までも自ら完全に厳密であることを要求しているような人物が(1)、それにもかかわらず、少し前の個所では、それが知性と判断から生じないと言ったのに、論じ進めていく中で知性と判断においてそれが形成されると言っている。むろん彼なら、これらの適切でないとともに、ギリシア語の用法に反して拵えられたすべての多義性を避けて、ギリシア語の明瞭な言葉によって、議論を精確かつ明瞭にすることができたはずなのに、そうしていないのである(2)。

とにかく、すべての人びとが「非知性的なもの」という言葉を、「無言」や「首なし」という表現と同様に、二つの意味で語っていて、しかもそれらに加えて三番目の意味は、もしギリシア人たちの著作から立証しなければならないとすれば、今日のギリシア語にも古い時代のギリシア語にも存在しない。では、彼らはどのような意味で「無言」や「首なし」という言葉を使うのだろうか。——というのも、クリュシッポスの言葉づかいが、これらの言葉を説明するようにわれわれに強いるので尋ねているのである。

彼らは、ときには発声や首の欠如によって、またときにはそれらが損なわれている状態によって説明しているように思われる。すなわち、魚や植物が無言であると人が言う場合には、それらがまったく発声を持っていないゆえに、この名前でそのとおりに言い表わしている。だが、キタラ歌手や伝令が無言であると言う場合には、その人の発声が何らかの損なわれた状態にあることを示している。つまりその人が小さな発声を

384 しているか、耳障りな発声をしているか、不明瞭な発声をしているか、他に何かそういった発声の状態にあると言っているのであって、完全に発声が欠如しているとは言っていないのである。同様にして、ある人びとのことを「首なし」と呼んでいるのも、魚がまったく首を持っていないがゆえに「首なし」と呼ぶのとは神かけて違った意味である。完全に首が欠如しているという意味で、「首なし」である人はだれもいないだろうからである。しかし、ある人たちは短い首を持っていることで、この名前で呼ばれており、ここでも「無言」の言い表わし方と同様の二つの意味を含んでいる。「足なし」、「脚なし」、「腹なし」、「肋骨なし」、「手なし」などのようなすべての表現も同様である。

「ア（ἀ）」という発音は、接頭辞として付加されるそれぞれの言葉の意味を否定するときもあれば、否定しないときもあるのである。「非知性的（アロゴン ἄλογον）」という言葉が、すべての古い時代の人びとによっても、今日の人びとによってもこのようにして語られているのが見いだされる。すなわち、魚や蟹が「非知性的（アロゴン）」であると人が言うときには、完全に「ロゴス（知性 λόγος）」という言葉［発音］の意味し
385 ているものを否定している。だが、人びとが特定の人の特定の言明を批判して「非知性的（アロゴン）」であ

（1）クリュシッポス「断片」Ⅲ四四〇（*SVF*）。「畏れる（αἰδεῖσθαι）」と「喜びを享受する（χαίρειν）」は、知性的行為においてであるが、「恥じる（αἰσχύνεσθαι）」と「楽しむ（ἥδεσθαι）」はそうでないという区別である。

（2）バビュロニアのディオゲネス「断片」Ⅲ二四（*SVF*）。ストア派のバビュロニアのディオゲネス（第二巻第五章（241 K以下）参照）は言語の使用における正しさと明瞭さを最初の二つの徳として挙げた。

386

ると言うときには、それが知性（ロゴス）を持たないゆえにではなく、それが非難に値する劣悪な言明であるがゆえにこの名前を与えているのである。だがその他に、彼らが強いるような第三あるいは第四の意味は、当人たちが説明すると公言している言葉については、神かけてギリシア人の間の慣用としては存在しないのである。

クリュシッポス自身も次の文言において、このことを明らかにしている。「それゆえ、魂の受動情態は、恐れや欲望やそれと同様のものの場合のように、自然本性に反する運動であると、ある人びとによって言われているのは適切である。というのも、そのような動きや様態はすべて知性に従わず、それに背くからである[1]。したがって、そのような人びとが非知性的な仕方で動いているとわれわれは言うのは、たとえば理（ロゴス）にかなったこととは反対の状態について語っている場合のように、劣悪な仕方で推論するという意味ではなく、知性に背いているという意味においてである[2]」。

ここでクリュシッポスは、「非知性的（アロゴン）」という言葉［発音］について、ギリシア語の用法で実際に存在する二つの意味をはっきりと明示している。一方は、「理（ロゴス）にかなった」ということと反対の意味であり、もう一方は「知性（ロゴス）が完全に欠如している」という意味である。さて、理にかなったものの反対は、誤りであり、劣悪な判断であるが、もう一方の、すべての知性（ロゴス）と独立に生じるものとは、受動情態における内発的衝動と運動である。もし「非知性的」という言葉により多くの意味があったなら、彼は躊躇することなくそれらについて語り、魂の受動情態が「非知性的」であると語られるときに、先の二つのうちのどちらの意味のものでもなく、知性に背くことから生じるような、まさに彼が示した意味で

387

しかないということを証明したことだろう。というのも、人が劣悪な仕方で判断するかぎりのことは、知性に背いているのではなく、知性の使用を誤っているのだからである。

しかし知性を加えて用いることなく、激昂や欲望によって遂行されるかぎりの内発的衝動を、そのうちのもう一方の意味で「非知性的（アロゴン）」であると彼は呼んでいる。すなわちその意味においては、われわれがすでに語ったように、「ア（ἀ）」という発音がこの接頭辞を付加される言葉の意味を否定して打ち消している。というのも、魂の動きが知性に服従しないとき、それはまったく知性を使わないことを含んだ意味での「非知性的」だからである。もしわれわれがこの動きにも知性を用いるならば、クリュシッポスが『受動情態について』第一巻で、それは「人が誤りを犯し、知性との何らかの一致を見過ごして動く」ことではなく、「知性に背いて、知性に服従しないという仕方で動く」ことであると語っているのは[3]、正しくないことになる。またさらに『受動情態の治療法』という著作においても[4]、受動情態の定義において、「非知性的」が「理にかなって」と反対の意味で語られているのでなく[5]、知性に服従しないで背くという別の意味で語られているという、少し前の個所でわたしが引用したまさしくそれらの発言をしたとき、彼は正しくなかったことになる。

（1）第二章（368, 370, 371 K）参照。
（2）クリュシッポス「断片」Ⅲ四七六（*SVF*）。
（3）第四巻第二章（368-371 K）、第五巻第四章（458 K）参照。
（4）本章（385 K）参照。
（5）クリュシッポス「断片」Ⅲ四七六（*SVF*）。

実際、彼はこうつけ加えて語っている。「このような状態は、ちょうど一所懸命に走る人たちが前方へ動いていって、そういった動きに制御力を持っていない場合のように、自らを制御できないで前方へ動いていくような状態であり、自制心のないものである。[1]だが、知性を導き手としてそれに従って動き、それによって舵取る人たちは、知性の本性が何であるとしても、こういった動きとそれによる内発的衝動を制御できるか、あるいはそれに従わないでいられる[2]」。というのも、ここでさらに「知性の本性が何であるとしても」という言葉がつけ加えられているのは、明らかに受動情態が誤謬から区別されていることを示しているからである。知性が健全であっても、正しくあっても、劣悪な状態であっても、虚偽であっても、それに従って動く人は、けっして受動情態の内にはないだろうからである。もし真なる知性によって導かれるなら、その者の動きは適切で正しいが、もし虚偽の知性によって導かれるなら、その動きは劣悪な状態であって、間違ったものである。というのも、知性が導くところに、徳性あるいは誤謬が後に従うが、けっして受動情態は従ってこないからである。ともかく、エピクロスのように快楽がよいものであると考えるのは誤りであって、虚偽の推論である。[3]また誤った仕方で快楽を目的として目指している魂の個々の活動や動きは、すべて必然的に劣悪なもので誤っているが、受動情態もそうであるというのではない。というのも、まさに受動情態に固有なこととは、知性と独立に魂を動かすことだからである。

したがってまた、「知性を導き手としてそれに従って動き」、魂の特定の動きに対して、「知性によって舵取る人たち」は、明らかに「歩行者がしているように、動きと一致した内発的衝動を制御しているのであって、傾斜面を下方へ走る人たちのように、強制的にそれらの内発的衝動によって運ばれることはない」という文言をクリュシッポスは書き記さねばならなかったのである。ともかく彼は引用した文言に次の言葉もつけ加えている。「知性の本性が何であるとしても、知性を導き手としてそれに従って動き、それによって舵取る人たちは、それらの動きとそれによる内発的衝動を制御する結果、もし知性が自ら指示するときには、歩行者がしているのと同じような仕方でそれに従うことになる」(4)。だが彼はこれに満足しないで、こうつけ加えている。「それゆえ、この意味での非知性的な運動も受動情態であると言われ、またそれらは知性的な成り立ちを越えていくことから自然本性に反していると言われる」(5)。

「この意味で」とは、どういう意味だろうか。明らかにそれは、自然本性が個々のすべての活動の導き手としてわれわれに与えた知性のすべてと独立に、その知性に背くということだろうか。だが知性は受動情態における導き手ではない。したがって、受動情態によるすべての運動は知性的な成り立ち(6)から逸脱していくと彼は言っていて、彼のこの主張はきわめて正しいものである。なぜなら、もし動物の知性的な成り立ちが導き手として知性を所有しているのに、知性が受動情態による動きを支配したり導いたりしないとすれば、そのとき受動情態によって動かされている人は彼の知性的な自然本性を逸脱してしまっているからである。

(1) 第一章 (365 K)、第二章 (369, 373 K)、第六章 (412 K) 参照。
(2) クリュシッポス「断片」Ⅲ四七六 (*SVF*)。
(3) エピクロス「断片」四〇四 (Usener)。
(4) 第二章 (369 K) 参照。
(5) クリュシッポス「断片」Ⅲ四七六 (*SVF*)。
(6) セネカ『道徳書簡集』一二一-一四参照。

しかし、もし知性が内発的衝動を導かないとすれば、一体何が導き手であるのかをクリュシッポス派の人びとはわれわれに答えてほしい。というのも、彼らにとっては知性も他のいかなる機能もそれを導かないと答えることで十分でないだろうからである。なぜなら、その答えでは、何か原因のない運動を認めることになるが、これは何よりも彼らがわれわれに避けるように忠告していることにほかならないし、実際にこのような運動を仮定していることで、彼らはエピクロスを非難しているからである。(1) したがって何ものも原因なしには生じないのであり、しかもこのことはクリュシッポス、アリストテレス、プラトンだけではなく、ほとんどすべての哲学者の間での共通の同意事項であるならば、受動情態による運動の原因が一体何であるかをわれわれに答えてほしい。というのも、いまや彼らにとって、知性は、誤謬と適正な行為の場合にそうであったようには導き手でも原因でもないことになるからである。

さて、ポセイドニオスは、思うに、幾何学において培われて、他のストア派の人たちよりいっそう論証に従うことを習慣としてきたので、クリュシッポスが明白な観察事象と対立していることについても、また彼の自己矛盾についても恥としていたし、(2) 自分自身だけではなく、キティオンのゼノンをも、プラトン派に組み入れようとしている。(3) だが、他のストア派の人たちとなると、どういうわけか、そのほとんどすべてが真実を選択することよりむしろクリュシッポスの誤りに従うことに同意しているのである。(4)

第五章

391 今日のストア派のうちで最も高名な者たちも、受動情態による運動に一体どんな原因を割り当てるべきかとわれわれが疑問を呈するたびごとに、議論を上へ下へとねじ曲げて、何一つ明らかにしていない[5]。ときには、誤った知性と虚偽の思いなしが受動情態による運動の原因であると語っているのに、ときにはクリュシッポスの文言に恥ずかしさを覚えてこの見解から手を引いて、特定の原因のない運動を仮定しているというありさまで、けっして同じ答えに留まっていることがなく、エウリポスの潮[6]のようにそのつど流れを変えているのである。すなわち、知性と思いなしが受動情態の原因であるとしたかと思えば、今度は魂がある仕方で原因なしに運動するときに受動情態に陥るという考えへと転ずるし、さらにまた、受動情態による運動がこのでたらめで原因のない運動であるという考えから、それが知性的なものであるという考えに再び方向転

(1) エピクロスがアトムの「逸れ(παρέγκλισις, clinamen)」を想定していることへの言及であろう。
(2) ポセイドニオス「間接証言」八三(Edelstein-Kidd)。
(3) ポセイドニオス「間接証言」九九(Edelstein-Kidd)。
(4) ポセイドニオス「間接証言」五九(Edelstein-Kidd)。
(5) 第三巻第四章(312 K)参照。
(6) エウリポスとは、エウボイア島とギリシア本土の間の海峡。プラトン『パイドン』九〇C五にもあるように、潮の流れが激しく変化することで知られている。ガレノスは『治療法の書』第一巻第四章(X 35 K)や『人体各部の働きについて』第六巻第十章(III 454 K)でもこれに言及している。

換してしまうのである。

というのも、双方いずれの答えに対する反論も手元に用意されていて、そのどちらにもじっと留まることが許されないからである。受動情態による動きが知性によって作り出されると主張すれば、受動情態を誤りから区別することができなくなるし、原因としての知性を取り除けば、ある運動が原因のないものであるという見解に陥ってしまうのである。もっとも、彼らとてそれら両方の馬鹿げた見解を免れることはできたのだった。受動情態を知性から切り離さなかったために、受動情態を誤りから区別することができなかったのだし、また魂におけるある種の非知性的機能がそれによる受動情態の原因であるということを認めれば、何かが原因なく生じるとする必要もなかったのである。

実際、他の人たちだけでなく、クリュシッポス自身も『受動情態について』という著作の中で、どの学説にもしっかりと錨を下ろすことなく、まるでうねる大波にもまれるように、絶えず揺れ動いている。すなわち受動情態はすべての知性とは独立に生じると主張したかと思えば、次には知性的機能にのみ従属し、それゆえ知性を持たない動物には受動情態は起こることはないと主張しているし、またそれらは判断と別に起こると主張したかと思えば、次にはそれらは判断であると主張しているのである。(1) また彼は、受動情態による運動が「でたらめに」起きるという主張に陥っているときもあるが、言葉に厳密な意味を与えるなら、それは「原因なしに」ということにほかならない。実際、少し前の個所で引用しておいた文言のすぐ後につづけて、彼はこう言っている。(2)「うろたえ（プトイアー）もまた、心の乱れやでたらめな動きによって、的確に受動情態の類型を表わすものとなっている」(3)。しかしクリュシッポスよ、もし「でたらめに」によって「原因

393

なしに」を意味するならば、あなたは自分自身ともアリストテレスやプラトンとも、またすべての人びとの見解とも一致していないどころか、むしろ事物の自然本性そのものともまったく一致していないのである。何一つ原因なく生じることはできないのである。しかし、もしあなたが「でたらめに」によって「知性とは独立に」を意味するというのなら、それによって非知性的なものが知性的なものと置き換えられ、探求されてきた最初の問題は答えのないままに残されてしまうことになるであろう。

このような奇妙な［知性に反した］運動は知性によって生じないとしても、何らかの原因によって生じるものではある以上、あなたに尋ねるとしよう――一体どんな原因がそれを引き起こしたのか。われわれは、激昂的機能が原因だと答えるときもあるし、欲望的機能が原因だと答えるときもあるのだが、あなたはこれに同意しないし、知性的機能が原因であるともあえて語らず、それがでたらめに起こると主張することで、探求中の問題を解決済みと見なしてしまっている。しかし、でたらめに、あるいはひとりでに生じると語られるものは何であれ、われわれがそれについて知りうる範囲ではそのように言い表わされていても、実際には、これらのいずれもそのようにして生じてはいないということをあなたは知らないでいるのだ。神にもまごうヒッポクラテスも言っているように、「われわれにとってはひとりでにであっても、原因としてはひとりで

(1) 第二巻第二章（212 K）参照。
(2) 第四章（388-389 K）参照。
(3) クリュシッポス「断片」Ⅲ四七六（*SVF*）。ゼノンが受動情態を魂の「うろたえ（プトイアー）」として定義したことへの言及である（ゼノン「断片」Ⅰ二〇六（*SVF*）参照）。プラトンからの比喩による。

、にではない[1]」。
　このように、クリュシッポスは『受動情態についての倫理学』においても、「受動情態についての」理論的
な著作の第一巻においても、受動情態が過剰な内発的衝動であるという定義を説明するさいに、運動の超過
が知性との均衡を越えて生じると主張しているが[2]、その超過の原因をつけ加えて語っていないのである。少
394 なくともここで彼は、議論を極端な長さに延ばすことで複雑にからませ混乱させるべきではなく、内発的衝
動を過剰にする原因を述べて議論を終えるべきであった。なぜなら人びとが下り坂を下方へ走るとき、意志
とともに身体の重さが運動の原因であるのと同じように、魂の受動情態においても、ほかに一体何が知性的
機能に加わることで、不均衡な運動、すなわち彼自身の常套表現によれば、「逸脱運動[3]」の原因になってい
るのかを詳しく説明するべきだったからである。
　ともあれ『受動情態の治療法』における彼の文言はこうである。「だが、受動情態は過剰な内発的衝動で
あると語られるのがふさわしい。ちょうど逸脱運動について、それが過剰な運動であると言われ、過剰は知
性に背くことに伴って起こり、その過剰がないものは知性を保持しうると言われるのと同じことである。と
いうのも、内発的衝動は知性を超過し知性に反して唐突に動かされる過剰なものであって、この点に関して
自然に反して生じるもので、われわれが概説しているように、非知性的であると言われるのがふさわしいか
らである[4]」。彼の言う「知性を超過し知性に反して唐突に動かされる内発的衝動」が、受動情態による逸脱
運動を作り出しているのである。
395 　したがってクリュシッポスよ、知性は逸脱した不均衡な運動の原因ではない。実際、その運動が知性に反

396

して生じるということにあなた自身が同意しているのだが、何かが知性に反して生じると同時に知性によって生じるということは許容不可能である。だが、いずれにせよ何らかの原因によってそれは生じなくてはならず、その原因は知性的なものではない。してみると、受動情態を作り出すのは何らかの非知性的機能である。そして「われわれは、他の者たちによってではなく、自分自身の羽によって捕らえられる」(5)のであり、いとも気高きクリュシッポスよ、受動情態を誤謬から区別するものが何もないか、あるいは受動情態が誤謬に付随して生じるか、という二つの選択肢のいずれかを語ることがわれわれに許されている。(6)実際、そのうちのどちらか一方を述べていたとすれば、知性に反した不均衡な運動の原因について答えるように強いられることはなかっただろう。だがあなたは、明白な観察事象に反したことを語るのを恐れて、これらの言明のいずれも述べることができず、何らかの運動が知性に反して生じ、知性に背いて知性に反抗していると主張しながら、また少し後の個所でこれらの同じ運動が知性的機能によって生ずると主張することで、自己矛盾を犯していることを自覚していないのである。

また、魂の受動情態は判断であると主張していながら、判断とは独立に生じると主張している点でも、同

(1) ヒッポクラテス『栄養について』一四（*CMG* I 1, p. 80. 9-10 = p. 141. 21-22 Joly）。
(2) 第二章（369-370 K）参照。
(3) 第一章（365 K）参照。
(4) クリュシッポス「断片」III四七九（*SVF*）。
(5) アイスキュロス『ミュルミドン人』断片一三九（Nauck = 231 Mette）。矢で射られた鷲が（鷲の羽根でできた）矢羽根を見てこう言ったのである。諺的表現として多くの著作家が援用している。
(6) 第一章（366 K）参照。

じ矛盾がある。(1)というのも、『受動情態について』第一巻からの文言を、少し前の個所で引用してきたが、(2)そこで受動情態が判断とは独立に生ずると彼は主張しているからである。『倫理学』と呼ばれている『受動情態の治療法』という著作においても同じ見解をとっていて、そのことは次の文言からうかがえる。「なぜなら、これらの疾患(3)について語られるのは、それぞれをよいと判断することにおいてではなく、自然に従った状態を超過してそれらへと逸脱していくことにおいてだからである」(4)。おそらくだれかが「彼はこの文言において、疾患が一つの判断であることを否定せず、またその発生を虚偽の判断そのものにだけ置かないで、過剰ということが加えられると主張している」と述べたとしても、クリュシッポスの見解はその後の個所で語られている文言から完全に明確になるであろう。すなわち「それゆえにある人びとが『女狂い』とか『鳥狂い』と呼ばれることは理にかなっている」とされている。(5)というのも、疾患の名称に「狂い」という語が含まれているのは、意味のないことではなく、狂気が非知性的機能によって身体に生ずるなら、疾患ほど知性的でないものは何もないからである。

しかしおそらく神かけて、狂気は非知性的機能が原因で生じるのではなく、判断と思いなしがそれにふさわしい範囲を越えていくがゆえに生ずるのだとだれかが主張するかもしれない。あたかもクリュシッポスが「魂において疾患が生ずるのは、ただ単に何かについてそれがよいか悪いかを偽って想定することによるのではなく、それが最大のもの［善もしくは悪］であると考えることによる」と言ったかのように解してのことである。というのも金銭について、それがよいものであるとする思いなしはまだ疾患ではないが、金銭が最大の善であると考え、それを失った人は生きるに値しないとすら考えてしまうのは疾患であり、こう考える

398 ことで「金銭欲」や「財欲」が疾患として成立しているのだからというのである。

ポセイドニオスはこのように主張する人に反論して次のように語っている。「こういったことがクリュシッポスによって語られたとすれば、すぐに次のような問題に直面することになろう(6)。すなわち賢者たちが、美しき事柄のすべてが最大の善でありこの上ない善であると考える場合に、求めているものを欲求してそれらを得るときに、それに過度な喜びを抱きつつも、その同じものによっていかにして心を動かされないでいるのかという問題である。実際、もしよいものや悪いものとして現われるものの大きさが人を駆り立てて、それがまさに眼前に存在していたり近接していたりするとき、心が動かされることが適切でふさわしいあり方だと考えるようにさせ、それとは異なった仕方で動かされるのがよいとするどんな論理をも受け入れないようにさせるならば、自らにかかわるその善悪がこの上ないものであると考える人たちは、そういう情態に陥らなければならないはずだが、こうした事態が起こるのを目にすることはないのである。また、向上進歩しつつある人たちが、[魂の]劣悪さから、大きな害悪が待ち受けていると考えている場合にも同様の困難がある。すなわち彼らは恐怖におののき、過度の苦痛にさいなまれなければならないはずだが、まさにこのこ

(1) 第三章(378 K)参照。
(2) 第二章(368-369 K)参照。
(3)「疾患(*ἀρρωστήματα*)」は、ストア派の用法では、(心身いずれについてにせよ)「弱さを伴った病気」すなわち病気によって弱体化した状態を言う。受動情態としては、誤った判断のもとに何らかの対象(たとえば名誉や快楽)に激しい欲望を抱き、それに抗えない状態のことである。
(4) クリュシッポス「断片」Ⅲ四八〇(*SVF*)。
(5) クリュシッポス「断片」Ⅲ四八〇、六六七以下(*SVF*)。
(6) クリュシッポス「断片」Ⅲ四八〇(*SVF*)。

399

とも結果として起こらないのである」(1)。

この後につづけて、ポセイドニオスはこう書いている。「そしてもし彼らが善や悪として現われたものの大きさのほかに、魂の弱さにも原因を帰して、それゆえに賢者たちは完全に受動情態から解き放たれているが、劣った人たちは惰弱であり、しかも並みの弱さではなくあまりの弱さのために、そうはならないのだと言ったとしても、探求されている当の問題は解決されない。というのも、なるほど魂の病気ゆえに受動情態に屈するということにはすべての人びとが同意するが、しかし探求されていた問題はどのように魂が動かされ、どんな運動をしていたかであり、その答えは示されていないからである」。

彼は次につづけてこう書いている。「しかし、あまりに過剰に劣悪さを持ち合わせていて受動情態に容易に屈する人たちだけではなく、無思慮な人たちはすべて、劣悪さを持ち合わせているかぎりで、大きい受動情態にも小さい受動情態にも陥る」。そして彼はこうつづけている。「起こった事態についての善悪の評価に対応して人は動かされたのだから、知性の排除が大きな受動情態を明らかにしているという想定は正しいものではない。なぜなら、このことは均衡のとれた小さな受動情態ゆえにも生じるからである」。これにつづけて、ポセイドニオスは次のように書いている。「二人の人物が同じ弱さを持っていて、善悪についての同様の現われ（パンタシアー）を受け取るとしても、一方の者は受動情態に動かされるが、他方の者はそうではない。また一方の者がより多く動かされ、他方の者は少ししか動かされない。また、より弱い方の者は、自分に起こったことがより大きいと考えていても、動かされないときもある。また同じ人が、同じものに対して受動情態に動かされるときもあれば、動かされないときもあり、より多く動かされるときもあれば、少し

400

しか動かされないときもある。[2] ともかく、恐れ、苦痛、欲望、快楽において、それに不慣れな人たちはいっそう大きな影響を受け、より劣悪な人びとは受動情態にいっそうすばやく捉えられてしまうのである」。

次にポセイドニオスは、自分が語っていることの証拠として詩人たちの言葉や昔の人たちの事績の歴史を引用している。[3] そしてその後に、彼はこうつけ加えて語っている。「したがって、劣悪なもの［人］は不慣れなものによってすばやく捉えられるが、反対の状態にあるもの［人］は、その習慣がやがて変えられるときにのみ捉えられる。[4] これら各人においてなされた想念はしばしば等しく、弱さの程度も等しいが、受動情態は同等に等しいものとして生じはしない」。そしてこれにつづいて、彼はその後に、次のような問いを立てている。その文言はかなり長いけれども、彼の言葉そのものを引用しよう。「起こっていることが重大であると考える人たちのいくらかは、判断力の点で弱いにもかかわらず、なぜ熟慮をめぐらせて他の人たちに助言を求めようとするのであろうか[5]――ちょうど眠りにつけないアガメムノンがそうだったのが。すなわち、かの詩人［ホメロス］によれば、彼は他の英雄たちがそうであったように、敗北のためにたちまち言いようの

(1) 第四巻第七章（417 K）、第五巻第六章（474 K）参照。ストア派では徳と悪徳に程度の差を認めず、したがって、知的・道徳的に向上進歩の過程にある人たちは、いまだ悪徳の状態にあるものとされる。この点については、クリュシッポス「断片」Ⅲ五三〇－五四三（*SVF*）、セネカ『道徳書簡集』七五を参照のこと。

(2) ピロデモス『怒りについて』(ed. Wilke, p. XXVI) 参照。

(3) ポセイドニオス「間接証言」一〇四 (Edelstein-Kidd)。

(4) ここの文意は不明瞭である。主語（「劣悪なもの」）が中性形となっているが、これはおそらく中性形の集合的用法で、道徳行為者を示していると考えられる。

(5) ホメロス『イリアス』第二歌三七二、第十歌一－四。

ないほどの深い悲しみに打ちのめされていた(1)。だが、彼は弱い知力しかなく起こった出来事の想念に固執していたとはいえ、受動情態が鎮まったとき、静かに横たわっていることをけっして正しいとは考えなかった。

彼の心（テューモス）のうちで、最も優れたものだと思われた計画は、
だれよりも最初にネレウスの息子ネストルのところに赴こうというものである。
何であれ全ダナオイ勢から悪因を追い払う完璧な計画を、
彼がいっしょに考案してくれるかもしれないのだから(2)。

そしてネストル自身も、暗闇で遠くからアガメムノンが接近してくるのを目にして、何者かと問いかけると、アガメムノンは姿を現わして、慨嘆しつつこう語った(3)。

安らかな眠りがわが眼にとまらないゆえ、こうしてさ迷っているのだ。
戦いとアカイア人たちの苦難によってわたしは苦しんでいる。
ダナオイ勢を按ずる危惧に脅かされて、わが心は落ちつかないし、
不安のただ中にいて、わが心臓《こころ》は胸から飛び出し、
輝かしいわが手足も下方で震えているのだから(4)。

もし彼が、このように心臓が恐れによって動揺している状態で、助言を求めてそこにいるのであれば、その場合には、受動情態のうちにあって、どんな知的判断をも受け入れないことをもって、生じた事態についての評価判定に合致していると考えない人たちが、受動情態によって動かされていることになる。それに対して、彼がもはや恐れておらず、恐れの経験を思い出して言っているのであれば、同じ想念と同じ弱さが行為

の基礎にあっても、一体なぜある人たちは知性を受け入れるのに、ある人たちはそれを排除するのかとだれかが困惑して尋ねるのももっともだということになろう。しかし彼は全体としての受動情態の原因を語ってはいないのである」。

これにつづいて、ポセイドニオスはこうも述べている。「だが彼が言っているように、人が欲望にとらわれて知性を排除するとするだけではなく、たとえ有益でないような場合でもそうでなければならないということを加えて想定することは矛盾を含んでいる。すなわちそれは、たとえ何の益もなくても、その大きさのゆえに大きい益であるかのようにそこへ動かされるということであり、またそれが益をもたらすことなくまったくその反対であっても、それにもかかわらず人はそのような状況でそれに執着するのが、その事物の大きさにふさわしいと考えることだからである。実際、追求される事柄が大きな益を持っているという理由から、そのことに益がないと言う人たちが拒絶され、それが不利益であることを証明しようと公言している人たちが愚か者だと見なされることはあるものだとしよう。しかし、それを大きな善であると想定しているがゆえに、たとえそれが最大の悪であると考えながらも、それを手に入れるべきであると考えるのだという見解は、少なくとも説得力がない。人がこんな風に叫んでいる場合のことである。

(1) ホメロス『イリアス』第九歌三、九。
(2) ホメロス『イリアス』第十歌一七―二〇。
(3) ホメロス『イリアス』第十歌八二―八三参照。
(4) ホメロス『イリアス』第十歌九一―九五。

わたしを滅びるままにさせておきたまえ。いまはわたしにとってそれが有益なのだ。(1)

というのも、この事態の原因はそこへ向けて押しやられているものが大きな善であるという想念にあるという点が説得的でないからである。しかしこれは探求されるべき問題である」。

403 これらのことに対して、わたしはポセイドニオスに何一つ答えることができないし、もし事柄の自然本性そのものにもとづいて、そしていまの時代のストア派の人びとにもとづいて判断しなければならないなら、他にだれも答えることはできないだろうと思われる。というのも、われわれの時代にストア派の人びとが少なからずいたし、彼らは一廉の人物であったが、そのだれ一人としてポセイドニオスによって挙げられた問いに対して何か説得力のある答えをしているのを聞いたことがないからである。(2)しかしこれらのことについては、またいずれ述べることにしよう。

第六章

ところで、人間の魂において、知性的機能以外の何らかの機能が受動情態の原因であることを、クリュシッポス自身が一度や二度ではなく、まさに何度も認めている。われわれはこのことを、彼が適正でない行動の原因として魂の「弛緩」と「弱さ」を挙げている個所において知ることができよう。これらは彼が与えた名前であり、それらと反対のものを彼は「良好な緊張」と「強さ」と呼んでいる。すなわち、人びとの適正な判断が魂における良好な緊張を伴って、適正に行為すべく人びとを導いているように、人びとの適正でな

404

い行為のあるものを彼は悪しき判断に帰し、他のものを魂の弛緩と弱さに帰している。だが前者の場合に、その判断が知性的機能の仕事であるのと同じように、その良好な緊張は知性的な機能以外の機能の強靭さであり徳性［卓越性］でもある。この機能をクリュシッポス自身は「緊張力（トノス）」と呼んでいる。そしてときには、魂の緊張力が足りなくなり、ずっと持ちこたえてはいられず、知性の命令をまったく実行しなくなるため、われわれが正しい判断を断念することがあると彼は言っている。このような人びとに見いだされる何か受動情態のようなものを彼は明らかに示している[3]。

ここで、これらの事柄について講じている彼の文言を引用するとしよう。これは『受動情態についての倫理学』からの引用である。「さらにちょうど身体の場合に、神経腱様のものにおける緊張力が弛緩しているとか良好な緊張にあるとかいうのは、それらの仕組みを通じて達成されるべき活動がわれわれに可能であるのか不可能であるのかに呼応しているのと同じように、魂における緊張力も、これに従って良好な緊張にあるとか弛緩しているとか言われるのである」。次いでこう言っている。「というのも、ちょうど走行したり、何かにしがみついたり、それに類した行為において、それらを神経腱を通じて遂行するさいに、完遂できる

(1) 作者不詳喜劇断片二一七（III, p. 450 Kock = III A, p. 390 Edmonds）。
(2) ポセイドニオス「間接証言」六〇、「断片」一六四（Edelstein-Kidd）。
(3) 「緊張力（τόνος）」は硬く（εὔτονος 良好な緊張）も軟らかく（ἄτονος 緊張のなさ）もなりうる。ガレノスはそれが魂の精神的な部分の特徴であると見なしている。以下、ピロデモス『怒りについて』にも同様の言及がみられる。

状態にあったり、神経腱があらかじめ緩んでたるみきっているために、断念しなければならない状態にあったりするのと同様に、魂においても類比的にこういった神経腱のようなものが存在するのであって、これによってわれわれは、だれそれが神経腱を持っていない［筋の通らない］とか持っている［筋の通った］とか比喩的に語っているのである」。

これにつづけて、まさにこのことについての説明として、彼は以下のように書き記している。「恐ろしいことが起こったために逃げ腰になる人がいるし、利得がもたらされたり罰則が科されたために緊張が緩んだり屈服したりする人もある。また他にも似たようなことに遭遇することは少なくない。そのような事態のそれぞれがわれわれを打ち負かして隷属状態にするために、それに屈して友人たちも国家も見捨て、多くの恥ずべき行為に自らの身を任せるのだが、そのときそれまでの動勢は緩んでしまっているのである。メネラオスは、エウリピデスによっても、こういった人物として描かれた。すなわち彼は短剣を引き抜いてヘレネを殺そうと向かっていったが、彼女に会ってその美しさに感動すると、彼はもはや短剣をつかんでいられずに落としてしまった。そのために、まさに次のような非難の言葉が彼に向けて語られている。

彼女の乳房を見ると、おまえは剣を落として、
裏切り者の雌犬に媚びへつらって、口づけを受けたのだ[1]」。

クリュシッポスのこれらの言明はすべて正しいのだが、これは受動情態が判断であるという見解とは矛盾している。メネラオスはヘレネを殺そうと判断して、剣を引き抜いたが、彼女の近くにやって来ると彼女の美しさに感動し、魂の弛緩と弱さのゆえに——というのも、これはクリュシッポスが議論全体を通して確立し

406

ている論点だからであるが――、彼は剣を投げ捨てるだけではなく、女に口づけし、いわば自らを奴隷にしてしまったのである。彼は何らかの論理によって別の判断へと変更するように説得されたのではなく、判断に頼らずに非知性的な仕方で、最初の判断とは反対のほうに向かっていった。このことから、クリュシッポス自身もこうつけ加えて語っていた。「それゆえに、劣った人びとはすべて道を逸れて多くの原因に屈服して行為するがゆえに、彼らはそれぞれの場合に脆弱で劣悪な仕方で行為していると言われるのであろう」(2)。

さて、劣った人たちはすべて、知性から逸脱して受動情態に屈服して行為することによって、彼らの魂における何らかの弱さと弛緩を露呈していると彼が語っているのは、きわめて正しい。また、彼自身もその文言につけ加えた「多くの原因」というのは立派な述べ方だったのだが、もしこれらの多くの原因が一体何であるかをつづけて自ら説明していたならいっそう立派だったであろう。というのも、もし注意して見れば、『受動情態について』と特に『治療法』の著述を、彼は少しも一貫させていないことが分かるだろうからである。後者の著作は、受動情態によって何らかの行動をとる人びとがそれまでの判断から離反していく、その原因のすべてを認識することを目指して書かれたものである。だが彼はそれらすべてを精確に講ずるにはほど遠く、いましがた言及されたまさしくその原因を明確に示すこともできなかったのである。

407

実際、魂の弱さがそれであると言うだけでは、われわれを満足させないだろう。まさにこれはすべての受動情態に共通の原因であり、ただ一つの原因だからである。しかし、クリュシッポスが多くの原因があると

(1) エウリピデス『アンドロマケ』六二九－六三〇。 (2) クリュシッポス「断片」Ⅲ四七三(SVF)。

言っているのは、明らかに魂の弱さを弾劾するものごとのことであって、ちょうどメネラオスの場合にはヘレネの美しさが原因であり、エリピュレ(1)の場合には黄金が、他の人たちにとっては他のものが原因であったというようなことなのである。というのも、受動情態に従って生きる人たちがそれまでの判断を放棄するのは、無数の個別的な状況に起因しているからである。だが、これら無数の場合に言及する必要はなく、その主要ないくつかを説明すればそれでいい。プラトンのやり方がそれで、彼によれば、知識は君主的で支配的なものであり、知識が現にそこにあるときにはだれもいかなる場合にも誤らないが、説得されて心変わりしたり忘却したり強要されたり誘惑されたりした人たちは、それぞれがそれぞれのことをなす場合に誤りを犯すのである。しかし忘却することや説得されて心変わりすることは、いまだ受動情態ではないし、同様にまったく知識を持っていないことも受動情態ではないのである。というのも、それは無学であり無知というものであって受動情態ではないからである。

しかし、もしそれまでの判断から離れるように激昂によって強制されたり、快楽によって惑わされたりするなら、その人の魂は弱く弛緩していて、その魂の運動は受動情態である。ちょうど、悲劇作品において演じられているように、メネラオスの魂は欲望によって惑わされ、メデイアの魂は激昂によって強制されて、決意を放棄したのである。ただし、まさに彼女の場合に関しても、どうしたわけかクリュシッポスは、次のエウリピデスの言葉を引用することで、自分に不利をもたらしていることに気づいていない。

どんな悪事を行なおうとしているのか、自分でも分かっている。
けれども激昂がわが忠告に勝っているのだ。(2)

すなわち、もしエウリピデスがクリュシッポスの学説のために証言しようとしたのなら、メデイアが「分かっている」と言うべきではなくて、まったくその反対に、彼女が無知であり、どのような悪事をしようとしているか分かっていないと言うべきだったのである。しかし、激昂によって征服されているのをメデイアが理解しているということは、彼女の内発的衝動について二つの原理（アルカイ）を導入していることによるも
409 のにほかならない。すなわち、その一方によってわれわれは物事を認識し、それらについての知識を持つのであり、それは知性的機能である。他方は、激昂を引き起こす活動をする非知性的機能である。そして、後者の機能がメデイアの魂を強制したのだが、メネラオスの魂を惑わして命令に従うよう強制したのは、これとはまた別のもの、すなわち欲望的機能であった。

だが、クリュシッポスはここにある矛盾に気づかず、この種の論述を他にも無数に書き記している。ちょうど次のように語っているのがそれである。「非知性的で知性に背いているこの動きは、最も広く共通したものであると思われる。これに従って、ある人たちは激昂によって動かされるとわれわれは言っているのである」。さらに、「それゆえに、受動情態をこうむっているこれらの人たちに対しては、常軌を逸してしまっている人たちに対するがごとくわれわれは振る舞い、また話をするのにも、正気を失って、自分自身のもと

（1）エリピュレは神話に登場するアルゴスの王女。テーバイ遠征を企てていたポリュネイケスに、黄金の首飾りで買収されて、夫のアンピアラオスをその遠征に参加させた。

（2）エウリピデス『メデイア』一〇七八―一〇七九。クリュシッポス「断片」Ⅲ四七三（*SVF*）。第三巻第三章（307 K）、第四巻第二章（372 K）参照。

にも自分自身のうちにもない〔茫然自失の状態に陥っている〕人たちに対するがごとくにする」。さらにつづけて、まさにこの事態を説明している。「われわれが以前に語ったように、正気を失ってわれを忘れてしまうのは、知性に背くこと以外の何ものでもない」。というのも、「激昂によって動かされる」ことや、「常軌を逸している」ことや、「自分自身のもとにも、自分自身のうちにもない〔茫然自失の状態に陥る〕」ことや、そのようなすべての表現は、受動情態が判断であり、魂の知性的機能において生じるという見解にはっきり反対する証言となっているからである。次の文言も同様である。「それゆえ、恋をしている人たちやその他の激しい欲望を持った人たちの場合にも、また腹を立てている人たちの場合にも、こういった発言を聞くことができる。すなわち彼らは激昂を満足させようとして、それがよりよいか否かにかかわらず、自分たちをそのままに放任して、何も言おうとせず、たとえ自分たちが間違っているとしても、また自分たちにとって有益ではないとしても、何としてでもこれがなされるべきであるかのように彼らは考えているのである[1]」。

　クリュシッポスに引用されたこのような文言は、激昂的機能が知性的機能以外の何ものかであることを明示し、また動物〔人間〕の内発的衝動は、それが受動情態のうちにある場合、ときには激昂的機能によって支配され、ときには欲望的機能によって支配されているが、受動情態の埒外にある場合には、知性的機能によって支配されているということを教示している。クリュシッポスによって語られているこれらの文言も、先の個所で引用されたものと類似していて、次のものも同様である。「恋されている人たちも、恋する人たちが自分たちに対してとりわけこのような動きをすべきだと考えている。すなわち、思慮に欠けた状態で知的な配慮がないままにふるまい、またさらに彼らをたしなめるような言論には目もくれず、むしろそういった言論に耳を傾けることにまるで我慢がならないような態度を望んでいるのである」。

すなわち、そのような文言はすべて、古い時代の人びとの見解を支持する証言であり、次の文言も同様である。「彼らは知性からはるか遠くに隔たった状態にあるため、知性に耳を傾けたり、あるいは何かそういったものに注目したりすることなく、したがって彼らに次のようなことを言わせるのは場違いなことではない。

キュプリス(2)は忠告を与えられても、気を弛めなかった。
もし強いられれば、彼女はよりいっそう張りつめるのを好む(3)。
　　恋(エロース)は忠告されると、
さらにひどく押さえつけてくるのだ(4)」。

この個所とそれにつづく個所は、受動情態の生成について古い時代の人びとの説を支持する証言となっている。彼はこう言っている。「さらに彼らは知性のことを、時宜を得ない懲罰人として、恋に落ちた人たちを認めない者として、ちょうど神々でさえ彼らが虚偽の宣誓をするのを許すと思われる場に、時宜を得ずに忠告しに来たと思われる人と同じように、疎んじている(5)」。これにつづく個所では、古い時代の人びとの見解

(1) クリュシッポス「断片」Ⅲ四七五(SVF)。
(2) キュプリスは愛の女神アプロディテの別名。
(3) エウリピデス「断片」三四〇(Nauck)。
(4) エウリピデス「断片」六六五(Nauck)。
(5) プラトン『饗宴』一八三A－B参照。

をよりいっそう支持してこう言っている。「自らの心に浮かぶことを欲望に従って行なうことが許されているように[1]」。ここで、たしかに彼は、神かけてはっきりと「欲望に従って」と言ったし、少し前の個所では「激昂によって」とも言っていたのである。

この個所でも、また以下の論議のどの個所でも、彼は受動情態のうちにある人びとが知性に従うとは言おうとせずに、知性に完全に背くとか、それから逃れるとか、それを承認しないとかいった種類のあらゆる表現をとろうとしているのである。そしてとりわけメナンドロスによる詩句、

思慮を手に持っていながら、
それを壺にしまい込んだ[2]

を援用しているときには、ここでも明らかに古人の見解の側に立って証言する言明を引用している[3]。また「自分自身のもとにも、自分自身のうちにもない〔茫然自失の状態にある〕」ということについて彼が次のように説明して語っているときも、やはりそうである。「そのように怒っている人たちは、走行にさいして猛烈な早さを出している人たちと同様に、『逸脱している』と語られるのがふさわしい。走者は走るさいの彼らの内発的衝動に、怒っている人においては彼らの知性に反して過剰になっているのである[4]。というのも彼らは、自分たちの動きを制御している人たちのように、自分自身によって動いているとは言えず、何か別の外部からの力によって動いていると言うべきだろうからである」。この個所でも彼は、すべての受動情態において、内発的衝動を動かす何らかの力があることを認めていて、彼のこの理解はきわめて正しいのだが、力が彼らの外部にあると言ったことは別であり、それは人間たちの外部ではなく、内部にあると言うべきであ

った。[5] というのも、彼らが「自らを逸して」いて、「自らのうちにない」とわれわれが言う理由は、受動情態に従った内発的衝動を持つように彼らを強制する力が外部にあるからではなく、彼らが自然に反した状態にあるからである。なぜなら、魂の知性的部分は、自然本性的にはそれ以外の部分を支配し統治しているのだが、いまやそれが支配しているのではなく、魂の非知性的機能によって支配され統治されているのだからである。思うに、クリュシッポスはこういった事例によって、まさにその論点を確固としたものにしておきながら、自分ではそれに気づいていないのである。

実際、彼はエウリピデスによって書かれたヘラクレスとアドメトスの対話を引用しているが、それはこうである。

ずっと嘆いていても、おまえにどんな道が開けるというのか。

ヘラクレスがそう言うと、アドメトスはそれにこう答えている。

自分でもそれは分かっているが、ある恋（エロース）が心を失わせる〔呆然とさせる〕のだ。[6]

すなわち、恋は知性的機能の受動情態ではなく、欲望的機能のそれであって、それがすっかり魂を失わせて〔呆然とさせて〕、それまでの判断に反する行為へと人を導くことは明らかである。

（1）クリュシッポス「断片」Ⅲ四七五（*SVF*）。
（2）メナンドロス「断片」七〇二（Körte-Thierfelder）。
（3）本章（409 K）参照。
（4）走者の比喩については、第二章（369 K）などを参照。
（5）クリュシッポス「断片」Ⅲ四七八（*SVF*）。
（6）エウリピデス『アルケスティス』一〇七九－一〇八〇。

彼はまた、プリアモスに対するアキレウスの言葉をも引用している。

ひたすら耐えて、心（テューモス）を嘆き悲しむままにしておくことがないように。
ご子息のために哀悼なさっても、どうにもならぬでしょうから。
414 彼を蘇らせることはないでしょうし、またそのうちに別の悪をもこうむることにもなりましょう。[1]

アキレウスはこれらのことを「自分自身のもとで［本心で］対話しながら」――クリュシッポスはまさにこの言葉どおりに書いている――語っているが、身に降りかかった出来事の中で、これらの同じ判断を放棄してしまったり、また受動情態に打ち負かされて自分自身を支配することができなくなってしまったりすることが少なくないとクリュシッポスは述べている。ここでも、「判断を放棄してしまったり」、「自分自身を支配することができなくなってしまったり」、そしてあるときには「自分自身のもとに［本心で］」ありながら、また別のときにはそうではなかったりする、そういったすべてのことは、受動情態と魂の機能についての観察事象とも古人の見解とも明瞭に一致しているのに、クリュシッポスの想定とは一致していない。

同様に、『受動情態について』という著作の中でも、次のようなことが語られている。「実際、われわれの内部で興奮させられ常軌を逸したもの、知性に従わないものは、快楽の場合にもやはり生じている」。またさらに、「われわれはそのように茫然自失の状態となり、挫折の中で完全に盲目になってしまい、もしそのとき手に海綿や羊毛を持っていれば、それによって何かをしようとして、それを持ち上げて投げることもあ
415 るし、またもしたまたま短剣や何か他の物を持っていたなら、われわれは似たような仕方でそれを用いることもあるだろう」。そしてこうつづけている。「しばしばこういった盲目状態のために、戸がすぐに開かなけ

れば、われわれは鍵に嚙みついたり、扉を殴りつけたりするし、また石につまずけば、仕返ししてやろうと石を砕いてどこかに投げ捨ててしまうし、そんなときにはいつでも奇妙きわまりない言葉をはきちらしたりもするのである」。次の文言においても同様である。「そのような行為から、受動情態における非知性なさまを理解できるだろうし、そのようなときにわれわれは、それまで対話をしてきた人物とは別人であるかのように、盲目状態になってしまっているということが理解できよう」。

要するに、『受動情態について』という著作の中でクリュシッポスによって語られたことは、彼自身の想定する学説とは矛盾するが(2)、明白な観察事象やプラトンの見解とは合致するのであって、いまもしだれかがそういう文言すべてを拾い集めて書き写そうとすれば、この書物はかなりの長さのものになることであろう。というのも、クリュシッポスの著述は、激昂や欲望や快楽あるいは何かそういったことが原因で判断や事前に対話した内容を放棄してしまうことについて語っているときにも、また狂人のような動きをして自分自身のうちにも自分自身のもとにもない［茫然自失の］状態について、また思考が盲目状態となって非知性的な動きをすることについてなど、そういったあらゆる状況について語っているときにも、そういった文言に充ち満ちているからである(3)。

(1) ホメロス『イリアス』第二十四歌五四九―五五一。
(2) 本章（414 K）参照。
(3) クリュシッポス「断片」Ⅲ四七八（SVF）。

第七章

しかし、クリュシッポスが著わしたそうした文言を暇を見て寄せ集めることは、それらのあらましがすでにはっきり示されたからには、他のだれかに任せるとしよう。そして、ポセイドニオスによってなされたクリュシッポスへの反論のいくつかへと話を移そう。彼はこう言っている。「さて、迷妄（アーテー）[1]についてのこの定義は、ゼノンによって語られ、クリュシッポスによって記録された他の多くの受動情態の定義と同様に、明らかに彼［クリュシッポス］の見解を論駁している。というのも、苦痛とは悪がその人に現われているという鮮明な思いなしであると彼は言っているからである。そのさい、彼らはときにはいっそう簡略に、苦痛とは悪の現われの鮮明な思いなしであるという風にも表現している」[2]。ポセイドニオスによれば「鮮明な」とは時間的に唐突なことであるが、そこで彼は、悪についての思いなしが鮮明なときに魂を収縮させて苦痛を作り出すのに、しばらくするとそれは完全に、あるいは同じ程度にはもはや魂を収縮させなくなるのはどんな原因によるのかを述べるよう、彼らに求めている。しかも、もしクリュシッポスの見解が真実であ
417 るなら、「鮮明な」という言葉は定義に含められるべきではなかったのである。というのも、鮮明な悪というよりむしろ、彼自身が通常している言い方のとおりに、大きく耐えがたく我慢ならぬ悪の思いなしとするほうが、彼の見解にいっそう一致していただろうからである。

ここでポセイドニオスは、クリュシッポスに二通りの仕方で反論している。その第二の定義のところでは、

以前の個所でわたしが語ったように、賢者および向上進歩しつつある人びとのことを彼は述べている。(3) すなわち前者は自分自身が最大の善のうちにあると考え、後者は最大の悪のうちにあると考えながらも、だからといっていずれの人びとも受動情態のうちにあるわけではない。他方で第一の定義のところでは、悪が存在しているという思いなしではなく、ただ鮮明な思いなしのみが苦痛を起こすのはなぜか、その原因を彼は尋ねている。(4) そして、心構えができていない新奇なものは何でも、一挙にそれが人に降りかかってきた場合に、困惑させてそれまでの判断を放棄させるが、心構えができ慣れ親しんでいて長時間にわたるものなら、それは受動情態によって動く仕方では、判断をまったく放棄させないか、あるいはそれはごく限定された程度にしか放棄させないのはなぜか、と彼は尋ねている。(5) クリュシッポスが「見通す（プロエンデーメイン）」(6) ということを言い、それはいまだそこに現われていない事物を、あたかもそこに現われているかのように対処することであるとしているのは、そのためである。ポセイドニオスによれば、「見通す」という言葉が意味しているのは、いわば自分の心で起きようとしていることを前もって想像して思い描き、何か以前に起きたこ

(1) この引用では「苦痛」の定義が論じられているので、「迷妄（*ἄτη*）」は文脈にそぐわない。「苦痛（*λύπη*）」に変える提案もあるが、議論が「迷妄」から「苦痛」に移行している個所だということも「ありえなくはない」とする De Lacy に従い、原文どおりを読む。

(2) ゼノン「断片」I二一二（*SVF*）。

(3) 第五章（397-398 K）参照。

(4) クリュシッポス「断片」Ⅲ四八一（*SVF*）。

(5) キケロ『トゥスクルム荘対談集』第三巻二六、五二。

(6)「見通す（*προενδημεῖν*）」とは、文字どおり、「前もって（*πρό*）」「中に居住する（*ἐνδημέω*）」という意味である。

とであるかのように少しずつ習慣化していくことである。

そして、クリュシッポスがアナクサゴラスの逸話をここで持ち出したのもそのためである。すなわちだれかから息子が死んだという知らせを聞いたとき、アナクサゴラスはまるで落ち着いて「死すべき者を生んだことをわたしは知っていた」と言ったとされている。(1) またエウリピデスがこの考えを取り入れ、テセウスの(2)せりふとして次のように詩にしていることにも、彼は言及している。

わたしはある賢者から学んで、
心配事や災難の中にわが心(ヌース)を向けていた、
わが祖国からの追放に加えて、
早過ぎる死やその他のさまざまな災厄が起こる中で。
かつて心に思いなしていたもののどれをこうむっても、
新たな苦しみとしてわが身に降りかかり、わが魂をいっそう苦しめないように。(3)

それにつづく詩句でも同じことが語られていると彼は言う。

もしこれがわが苦悩の最初の日であったなら、
またはるか遠くから苦難の航海を経てきたのでないなら、
轡《くつわ》をつけたばかりの新しい軛《くびき》でつながれた子馬のように、
跳ねるよう期待されたかもしれない。
だが、いまやわたしは鈍くなり、災悪にも飼いならされてしまったのだ。(4)

ときには次のような言葉もある。

時が和らげてくれるであろう。だがいまは悪がまだ若き力を持っているけれども。(5)

何らかの悪が自分たちに起こったという思いなしがそのままとどまっていたとしても、受動情態は時間が経つと和らげられるということを、クリュシッポスも『受動情態について』第二巻で証言して、次のように書き記している。「苦痛の緩和について、それがどのように生じるか、何らかの思いなしが変化するのか、それともすべての思いなしが存続するのか、そしてなぜそれが起こるのだろうかとだれかが尋ねるかもしれない」。そこで彼はこうつづけて言っている。「だが思うに、いままさに現前しているものが悪しきものであるといった思いなしが存続していても、時間を経ると収縮が緩和され、収縮へ向かう内発的衝動が緩和される。内発的衝動が存続しても、別のあり方をする性質が付加されて推測が困難であるがゆえに、後続する事柄が内発的衝動に従わないということがおそらくありうるかもしれない。実際、そこに置かれている状況が表象（パンタシアー）をそれ以前と似ていないものにして、何かが妨げになったり何も妨げにならなくなった

(1) ディオゲネス・ラエルティオス『哲学者列伝』第二巻一三、キケロ『トゥスクルム荘対談集』第三巻三〇、五八。

(2) アテナイ王アイゲウスとアイトラの息子。クレタ島の迷宮（ラビュリントス）に住まうミノタウロスを退治したことでも知られる英雄。

(3) エウリピデス「断片」九六四（Nauck）、アナクサゴラス「断片」五九A三三、プルタルコス『モラリア』（『アポロニオスへの慰めの手紙』）一一二D、キケロ『トゥスクルム荘対談集』第三巻二九参照。

(4) エウリピデス「断片」八二一（Phrixus）。

(5) エウリピデス『アルケスティス』一〇八五。クリュシッポス「断片」III 四八二（*SVF*）。

420 ときに、そのような仕方で人びとが泣くのをやめたり自分たちの意志に反して泣いたりするのである。というのも、嘆きがやんだり嘆きが起こったりするのと同じような仕方で、先に示された場合においても、すでに笑いを引き起こすものに関して生じるとわたしが語ったように、諸事物が最初により大きな運動を引き起こすのだから、これらと類似した種類のことも起こるとするのは理にかなっているからである」。

さて、思いなしが存続するとしても、時間が経つと受動情態はやむということはクリュシッポス自身が認めている。とはいえ、なぜこのことが起こるのかは推測が難しいと彼は言っているのである。その次につづけて彼は、類似の方法で起こるその他のことについても書いているが、それらについても明らかに原因を知っているとは語っていない[1]。だがクリュシッポスよ、少なくともポセイドニオスはそのようなことの原因について知らないとは言わずに、古い時代の人びとの説明を称賛して受け入れているのであり[2]、それは引きつづき語るとおりである[3]。しかしあなたは、彼らに言及もせず、別の原因を自ら述べることもしないで、もし原因について無知を認めてしまえば、探求されている問題が解決されることになると考えてしまっているのである。だが、受動情態の理論的探究に関してもそれらの治療法に関しても、その著述全体の統一的な論題は、受動情態が生じたり鎮まったりする原因を発見することにほかならない。すなわち思うに、そうするこ
421 とによって人は受動情態が生ずるのを阻止したり、起こった受動情態を終わらせたりできるだろう。というのも、諸事物の発生と存在は思うにそれらの原因を伴って消滅するのが理にかなっているからである。

実際、あなたは『受動情態について』という著作の中では、何かそれに注意を向けることでそれぞれの受動情態が生じるのを阻止したり、また生じても治療したりするようになるものについて、われわれに書き記

せないで行き詰ってしまっている。(4) しかし、これらの問題についてはプラトンが驚嘆に値する仕方で書き記したことは、ポセイドニオスも明記しているところで、受動情態についての学説でも、魂の機能についての学説でも、また魂の受動情態はまったく生じないか、もし生じたとしても最もすばやく終わるとしている記述においても、プラトンに敬意をはらい、この人物に驚嘆して「神のごとき人」と呼んでいるのである。(5) また徳性についても目的についても、その教えがそれらの学説に結びつけられて、要するに倫理哲学のすべての学説が、一本の紐によって結びついているように魂の機能についての知識によって結びつけられていると彼は言っている。(6) そして受動情態が激昂と欲望から生ずることを彼〔ポセイドニオス〕自身が示していて、また悪がだれかに存在したり生じたりしたという思いなしと判断がその人にとどまっているとしても、それらは時間が経つとどのような原因で鎮まるのかを説明している。

このことに関して、彼はクリュシッポス自身をも証人として援用している。クリュシッポスは『受動情態について』第二巻で次のように書いている。「苦痛の場合にも、ある人たちがそれに満たされてしまったか

(1) クリュシッポス「断片」Ⅲ四六六（*SVF*）。第五巻第四章（458 K）参照。
(2) ポセイドニオス「間接証言」一〇一（Edelstein-Kidd）。
(3) この作業は、結局、第五巻第七章においてプラトンを援用した議論まで先送りされている。
(4) クリュシッポス「断片」Ⅲ四六六（*SVF*）。第五巻第四章（455 K）参照。
(5) ポセイドニオス「間接証言」九七（Edelstein-Kidd）。
(6) ポセイドニオス「断片」一五〇a（Edelstein-Kidd）。『最良の医師は哲学者でもあるということ』（I 61 K）参照。

のようにそれを離れ去るように見える。かの詩人がパトロクロスのために嘆き悲しむアキレウスについて言っている場合が、まさにそれにあたる。

しかし彼が身をよじりながら、思う存分泣きくれて、
そのようなものへのあこがれが心からも手足からも去っていったとき、(1)

彼は自分の苦痛が非知性的であることを目の前に示すことによって、プリアモスを慰めようと試みた(2)。それから彼はこうもつづけている。「この説明によれば、出来事も時間の経過とともに受動情態の燃え上がりが和らいだとき、知性がそれを見通して、あたかも場所を得るかのように、受動情態の非知性性を心に留める余地を得ることができるようになるという希望を人は断念しないことになるであろう」。すなわち、想念や思いなしがまだ持続していても、受動情態の燃え上がりは時間が経つと緩和し、人びとが受動情態による運動に満たされ(3)、それゆえに受動情態がある種の休息をとって静かになるとき、知性が優勢となるということを、
423 ここでクリュシッポスは明らかに認めているのである。実際、何かその他の状況にあったとしても、このことは真実であるのに、クリュシッポスの想定とは対立している。それはちょうど次につづく詩句についても同様である。「以下のようなことも、受動情態の変化に関して語られている。

憎悪を抱くべき深い嘆きに満たされるのは速い(4)。

あるいは苦痛の導きに関して、以下のようなことも語られている。

何らかの仕方で不運に襲われたとき、

涙して運命を嘆くことは快いものである。(5)

あるいはこれらの言葉の後につづけて、

彼はこのように語り、あらゆる嘆きに対するあこがれを喚起した。(6)

あるいは、

同じ嘆きを呼び起こして、
あふれる涙の快楽を再びよみがえらせよ。(7)

と語られている。

これと同じように、そのほかにも人びとが苦痛、涙、嘆き、激昂、勝利、名誉、そういったものすべてによって満足していると詩人たちに証言されている詩句を多く集めてくることはもちろん可能である。これらの場合に、なぜ受動情態は時間が経つとやみ、知性が内発的衝動を支配するかを推測することは難しくない。なぜなら魂の受動情態にある部分は、それに固有の何らかの欲求対象を求めているので、それらを手に入れ

(1) ホメロス『オデュッセイア』第四歌五四一、『イリアス』第二十四歌五一四参照。
(2) ホメロス『イリアス』第二十四歌五一八－五五一参照。
(3) 第五巻第五章 (464-465 K) 参照。
(4) ホメロス『オデュッセイア』第四歌一〇三。
(5) エウリピデス「断片」五六三 (Nauck)、アイスキュロス『縛られたプロメテウス』六三七参照。
(6) ホメロス『オデュッセイア』第四歌一一三。
(7) エウリピデス『エレクトラ』一二五－一二六。

たときに十分満足して、そこでそれ自身の運動を終わらせるからであり、その運動とは動物［人間］の内発的衝動を支配していて、自らの自然本性に従って、逸脱した方へと動物［人間］を導いていくものなのである[1]。それゆえ、クリュシッポスが言ったように[2]、受動情態がやむ原因は推測しがたいものではなく、少なくとも古人に対して競争心をもたない者にとっては非常に明らかなものである。というのも、われわれの魂には生まれつき備わっている一定の諸機能があって、そのある機能は快楽を追求し、またある機能は権勢や勝利を追求するものだ、という事実ほど明瞭なことは何一つとしてないからである。それらの機能は人間以外の動物にも認められる、とポセイドニオスは述べており、われわれもまた本書の第一巻冒頭部で、そう指摘したところである[3]。

また、ポセイドニオスが次の文言でもクリュシッポスを批判していることは正しい。「内発的衝動が存続しても、別のあり方をする性質が付加されるがゆえに、後続する事柄が内発的衝動に従わないということがおそらくありうる[4]」。すなわち、内発的衝動がそこに存在していて、それと一致した活動が何か他の原因によって妨害されるということは不可能である、とポセイドニオスは言っているのである。それゆえ、「実際、
425 そこに置かれている状況が表象（パンタシアー）をそれ以前と似ていないものにして、そのような仕方で人びとが泣くのをやめたり自分たちの意志に反して泣いたりするのである[5]」とクリュシッポスが言う場合に、それに対してポセイドニオスは、望むときに涙が止まる人たちがいるのに、多くの人びとはしばしば望まないときに泣いたり、また涙を止めたりすることができないのはなぜかと尋ねている。すなわちそういったことが生じているのは明らかに、受動情態による動きが非常に激しいために、それらを意志によって支配できて

いないことによるか、あるいはそれがもう意志を喚起できないほど完全に停止してしまうことによるのである。

　このようにして、受動情態に対する知性の対立と不一致が見いだされるようになり、そして魂の諸機能は、神かけてクリュシッポスが言っているように非知性な原因ゆえに起きるのではなく、古い時代の人びとによって語られた原因ゆえに起きるのだから、明らかに無事に保たれる［救済される］であろう。実際、これはアリストテレスやプラトンだけではなく、その他のかなり早い時期の人たちもその考えをもっていたのであり、ポセイドニオスも言っているように、ピュタゴラスはその見解を語った最初の人であり、プラトンはそれを仕上げて、より完全なものとして確立したのである(6)。

426

　したがってこのことゆえに、習慣が、そして一般には時間が受動情態による運動にとって最大の重要性を持っていることは明らかである。魂の非知性的部分は、そこで養われてきた習慣に次第に従うようになるからである。先の個所で語ったように(7)、時間が経って、魂の非知性的機能が以前に欲望していたものについて十分に満足を得るときに、受動情態の停止が生じる。しかし、単に時間が経過しても、知性的な見解と判断

---

(1) クリュシッポス「断片」III四六七 (*SVF*)。
(2) 本章 (420 **K**) 参照。
(3) ポセイドニオス「断片」一五八 (Edelstein-Kidd)。第一巻冒頭部への言及（邦訳六頁六行目以下）。
(4) 本章 (419 **K**) 参照。
(5) 本章 (419 **K**) 参照。
(6) ポセイドニオス「間接証言」九五 (Edelstein-Kidd)。
(7) 本章 (422 **K**) 参照。

は、そして一般にあらゆる学的知識と技術は、受動情態による習性のように取り除くことが難しいとは思われないし、あるいは苦痛やその他の受動情態のように変化して終わるとは思われない。というのも、「二の二倍が四である」ことに満足していながら、時間の経過ゆえにそれから離れて、自分の見解を変えた者がかつてだれかいただろうか。あるいは「円のすべての半径は等しい」ことについて、いままでにだれかそうした者がいただろうか。その他の個々の定理の場合も同様であり、たとえ起こった事柄について悪しきものだとする想念が似たようなものとして存続していても、ちょうど泣き叫んで、苦悩し、唸り、嘆き、悲しみ、その他のそういったすべてのあり方から離れていくという場合と同じように、満足していながら以前の自分の思いなしから離れる者はだれもいないのである。

さて以上のことは、魂の受動情態について、そしてさらにそれらを作り出す機能について、クリュシッポスが誤った仕方で語ったということを示すのに十分なものである[1]。それもかかわらず第五巻では、これらの同じ事柄について、誤って語られたことの大部分は無視しつつ、彼が自己矛盾を犯したり、明白な観察事象にも反することを臆面もなく語っている個所だけを引用して、論議をつづけることに決めた。そして論議の間には、クリュシッポスに対するポセイドニオスの批判にもさらに言及することにしよう[2]。

（1）ポセイドニオス「断片」一六五（Edelstein-Kidd）。

（2）ポセイドニオス「間接証言」六一（Edelstein-Kidd）。

第五巻

第一章

428 魂のさまざまな受動情態についての議論は、それ自体のゆえにもわれわれにとって考察する必要があった
が、クリュシッポス派の人びとが魂の主導的部分を蔵している場所を論証するのにその議論を用いたために、
よりいっそう考察する必要が高まった。すなわち、彼ら自身が考えるところでは、あらゆる受動情態が心臓
部で起こることを示したうえで——実際の正しいあり方としては、激昂（テューモス）のみに関する受動情態
429 がそこで起こるのだが——、そして次に、魂の受動情態があるところには、魂の知的に思考する部分（ロギ
ゾメノン）もまたあるということをつけ加えて、もうそれで知性的部分（ロギスティコン）が心臓部にあるとい
う結論を導こうとしているのである。[1] われわれとしては、激昂的部分の受動情態がそこから発するというこ
とでは、彼らが真実を語っていると認めるが、[2] しかし、激昂的部分と知性的部分が一つの場所になければな
らないということも、それらが一つの機能の働きであるということも承認していない。彼らの議論における
その他のいろいろな点と同じように、ここでもわれわれは、受動情態と知性的な思考（ロギスモス）が同じ始
源（アルケー）を持つのが必然であることも論証するよう、彼らに要請するのである。

430 さて、クリュシッポスは『受動情態について』第一巻で、受動情態が知性的部分のある種の判断であるということを論証しようとしているのに対して、ゼノンは受動情態が判断そのものではなく、判断に付随する魂の収縮と拡大、高揚と沈降であると考えていた(3)。またポセイドニオスは、両者と見解を異にして、プラトンの学説を称賛すると同時に受け入れた(4)。彼はクリュシッポス派に反対して、受動情態は判断ではないし、判断に付随するものでもなく、それらとは別の、プラトンが欲望的機能や激昂的機能と呼んだ非知性的機能のある種の運動であるとしている(5)。彼は古人の学説を論証するために多くの言を費やしたが(6)、わたしはその重要な点について、この論考全体のうちの、先行する第四巻の終わりのところで、手短に述べることに努めた(7)。実際、これまでの諸巻において、クリュシッポスの学説と対立している明瞭な観察事実について、また彼が自分自身の見解に矛盾したことを語ったところについて、ほかのだれかが彼を告発するのを待つことな

---

(1) クリュシッポス「断片」Ⅱ八八一 (*SVF*)。第三巻第二章 (294 **K**)、第四巻第一章 (361 **K**)、第五巻第七章 (491 **K**) 参照。

(2) 第三巻第五章 (332 **K**) 参照。

(3) クリュシッポス「断片」Ⅲ四六一 (*SVF*)。第四巻第一章 (365-366 **K**)、第五巻第四章 (455 **K**) 参照。ゼノン「断片」Ⅰ二〇九 (*SVF*)。第四巻第二章 (367 **K**)、第三章 (377 **K**)、第五巻第六章 (478 **K**) 参照。

(4) ポセイドニオス「間接証言」九八 (Edelstein-Kidd)。

(5) ポセイドニオス「断片」一五二 (Edelstein-Kidd)。第四巻第三章 (377 **K**) 参照。

(6) ポセイドニオス「断片」一五七 (Edelstein-Kidd)。

(7) ガレノスは、第四巻の後半部全体 (397 **K** 以下) にわたってポセイドニオスを援用し、プラトンと対照させつつ、クリュシッポスを批判してきた。

く、わたし自らが自分で詳しく論じてきたのである[1]。

さて、先行するそれらの論議だけでも、それによってわれわれが欲望を抱き、激昂し、思考するための機能が多数あるのであって、クリュシッポスが想像するように、一つだけではないということを論証するのに十分であっただろう。この巻ではさらに、クリュシッポス自身が自らに矛盾することを語りながら、真実に対しても、古人の学説に対しても証人となっている諸論点が、少なからずつけ加えられるであろう。つまり、ほかにも彼が誤った仕方で論じた事柄は無数にありはするが、それらは見過ごすことにしたのである。それらすべてを適切に論駁しようものなら、何巻もの論考が必要になろうと思われるとともに、これらの問題について、クリュシッポスの学説を称賛する者たちは、古い時代の人びとに対する競争心に駆られて、より激しい論争的な態度でわたしに反論してくるだろうと確信していたからである。

しかし、明瞭な観察事実に反していると同時に、自分で自分自身を打ち倒してしまっている個所でならば、おそらく恥ずかしさを感じて、よりよい見解へと立場を変えるかもしれないと思われる。まさしくポセイドニオスは、他のストア派の人たちの明らかに誤った学説に賛同するのを恥じてそうしたのだった。彼らは競争心の激しさのあまりに、受動情態は知性的機能に属すると主張していたことから、知性を持たない動物はそれらに分け与らないということを認めるにまで至ったのである。またストア派の大部分の者たちは、子供たちも明らかにまだ知性的存在ではないから、受動情態に与らないことを認めた[2]。さて、すべての人びとにとって明瞭な観察事実に対するこのような恥知らずな行ないは、ソフィストたちのなせる業であり、他方、前提として立てたことを一貫して保持しつづけることができずに、それと反対のことを記述してしまうのは、知性的思考において訓練されていない人びとのなすことである。最も驚嘆すべき人物であるクリュシッポスは、きわめて多くの論考において、こういったことを行なっているのが見いだされる。だが、その他のことについては、また別の機会に論じるとしよう。(3)

第二章

432 魂の受動情態について、それらは知性的機能に属さないということを論ずるのにすでに前巻を満たして、それでも当のクリュシッポスはいやいやながら同意しているという次第だが、次のような点から始めて、この巻も前巻に劣らずその問題で満たすことにしよう。受動情態が魂の自然本性に反した非知性的なある種の動きであることは、古人によってだけではなく、クリュシッポスによっても同意されている。そして特に、この動きがすぐれた人の魂には生じないことは、両者ともに認めている。しかし劣った人びとの魂が、受動情態にあるときに、また受動情態が起こる以前に、どのようなものであるのかに関しては、彼らの説明はもはや同じではない。というのもクリュシッポスは、些細で偶然的な原因から、熱や下痢や、何か他のそうい

(1) ポセイドニオス「間接証言」六二 (Edelstein-Kidd)。
(2) ポセイドニオス「断片」一五九 (Edelstein-Kidd)。クリュシッポス「断片」III四七六 (*SVF*)。
(3) クリュシッポス「断片」III四六四 (*SVF*)。

った種類の状態に陥る傾向を持った身体に、彼らの魂が類比的であると言っているからである。[1] しかし、ポ
セイドニオスは彼の類同化を非難している。すなわち、劣った人びとの魂はこれらの身体に対比されるべき
ではなく、端的に健康な身体に対比されるべきであると言っている。というのも、重大な原因で発熱すると
か些細な原因で発熱するとかいうことは、受動情態をこうむることに関して、またどんな仕方であれ受動情
433 態へと突き動かされることに関して、何の相違もないからである。それらの間の相違は、ある種の身体は病
気にかかりやすいのに対して、他の身体はかかりにくいということにある。

したがって彼［ポセイドニオス］の言うところによれば、魂の健康を身体の健康と対比したことでも、魂の
病気を、病気にかかりやすい身体の状態と対比したことでも、クリュシッポスは正しくなかったのである。
なぜなら、賢者の魂は無情態（アパテー）であることが明白であるのに対して、身体はけっして何もこうむっ
ていない（アパテー）状態にはありえないからである。[2] だが、劣った人びとの魂を「病気にかかりやすい身体
の健康か」――ポセイドニオスはそう呼び表わしたのであるが――、「あるいは病気そのもの」と対比するほ
うが、まだしも正しいであろう。というのも何か病気になりやすい状態（ヘクシス）もあれば、すでに病気に
かかっている状態もあるからである。しかし、すべての劣った人びとが魂を病んでいて、彼らの病気が前述
の身体状態に相当すると語っているかぎりにおいて、彼自身もクリュシッポスに同調している。実際、彼の
文言によればこう語られている。「それゆえ魂の病気は、クリュシッポスが想定していたように、不規則で
非周期的な熱病に陥るような仕方でもたらされる、身体の病的で不具合な状態に似ているのではなく、魂の
434 病気はむしろ、病気にかかりやすい身体の健康、あるいは病気そのもののいずれかに似ている。というのも、

身体の病気はすでに病んだ状態であるが、クリュシッポスが病気と呼ぶものは、むしろ熱病にかかりやすい性向（ヘクシス）に似ているからである」。

この文言において、劣った人びとの魂が、受動情態から自由な状態にあるときには、健康な身体と同じようなものであると述べたことに関しては、ポセイドニオスを称賛しよう。だが、彼がこのような状態を病気と呼んでいることは称讃しない。もし適切に対比されたなら、すぐれた人びとの魂は、何もこうむっていない身体と同じようなものであると主張されるべきである。ただし、そういった身体が存在するか否かはともかくとしてである。というのもそれを考察することは、いまわれわれの前にある類同性の問題に対しては余計なことだからである。他方、向上進歩しつつある人びとの魂は良好な身体に、普通の人びとの魂は良好ではないが健康な身体に、また多数の劣った人びとの魂は些細な原因によって病気になる身体に対比されるべきであり、そして腹を立てたり、激怒したり、あるいは総じて何らかの受動情態のうちにある人びとの魂は、実際に病んでいる身体に対比されるべきである。しかし、ポセイドニオスはすべての点でクリュシッポスと考えが異なっているのを見つからないように気を使ったものと思われる[3]。というのも、彼が魂の病気を健康な身体の状態と実際に病気にかかっている身体の状態との両方に類同化させているのは、他にどんな理由を

(1) クリュシッポス「断片」Ⅲ四六五（*SVF*）。プラトン『国家』第八巻五五六E三―六、アリストテレス『政治学』第六巻第六章一三二〇b三三―三九参照。

(2) キケロ『トゥスクルム荘対談集』第四巻三一、セネカ『道徳書簡集』七二・六参照。

(3) ポセイドニオス「間接証言」九四（Edelstein-Kidd）。

挙げることができようか。病んだ魂を両方の身体に対比するのではなくて、病んだ身体にだけ対比するのがまだしも正しいであろう。というのも、魂の病気という一つのことが、健康と病気という二つの対立物に類同化されることは不可能だからである。もしそれがそのとおりであるなら、実際それらのいずれもが魂の病気に似ているのならば、健康は病気と似たものでなければならないであろう。なぜなら、同じものに似ているものは、お互いに似てもいるからである。[1]

さらにクリュシッポスは、もっとおかしなことに、魂の病気が何か周期性の病、例えば三日熱や四日熱[2]で苦しんでいる人の状態に似ていることを認めようともしない。実際、彼はこう書き記している。「したがって、魂の病気は、身体において、その状態と些細な原因によって、熱と悪寒が周期的ではなく不規則的で突発的に生じるような、発熱状態にきわめてよく類似していると考えるべきである」。病気にかかりやすい人がすでに病気であり、すでに病気にかかっている人がまったく病気を患っていないと彼が言っているのは、
436
一体何を考えてのことなのか、わたしにはわけが分からない[3]。というのも、こうである。四日熱や三日熱を繰り返している人たちが悪寒を覚え発熱しているときは、受動情態にあるが、彼らの病気の状態が変化し、これらのもののどれもこうむることなく、いわゆる「間休期」にあるときには、彼らは受動情態の外にいる。なるほど、思うに、そういった病気の状態を、嘆き悲しんだり、恋したり、嫉妬したり、何かそういった情態をこうむっている人びとに、なぞらえる人がいるかもしれない。すなわち、眠っていたり、あるいは何か別のことに思考を向けているときには、彼らは受動情態の外にいるが、しばらくして、それらのことを思い出すとき、彼らは熱が再発したときと類似した状態に至るからである。しかし、現に何らかの悲嘆にも欲望

437 にも激昂にもかかわりがない人たちは、身体的に健康な人びとと同様の状態にある。とはいえ、健康な人たちのうちにも、よく病気にかかりやすい人もいれば、そうでない人もいるのだから、魂において健康な人たちも、ある人たちは前者に類似しており、ある人たちは後者に類似しているであろう。[4]とすれば、この後者の人たちが身体において病気であると語られないのなら、魂においても病気であるとは語られないだろう。

しかし神かけて、ストア派のだれかが――現にそう言っている者もいるのだが――、受動情態と病気と健康について、魂は身体に対して同じ類比関係は成立しないと言うかもしれない。[5]だが、世にもすぐれた方々よ、われわれは彼らに対してこう答えよう。一体なぜあなたがたは魂の受動情態を身体における受動情態と病気とに対比するのか。そしてなぜクリュシッポスは『受動情態についての倫理学』で次のように記述しているのか。[6]「病気の身体については医術と呼ばれる術があるのに対して、病気の魂については何の術もないことはないし、後者の術が前者のよりも個別の理論的考察と治療法において後れているのが当然であるということもない。それゆえ、ちょうど身体を扱う医師が、いつもよく言っているように、身体に起こる受動情

---

(1) 前三世紀頃の数学者エウクレイデス『原論』における第一公理が援用されている。彼への言及はかなり多く、第八巻第一章（654 K）にも名前が挙げられている。ポセイドニオス「断片」一六三（Edelstein-Kidd）。
(2) マラリヤ熱に見られるように、三日熱（*τριταῖοι*）は四八時間ごとに、四日熱（*τεταρταῖοι*）は七二時間ごとに発熱する病気である。ヒッポクラテス『流行病』第一巻二以下参照。
(3) クリュシッポス「断片」Ⅲ四六五（*SVF*）。
(4) クリュシッポス「断片」Ⅲ四六五（*SVF*）。
(5) クリュシッポス「断片」Ⅲ四七一（*SVF*）。
(6) 第四巻第一章（365 K）参照。

態とそれぞれに特有の治療法の『内部に』あるのでなければならないのと同じように、魂の医師にも、できるだけ優れた仕方でこれらのものの両方の『内部に』あることが当然のこととされている。そして、それらの点での類比関係がはじめに立てられたのであれば、以上のとおりだということを人は理解することができよう。すなわち、それらの点での相互に対する親近性は、思うに、治療法の類似性と、さらに両方の治療のあり方が相互に持っている類比関係を、眼前に提示するだろうからである」。

さて、彼らが魂に関する事態と身体に関する事態との間に何らかの類比関係のあることを言わんとしていることは、明らかになったと思われる。それは先に引用された文言からだけではなく、その後すぐに次のようにつづけて彼が書き記していることからも、明らかである。「ちょうど身体において、強壮さと脆弱さ、良好な緊張状態と弛緩状態、さらには健康と病気、良好な状態と不具合な状態」、そして彼がつづけて挙げているその他の受動情態、疾患、病気「が観察される」ように、「同様にして」、と彼は言う、「知性的な魂においても、これらすべてに類比的に成立し、名づけられている何らかのものがある」。そして彼はこうつづけて言っている。「この種の類比関係と類似性から、それらにおける同じ呼称が生じたと思われる。すなわち、魂についても、だれそれは強いとか弱いとか、緊張しているとか弛緩しているとか、さらには、病んでいるとか健康であるとか、とわれわれは実際に語っているし、受動情態や魂の疾患やそれらに類した事柄についても、われわれは同じ仕方で語っているのである[1]」。すなわち、明らかにそれらの表現において、クリュシッポスは、魂における事態と身体に関する事態との間に、情態と情態、疾患と疾患、病気と病気、健康と健康、緊張と緊張、強壮さと強壮さ、脆弱さと脆弱さなど、要するにその両方に同じ呼称で語られるす

439 べてのものにおいて、ある種の類比関係を保持しようとしている。すなわち、彼がそれらが「同じ名称〔同名同義〕」であると言う以上、それらは名前と定義を同じくするものとしているのである(2)。したがって、身体における病気をどんな風に一般的に定義したとしても、魂の病気もそれと同じ仕方で定義されなければならないのである。

さて以上のことから、クリュシッポスにとって、その類比関係全体を説明して遵守することが課題となっていることは明らかである。もし彼がそれをしようと試みたうえで失敗したとしても、その類似性を放棄すべきではなく、彼の教えが真実でないと非難すべきである。このことは次につづく『受動情態についての倫理学』におけるすべての議論にまったく同じように当てはまる。彼はこう書き記している。「それゆえ、ゼ
440 ノンの議論は正しい手順で進んでいる。また、魂の病気は身体の不安定状態にきわめてよく類似している。身体の病気は、そこにおける熱と冷、乾と湿の不均衡であると言われている」。少し後の個所ではこう語っている。「身体における健康は、先に詳述された諸要因の、一つのよき混合であり均衡である(3)」。さらにつづけて、「というのも、身体の良好な状態とは、先に述べられた諸要因の最もよき混合であると思われるから

(1) クリュシッポス「断片」Ⅲ四七一(*SVF*)。

(2) クリュシッポス「断片」Ⅲ四七一(*SVF*)。「同名異義(*ὁμώνυμα*)」に対する「同名同義(*συνώνυμα*)」については、アリストテレス『カテゴリー論』第一章一a六―七参照。

(3)(諸要因の)「均衡(*συμμετρία*)」と「不均衡(*ἀσυμμετρία*)」、「混合(*κρᾶσις*)」の善し悪しに健康と病気を帰するのは、ガレノスを含めて古代ギリシアに通有の考えであった。ただし、第三章(449-450 K)に指摘されているように、いかなる「諸要因(諸部分)」を想定するかについては、さまざまな考え方があった。

である」。また、さらにつづけて、「身体について、以上の事柄は適切に語られた。熱と冷、乾と湿における均衡と不均衡が、それぞれ健康と病気なのだし、また神経腱における均衡と不均衡が強壮さと脆弱さ、［良好な］緊張状態と弛緩状態であり、手足における均衡と不均衡が美しさと醜さなのだからである」(1)。

たしかに、これらのことは、こよなく高貴なるクリュシッポスよ、すべて見事に仰せになられた。だが、あなたが公約なさったとおりに、それら身体上の事柄に対して同じ名前を持った、魂における事態の類比関係を、健康と病気を手始めにして、われわれに示してくれたまえ。というのも、身体の健康は、身体の最も単純な諸部分の均衡であって、それをわれわれは構成要素（ストイケイア）と呼んでいる――すなわち熱、冷、乾、湿のことである(2)――のだが、同じ仕方で、魂の健康も単純な諸部分のある種の均衡であるだろうと思われるからである。あなたは公約したことの何一つ省略しようとせずに、これらの諸部分がどんなものであり、どれだけあって、互いにどのように関係しているかを述べなければならない。さらにまた、魂の病気とは、同様にして、その均衡が魂の健康であったところの、まさに同じ諸部分間の一種の不均衡であり、それら同士の内乱ということになるのであろう。プラトンの考えによれば、それらの諸部分とは、激昂的部分、知性的部分、それに加えて第三のものである欲望的部分である。したがって、身体に対する魂の類似性は、健康に関しても病気に関してもすべての点で保持されている。というのも、三つの部分が互いに調和していて、内乱状態にないときに、それらは魂の健康を作り出すが、不調和で内乱状態にあるときには、病気を作り出すからである。

つまり病気とは、少し前の個所で語られたことよりも高次で一般的な事態である。そこで、この概念について包括的に捉えてみよう[3]。すなわちそれは何らかの不和によって、自然本性的に同族であるものが崩壊することである。実際、プラトンは『ソピステス』でこのとおりに定義している[4]。この論証がより高次のものであって、すべての個別領域的な病気、すなわち、われわれの魂の病気、身体の病気、その他の動植物に見られる病気、また国家全体の病気さえも、精確に包括するものであることを確かめるのは困難ではない。思うに、このようにして、同族の戦いによって内乱状態にある国家は、その内部にあって自然本性的に同族的なものが争いになったかのように、それ自身の内部に生じた病気であるとわれわれは語っているのだからである。これは、あらゆる病気についての最も包括的な概念であるが、最も単純な諸部分同士の内乱というのはこれよりも包括的ではなく、熱、冷、乾、湿のある種の不均衡であるという語り方は、さらに包括的ではない。というのも、これは身体のみの病気のことであり、他の何ものについての病気でもないからである。それはちょうど、知性的部分の内乱が魂の病気であって、他のいかなるものの病気でもないのと同じことである。

だが、クリュシッポスはこれらの教説に関して、二重の誤りを犯している。まず第一に、彼は『受動情態についての倫理学』では、魂における病気が身体に関する病気と同じ名称で呼ばれると述べているのに対し

(1) クリュシッポス「断片」III四七一 (SVF)。
(2) 第八巻第四章 (676 K) 参照。
(3) 本章 (439 K) 参照。
(4) プラトン『ソピステス』二二八A七－八。第三章 (452 K) 参照。

443 て、[1]〔受動情態についての〕理論的著作の第一巻ではずっと、魂の病気を不安定で破綻しやすい健康になぞらえていることで自分自身との不一致を来している。[2] そして第二に、彼は『治療法と倫理学』と呼ばれる著作で証明を約束したまさにそのことを証明できなかった。[3] それは何であったか。魂の諸部分の相互間の均衡と不均衡ということであり、それに応じて魂が健康であるとか、病んでいるとか語られる、としていたことである。[4] というのも、魂の受動情態と病気のすべてが知性的部分という一つの部分で起こっていると想定しながらも、どのような部分同士の適切な均衡が魂の健康であるのかを示すことに彼が困惑しているのはもっともなことである。同様にして、美しさが諸部分のある種の均衡において生じ、醜さがある種の不均衡によって生じると想定しながらも、魂のどういった諸部分の均衡が美しく、どういった諸部分の不均衡が醜いかを示すことに彼が困惑しているのももっともなことである。とはいえ、少し前の個所で引用した文言のすぐ後に彼はこう書き記している。「それゆえ、魂は、類比的にこれらに類した何らかの諸部分の均衡や不均衡に応じて、美しいとか醜いとか言われるであろう[5]」。

さて、魂のそれらに類した何らかの諸部分の、ある種の均衡や不均衡に応じて、魂が美しいとか醜いとか
444 言われるべきであり、あるいは健康であるとか病気であるとか言われるべきであると、クリュシッポスが語ったのは正しかった。だが、魂のこれらの諸部分が何であるかを彼は言うことができずに、魂の健康と病気、美しさと醜さを一つの部分にのみ、すなわち知性的部分においてのことであるとすることで、彼は議論をからませて、魂の活動（エネルゲイア）をその部分として想定せざるをえなかった。実際、彼はそれにつづけてこう書いている。「それは魂の諸部分であり、それを通して魂における知性とそのあり方が形成されるとこ

ろのものである。そして、魂は、固有の部分分けによって、主導的部分があれこれの状態にあることに対応して、美しかったり醜かったりする」。固有の部分分けとはどういったものかを、クリュシッポスよ、あなたがつづけて述べていたなら、われわれは煩わしさを免れていたであろう。しかし、ここであなたは、あるいは自らの著作のそれ以外のどの個所でも、それらをつづけて述べはせずに、受動情態についての著述の肝要な問題全体がそこにないかのように、あなたは突然それを説明することから手を引いて、不適切に論議を長引かせているのだが、あなたはこの問題を考えつづけて、魂の知性的部分の諸部分とは一体どんなものなのかを指摘するべきだったのである。(6)

したがって、故意にであれ不本意にであれ――というのも、わたしには推測しかねるからだが――、あなたは事を置き去りにしたのだから、わたしはあなたの学説に即してあなたの言いたかったことを見いだし、すでに引用された文言から出発して、その真実について考察することを試みよう。それは次のような文言である。

(1) 本章 (438, 439 K) 参照。
(2) クリュシッポス「断片」Ⅲ四六五 (*SVF*)。本章 (432 K)、第三章 (448 K) 参照。
(3) 第三章 (448 K) 参照。『受動情態について』全四巻のうちの第三巻までが「理論的著作」に相当し、第四巻目が『受動情態についての倫理学』であり、同巻は『受動情態の治療法』とも『治療法と倫理学』とも呼ばれている。
(4) 本章 (441 K) 参照。
(5) クリュシッポス「断片」Ⅲ四七一 a (*SVF*)。
(6) クリュシッポス「断片」Ⅲ四七一 a (*SVF*)。

第三章

446 「それは魂の諸部分であり、それを通して魂における知性が形成されるところのものである」[1]。おそらくあなたは、『知性について』[2]という著作の中で述べていたように、知性とは「ある種の想念と先取観念の集合体」であるということをわれわれに想起させようというわけだ[3]。しかし、もしあなたが個々の想念と先取観念が魂の一つの部分であると考えるのなら、あなたは二重の誤りを犯している。まず第一に、あなたが『知性について』という著作の中で書いているように、それらは魂の部分ではなく、知性の部分であると主張されるべきである。というのも、魂と知性は断じて同一ではないからである。そしてとりわけ、あなたは先に引用された文言において、知性が魂において形成されるものの一つであることを示している[4]。しかし魂はその中に形成されるものと同じではない。そして第二に、たとえだれかがこれを反駁されないままに容赦したとしても、にもかかわらず、想念と先取観念は魂の諸部分ではなく、ある種の活動(エネルゲイア)であると言わなければならない[5]。目でも耳でも、腕でも足でも、あるいは他のどんなものでも、何一つとしてその固有な活動から構成されてはいない。目の活動は、白、黒、黄色、灰色、その他のすべての色の個別的な識別である。さらに耳の活動は、高い、低い、うるさい、弱々しい、柔らかい、不快な、といった音声の識別である。しかし、これらは目や耳の部分ではない。あなたもよくご存じのように、何らかの角様の被膜[角膜]があり、それと別にブドウ様の被膜[ブドウ膜][6]があり、氷様のもの[水晶体]やガラス様のもの[硝子体][7]、その他それに類した目の諸部分がある。ちょうど耳にも、骨、軟骨、神経腱、薄膜、その他の多くのものがあるのと同様である。そこで、魂においても、あなたは部分を活動と混同してはならない。というのも、想念と先取観念は活動であるのに対して、魂の部分は、あなた自身が他の個所で詳細に説明しているように、447 聴覚のプネウマ〔気息〕、視覚のプネウマ、それに加えて音声のプネウマ、生殖のプネウマ、そしてそれらすべてに先立つ主導的プネウマであり、そこで知性が形成され、[8] またとくに魂のこの部分にもとづいて醜さと美しさが魂の中に見いだされるのだとあなたは言っているからである。

さて、このプネウマは、二つの部分あるいは構成要素（ストイケイア）ないし状態（カタスタシス）を持っている。すなわちそれは、冷と熱、あるいは別の呼び名を使って、それらの実体から名前を与えようとするな

（1）第二章（444 K）参照。
（2）書名にある「知性」はロゴスである。ガレノスにおいては、一般に「知性」の意味で用いられているが、ストア派においてはより広汎に、宇宙的な原理との繋がりが重視され、さらに「説明」「定義」などの論理的な側面も強調されるもので、「知性」と訳しきれない含意を持つ。
（3）第四章（456 K）参照。
（4）第七章（484, 485 K）参照。
（5）クリュシッポス「断片」II八四一（*SVF*）。
（6）ブドウ様の被膜（*ῥαγοειδὴς χιτών* ブドウ膜）は、虹彩、毛様体、脈絡膜からなる膜のこと。ただし、ガレノスではその三者は峻別されていなかっただろう。なお、現代の医学用語 uvea（ブドウ膜）も「ブドウ」を意味するラテン語 uva の中世語形からきている。
（7）水晶体、硝子体については、第七巻第五章（623-624 K）をも参照。なお、「氷様の」とした *κρυσταλλοειδής* は「水晶様の」の意味も可能であるが、*κρύσταλλος*（>crystal）は基本的に「氷」である。
（8）クリュシッポス「断片」II八四一（*SVF*）。

ら、空気と火とを全体として混ぜ合わせたものである。そしてそれは所在する身体から若干の湿り気を受け取っているものである。[1]だが、これらの均衡を、主導的部分の健康や美しさと呼ぼうというつもりなら、驚くほかないであろう。というのも、身体そのものだけの健康なら、それらの要因の中で成り立つものとしてよかろうが、魂の主導的部分ということになると、その健康はそれらの中には存立しえない。そのことは、あなた自身の説からしてもそうである。したがって、もし病気や健康、美しさや醜さが、身体全体においてと同じような仕方で、魂の主導的部分において形成されることを示すことができないなら、図式（パラディグマ）全体が崩壊し、同じ名称で呼ぼうという立場表明は完全に潰え去ってしまう。それにもかかわらず、以前あなたは、これまで語られた想念のすべてを正しく認識し、擁護することを約束していた。けれども、あなたは最後までその立場を通すことはできなかったし、魂に関して起こることと身体に関して起こることとの間の類比関係と類似性を説明しようとはしなかったのである。

さて、もう一度議論を取り上げ直し、ここで十分に決着をつけることにしよう。クリュシッポスは『受動情態について』第一巻で、魂における病気は、熱や下痢あるいはこの種の何かの病気にかかりやすい身体的状態と類比関係にあると主張することによって、病気の概念を混乱させた。[2]しかしながら、『〔受動情態の〕治療法』では、彼は自己矛盾を気にせずに、その病気の概念を守り通したが、身体において魂と類比関係にあると言っていたその他のことと同時に魂における病気を説明するという約束を果たすことがまったくできなかった。[3]そしてそれとともに彼は魂の健康と美しさとを同じこととして混同したのである。というのも、彼は身体の場合に、健康を構成要素の均衡であるとし、美しさを諸部分の均衡であるとすることで、精確にそれらを区別したからである。彼は少し前に引用された文言で、このことを明らかにしたのであり、そこで身体の健康は、熱と冷、乾と湿の間における均衡であると主張していて、これらは明らかに、身体の構成要素であるのだが、他方で美しさのほうは構成要素における均衡にあるのでなく、諸部分の均衡において形成されると彼は考えているからである。[4]ちょうどポリュクレイトスの[5]『カノーン［基準］』に記されているように、明らかに指に関しては指に、すべての指に関しては手の平と手首に、そしてこれらについては前腕に、前腕については二の腕に、そしてすべてについてはすべてに均衡があるのである。ポリュクレイトスはその著作の中で、身体のすべての均衡をわれわれに完全なかたちで教示したうえで、理論の要求のとおりに像を作ることによって、実技によって理論を確認し、そして著作に名づけたように、『カノーン』という名前をその像にも与えたのである。

あらゆる医師たちや哲学者たちによれば、諸部分の均衡に身体の美しさがあり、[6]また何であれ構成要素同

（1）クリュシッポス「断片」Ⅱ八四一（*SVF*）。
（2）第二章（432 K）参照。
（3）第二章（442-443 K）参照。
（4）クリュシッポス「断片」Ⅲ四七二（*SVF*）。第二章（440 K）参照。
（5）前五世紀の彫刻家。ガレノスは、均衡概念のモデルとして、彼の『カノーン』に多数の著作で言及している。
（6）ポリュクレイトス「断片」四〇A三（DK）。

士の均衡が健康である。すなわち、動物の身体は、アスクレピアデス[1]が考えたように、粒子と通孔〔通路〕
450 から形成されているとすれば、健康はこれらの均衡である。あるいはエピクロス[2]が考えていた原子から、ア
ナクサゴラスが考えていた同質部分体（ホモイオメレー）[3]から、あるいはクリュシッポスやすべてのストア派
の人びとの見解であり、彼ら以前にアリストテレスとテオプラストス、さらにそれ以前にはプラトンとヒッ
ポクラテスが考えていたように、熱、冷、乾、湿から形成されているとすれば、これらすべての人たちにと
って、構成要素の均衡が健康を作り出すのである。[4] したがって、クリュシッポスが約束したとおりに、身体
に関することと魂に関することとの間に全面的な類比関係を保持しようと思うならば、プラトンがそうした
ように、魂が全体としていわばある種の単純な構成要素で構成されていることを示し、それらの相互の均衡
において魂の健康と病気があるのを見いだすように努めなければならない。
しかし、クリュシッポスは約束したにもかかわらず、この類似性についても、また魂の美しさの類似性に
ついても教示することができず、美しさを健康と混同したのである。というのも、魂は知性の固有の部分け
によって美しかったり醜かったりすると彼は言ったが、しかし、それがどのようにして健康であったり病気
であったりするのかについては、説明しないままに放っておいたからである。[5] 思うに、その両方を混同して、
それらについて精確に定義を与えるようなかたちで明言することができなかったからである。[6] プラトンはま
451 さにそのことをしていて、いくつかの個所で、なかでも特に『ソピステス』において、魂の諸部分のお互い
に対する内乱が魂の病気であり、魂の逸脱運動や不均衡な運動、すなわち内発的衝動による活動が醜さであ
ると明言したのである。同様にして、諸部分の相互の調和と均衡が健康であり、運動の均衡が美しさである

と彼は考えた。というのも、美しい身体の成立が諸部分の均衡に由来しているのと同じように、美しい活動は部分ごとのさまざまな運動の均衡によって成立するからである。そのために、踊ったり、格闘競技（パンクラティオン）を行なったり、レスリングをしたり、歩行したりするにも、ある人たちは優雅に美しく行なっていると言われ、ある人たちは無様に見苦しく行なっていると言われるのである。実際、活動の美しさは、部分ごとのさまざまな運動の均衡において認められ、醜悪さはそれらの不均衡において認められるからである。

（1）小アジアのビテュニア地方プルサの出身で、前一世紀頃にローマで活躍した医学者。「方法学派（メトディコイ）」の創始者。伝統的な体液理論をしりぞけ、デモクリトスやエピクロスの原子論的な考えにもとづいて、身体を「粒子・物塊（*ὄγκος*）」とそれを横断する「通孔・通路（*πόρος*）」からなるとし、生理学のメカニズムを微粒子の運動と停滞によって説明した。ガレノスは多くの著作において彼の機械論的生理学理論を激しく攻撃している。

（2）エピクロス（前三四一―二七〇年）は、自然学においてデモクリトスの原子論を引き継いで展開した。もちろんガレノスは、彼らの原子論的見解をさまざまな個所で批判している。

（3）「ホモイオメレー（*ὁμοιομερῆ*）」は、おそらくアリストテレスによって作られた言葉であり、アナクサゴラス自身はこれを種子（ゴネー）と表現した。この同質部分体とは、たとえば肉も髪もどれだけ小さく分割しても、どこまでいっても肉や髪としてありつづけるといったように、「部分が相互に対しても全体に対しても同じ性質をもっている」もののことである。『ヒッポクラテスにおける人体の構成要素について』第一巻第九章（I 484 K）でも言及されている。

（4）『ヒッポクラテス「人間の自然本性について」註解』第一巻二〇（*CMG* V 9. 1, p. 33, 4-11）。第二章（440 K）参照。

（5）第二章（444 K）参照。

（6）クリュシッポス「断片」Ⅲ四七二（*SVF*）。

プラトンの『ソピステス』からの文言は次のとおりである。

——魂についての悪には、二つの種類（エイドス）があると語るべきである。

——どんな種類ですか。

——一つは、いわば身体における病気にあたるようなもの、もう一つは、醜さにあたるようなものである。

——わたしにはわかりません。

——おそらくきみは病気と内乱が同じものではないと考えていたのではないか。

——それにも何と答えるべきかわかりません。

——きみは内乱とは、自然本性的に同族のものが、何らかの不和によって破壊すること以外の何かであると考えるのか。(1)

——いいえ、それにほかなりません。

——では醜さとは、どこにおいても不愉快で不均衡な種類のもの以外の何かであろうか。

——けっしてそれ以外のものではありません。(2)

このようにプラトンは、病気と醜さについて、一般的にそれぞれの自然本性がどういったものなのかを、われわれに教示した。次に彼はどのようにそれらが魂に生じるかを教示しつつ、まず病気についてこう記述している。

——ではどうだろうか。劣った人びとの魂においては、思いなしは欲望と、激昂は快楽と、知性は苦痛と、そしてすべてのものが互いに対して不和の状態にあるのにわれわれは気づいていないだろうか。

——はい、まったくそのとおりに気づいています。

――では、実際これらすべてのものは必然的に同族であるのか。

――もちろんです。

――そうすると、悪しきあり方を魂の内乱であり病気であるとわれわれが語るとき、正しく言い表わしていることになるだろう。(3)

それにつづいて、どのように醜さが魂に生ずるかを彼は説明している。

――ではどうだろうか。運動に与って何らかの目標を設定し、それに達するように努めていても、個々の内発的衝動に従えば、そこから逸脱し、達成できないものの場合は、それらがその受動情態をこうむるとわれわれが主張するのは、相互に対する均衡によってだろうか、あるいは反対に不均衡によってだろうか。

――明らかに不均衡によってです。

――けれどもわれわれはすべての魂における無知は、すべて不本意によるものであることを知っているね。

――まったくそのとおりです。

――そして魂が真実を目指しながら、理解に導く方法から逸脱するとき（パラポロス）、その無知は錯乱（パラプロシュネー　理解の逸脱）以外の何ものでもない。

――はい、そのとおりです。

――してみると、無知な魂が醜く、不均衡であると考えるべきである。(4)

(1) 第二章（441 K）参照。
(2) プラトン『ソピステス』二二七D一三―二二八B一。
(3) プラトン『ソピステス』二二八B二―九。
(4) プラトン『ソピステス』二二八C一―D四。

以上のようにして、プラトンは『ソピステス』において、健康と美しさについて、また醜さと病気について、一般的にも個別的にも論じた。すなわち、それらの想念を一般的に記述するとともに、それらがどのようにして魂に生じるのかを個別的に教示したのである。

多くの著作の中で、健康と美しさ、醜さと病気について彼が語った文言はほかにも少なくないので、いま
454 はそれらを逐一引用するのは時宜を得たことではないと思われる。健康と病気についてのわれわれの議論が一段落して、それらについてプラトンがヒッポクラテスと同じように理解していたことを示す時がきたら、そこにおいて、よりふんだんにそういった文言を引用することにしよう(1)。

第四章

しかし、最初からわれわれに問題となっていたのは、端的に美しさや健康、あるいは醜さや病気についての議論ではなく、また身体のみにかかわるそれらについての議論でもなく、魂の受動情態についての議論であったのだから、いまここでは、それ以外のことは後回しにして、まさにわれわれが当面している問題だけを取り上げることにしよう。目下明らかにすべきことは、クリュシッポスが主張したように、魂のただ一つの部分において、魂のただ一つの機能によって、判断が形成されもすれば受動情態が起こりもする、というのではなく、魂には異なった種類の多数の機能があり、多数の部分があるということである。魂の機能は数の上で三つ、すなわちそれによってわれわれが欲求すること、激昂すること、知性的に思考することである、

という点については、ポセイドニオスもアリストテレスも同意している。しかし、それらが場所的にお互いから離れていて、われわれの魂が多くの機能をその内部に持っているだけではなく、類を異にし本質的あり方も異なった諸部分から構成されているというのが、ヒッポクラテスとプラトンの学説である。(2) その説の正しさについて、これまでの論議の中ですでに多くを語ってきたが、次につづく議論においても、そのことを多々語るとしよう。

さて、ここで再びクリュシッポスにもどろう。彼はいま挙げられた諸機能がわれわれの魂のあちこちに分散していることに同意しようとせず、すべての活動と受動情態が知性的部分だけに生ずると主張している。そして、受動情態が起こったときに、いかにして癒すべきであるかも、いかにしてそれらの発生を防ぐべきかも教示していないのである。さて、その他の多くの事柄についてもそうであるように、彼はこのことについて自らと矛盾対立していたのである。すなわち、『魂について』第一巻では、わたしが前巻で彼自身の言葉を引用して明示しておいたように、魂にはそれらの機能が備わっていると彼は見なしているのに、(3)『受動情態について』では、受動情態は魂の知性的部分のある種の判断であると主張しているのである。(4) われわれとしては、彼が実際に語った事柄は、ヒッポクラテスやプラトンの学説に対する証言として、いささかなりと認められない。何しろその言説たるや、単に思慮ある者というだけではなく、あらゆる方法で古い学説を

（1）第八巻第四章（675-679 K）で詳しく論じられている。
（2）ポセイドニオス「断片」一四二（Edelstein-Kidd）。
（3）第四巻第一章（362, 364 K）参照。
（4）第四章第一章（364-366 K）、第五巻第一章（428-429 K）参照。

456
くつがえすことに熱心な者のなしたものなのである。というのも、本来そのような人の証言とは、真実によって強要された立場からなされるのが常道だからである。

さて、われわれは、当面の問題についてクリュシッポスが書き記したもののうち、別の個所に再び目を向けて、これらのいくつかの個所が彼自らの述べたこととどのようにうまく一致していないのか、またいくつかの個所が明白な事実とどのように対立しているのか、そしてある個所がそれら両方に関してどのように間違っているのかを示すことにしよう。まず最初に、わたしの先の議論が終わったところに再びもどって、魂の健康と病気、醜さと美しさが魂の諸部分においてあるということ、(1)そしてそれらの部分が想念と先取観念であるということについて、(2)さしあたり彼に同調するとしよう。というのも病気や健康を一般に活動として捉えてはならず、ただ醜さや美しさのみをそれとして捉えなければならないということが、先にわたしの説として語られたからである。(3)しかし、たとえ彼の主張を認めたとしても、それにつづく彼の文言は正しくないということをいま証明することにしたい。というのも、受動情態が生ずるのは二つの判断が互いに戦って
457
いることにあるのなら、それら二つの判断のうちの一方が正しく、一方が間違っているか、あるいは両方ともが誤っているかのいずれかであることは必然である——ただし、後者のような場合も認められるのであればのことで、ここにはある種の論理的な問題がからんでいる。しかし、両方ともが間違っていると主張するにせよ、その一方が正しいと主張するにせよ、いずれの場合も判断の対立はけっして受動情態とはならないであろう。もしそれらの判断が、得心性においてほぼ互いに対等なものになっているのであれば、われわれは問題の事柄のあり方について判断を保留しなくてはならないが、もしそれらの一方がはるかにいっそう得

心性が高いように見えたなら、われわれはそれに同意し、その同意に従って何らかの行為をなすのでなければならない——ただし思慮を欠くことのないようにではあるが。

たとえば、快楽がよきものであると思っていても、それと対立する方向へとその人を引き寄せる何か些細な事柄があるかもしれないし、あるいはただ美しいものだけがよいとする想定を立てていても、その人自身がそれを本気で信頼しないようにさせる別の想念を抱くかもしれない。あるいはピュロンのように[4]、等しい価値を両方ともに割り当てて、主張(アポパシス)と同意(シュンカタテシス)について判断を保留するかもし
458
れない。これらの場合のいずれにおいても受動情態は生じない。それはちょうど、クリュシッポス自身も前巻で引用した文言においてはっきりと明示していたとおりである。すなわちその文言では「人が誤りを犯し、知性との何らかの一致を見過ごして動くような場合」があっても、またその他さらに彼が書き並べているような事態が生じたとしても[5]、その場合に受動情態が起こることはなく、むしろ内発的衝動が知性に従わなくなるときに受動情態は起こる、と彼は言っている。したがって、ここで再び、クリュシッポスが何か自分自身に反することを語っているのが見いだされる[6]。受動情態を誤った判断から切り離したうえで、次に魂の病

---

(1) 第二章(439-444 K)参照。
(2) 第二―三章(445 K)参照。
(3) 第三章(451 K)参照。
(4) エリスのピュロンは前四世紀の懐疑主義哲学者。感覚や思考による現われに別の現われが拮抗することからくる「判断保留(エポケー)」について語ったピュロン主義哲学の祖。
(5) 第四巻第二章(369, 371 K)、第四章(386 K)参照。
(6) 第一章(430 K)参照。

気と受動情態が判断の相互に対する不一致によって生ずると言っているからである。もはや驚くべきことではないが、受動情態への対処をプラトンは正しく書き記していて、それについてはポセイドニオスも彼の側に立って証言しているとおりだが、クリュシッポスのほうは間違っていたのである。(1) 前巻で指摘しておいたように、受動情態の原因のすべてをあえて明示しようとすることはなく、最も重要な原因に関して困惑していることを認めてしまい、いざ何らかのことをあえて語ろうとした個所では、何も的確に明言することができないような者には、思うに、その適切な仕方でそれらに対する措置を施すことができないであろう。(2) しかし、以前にもすでに述べたように、もしだれかがクリュシッポスの四巻本に対して反駁しようとするのであれば、それよりもはるかに多くの著述を費やさなければならないだろう。(3)

第五章

さて、そこで、われわれが手がけている論著に関してどうしても不可欠なかぎりの事柄だけを取り上げて、そのうちでもまず最初に子供たちを支配している機能の問題を取り扱うことにしよう。というのも、彼らはまだ知性を所有していないからには、子供たちの内発的衝動が知性によって統括されていると言うことはできないが、(4) またしかし、彼らが激昂したり、苦痛や快楽を抱いたり、笑ったり泣いたりといったような、そのほかにも無数の受動情態をこうむることはないとも言えないからである。実際、受動情態は完全な大人よりも、子供たちにおいていっそう数も多くて激しいものである。しかし、これらのことはクリュシッポスの

460

学説からは帰結しないし、同様に、快楽への親近性や苦痛への疎遠性は自然本性的なものではないという見解からも帰結しない。[5] すべての子供たちが教えられなくとも快楽に向かって突進し、また苦痛からは向きを変えて逃避するからである。また彼らが、ある動物たちもそうであるように、勝利することそれ自体と別に何の褒賞も提供されなくとも、激昂し、蹴ったり、噛んだりして、仲間のものたちに勝利して支配したいと望むのをわれわれは見るのである。このような行動は、ウズラ、ニワトリ、ヤマウズラ［シャコ］、マングース、エジプトコブラ、ワニ、その他の無数の動物たちにおいて明らかに観察される。

それらと同様に、子供たちも快楽と勝利とに対して親近性をもつように思われるが、少し後になってより年長になったときに、美しいものに対して、ある種の自然本性的な親近性を持っていることを示すようになるのである。事実、彼らはより年長になると、自分たちの誤りを恥じ、立派な［美しい］行為を喜び、正義やその他の徳性を得ようと努め、これらの徳性ついての想念に従って多くの行動を遂行するのであるが、それ

---

(1) ポセイドニオス「断片」一六七（Edelstein-Kidd）。第四巻第七章（421 K）参照。

(2) 第四巻第七章（420, 424 K）、第五巻第五章（461 K）、第六章（474, 475 K）参照。プルタルコス『モラリア』一〇一五B参照。

(3) 第四巻第一章（360 K）、第五巻第一章（430 K）参照。

(4) 第一章（431 K）、第七章（484, 500 K）参照。

(5) クリュシッポス「断片」Ⅲ二二九a（*SVF*）。親近性（*οἰκείωσις*）と疎遠性（*ἀλλοτρίωσις*）はストア派倫理学の基本概念。ストア派によれば、動物（人間）はそれ自体で自然に従って生きるものであり、自然において自己自身と親近性を持っている。すなわち基本にあるのはエピクロスの考えたような「快楽」ではなく、「自己保存への内発的衝動（*ὁρμή*）」である（キケロ『善と悪の究極について』第三巻参照）。

461

以前の、彼らがまだ年少のときには、受動情態に従って生き、知性による命令を何一つ心にとどめようとしないのである。したがって、われわれには、魂の諸部分のそれぞれの類型（エイドス）ごとに、自然本性上の親近性をもつものが三つあって、すなわち快楽に対しては欲望的部分により、勝利に対しては激昂的部分により、道徳的な立派さに対しては知性的部分によってかかわっているのであるが、[1] エピクロスはただ魂の最も劣悪な部分の親近性だけを見たのに対して、[2] クリュシッポスは、これぞ明らかによきものであるところの立派なものに対してだけ、われわれが親近性を持っていると主張して、最善の部分の親近性だけを見たのである。ただ古い時代の哲学者たちだけが、三つのものすべてに対してわれわれが親近性を持っているのを見てとったのであった。

　したがって、クリュシッポスがそれらのうちの二つを見過ごしにしたからには、劣悪さの発生について困惑したのは、もっともなことである。[3] 彼は劣悪さの原因も形成の仕方も語ることができなかったし、どのように子供たちが誤りを犯すのかを見いだすこともできなかった。これらすべての点で、ポセイドニオスが彼を非難して論駁しているのは理にかなっていたと思われる。[4] というのも、もし最初から子供たちが立派さに対して親近性を持っていたなら、劣悪さは内部から、すなわち自分自身から生じえず、ただ外部から生じるしかなかったはずだからである。しかし実際、彼らはすぐれた習慣によって育まれて、ふさわしい仕方で教育されたとしても、いずれにせよ何らかの誤りを犯すのが見うけられるのであり、クリュシッポスもまさにこのことを認めている。とはいえ、彼は明瞭に観察される事実を無視して、ただ彼が自分で立てた事例題から導かれる結論だけを承認することもできたはずで、もし子供たちが立派な仕方で導かれるなら、時間がたてば何としてでも賢者になるであろうと彼は主張すればよかったのである。だが彼は観察される事実をこのようにねじ曲げることはあえて行なわず、たとえ子供たちが哲学者だけのもとで育てられ、悪の事例をけっして見聞きすることがなかったとしても、それにもかかわらず、彼らが必ずしも哲学するようにはならないだろうと彼は見なすのである。

実際、彼らのゆがみ（ディアストロペー）について二つの原因があると彼は言っていて、その一つの原因は大多数の人びとの話を聞くこと（カテーケーシス）から生ずるものであり、もう一つの原因は、諸事物の自然本性そのものから生じるものであるとする。(5) わたしとしてはその両方に異議を唱えるものである。まず人びととの接触から生ずるものへの反論から始めよう。彼ら子供たちが悪の事例を見聞きした場合でも、それとの親近性を何一つ持たないのだから、なぜそれを憎んだり、それから逃げたりしないのか、わたしには不思議に思われるし、また彼らがその事例を見聞しなくても、まさしくそのことによって騙されてゆがんでしまうというのには、よりいっそう驚かされる。子供たちが快楽をよいものと考えて、それとの親近性を何一つ持たないのに、それによって誘惑されるというどんな必然性があるのか、また自然本性的にそれと疎遠でも

(1) 第六章（472 K）参照。
(2) エピクロス「断片」二七五（Usener）。
(3) 第四章（458 K）参照。
(4) クリュシッポス「断片」Ⅲ二二九a（*SVF*）。ポセイドニオス「断片」一六〇（Edelstein-Kidd）。
(5) クリュシッポス「断片」Ⅲ二二九a（*SVF*）。ディオゲネス・ラエルティオス『哲学者列伝』第七巻八九（＝クリュシッポス「断片」二二八（*SVF*））、キケロ『法律について』第一巻四七参照。

ないのなら、苦痛を避けて、逃避すべきどんな必然性があるか。そして、彼らが称賛と名誉とを目指していて、それらを喜ぶけれども、誇りと不名誉には反発して、それらを避けようとするのは、これらに対して自然本性的に何らかの親近性と疎遠性とを持っているのでないとすれば、どんな必然性があってのことなのだろうか。

事実クリュシッポスも、ここに挙げられた事柄のそれぞれに対し、われわれが自然本性的に親近性と疎遠性を持っているということに、たとえそうは言っていないにしても、言わんとしていたことの含みとしては、同意しているように思われる。というのも、見かけのまことしやかさと人びとの話を聞くことで、善と悪に関して劣った人びとにゆがみが生ずると彼は言うのだが、どうして快楽はそれがよいものであり、苦痛はそれがわるいものであるという、まことしやかな見かけを与えるのか、その原因を彼に尋ねるべきだからである。同様に、オリュンピアでの勝利と彫像の建立については、それを大多数の人びとから、よきこととして称賛され名誉あることであると聞かされ、それに対して敗北と不名誉については、悪しきこととして聞かされるときに、なぜわれわれは説得されることとなるのか(1)。実際、これらの点でもポセイドニオスはクリュシッポスを非難していて、すべての虚偽の想念の原因は、理論的な事柄においては無知を通して生じるのに対して、実践的な事柄においては受動情態の引き寄せを通して生じるのだが、知性的部分の判断力が脆弱になったときには、虚偽の思いなしがこの引き寄せよりも先行することを指摘しようとしているのである。というのも、内発的衝動は知性的部分の判断の結果として動物に生じるときもあるが、受動情態にある部分の運動の結果として生じる時もしばしばあるのだからというのである。

464

ポセイドニオスは観相学[2]にもとづいた観察事実を、これらの議論にもっともらしく結びつけている。すなわち、動物でも人間でも、広い胸をして比較的体温の高いものはすべて、自然本性的にいっそう激昂的であり、広い臀部を持っていて比較的体温の低いものであればいっそう臆病であると言う[3]。そして、地域ごとに、人びとの性格が臆病か大胆か、快楽を好むか労苦を好むかの違いの程度は小さくないのであり、それは魂の受動情態による運動が、身体の状態につねに従うからであり、周囲の環境による混合状態（クラーシス）が原因となって、その状態が変化する程度は小さくはないとも言っている。また、特に動物における血液も、温かさと冷たさ、濃密さと希薄さの点で、またその他の多くの諸性質の点で異なっているとも述べている。なお、血液のことについてはアリストテレスが詳細に論じたところである[4]。それらについては、論議が進んでいく中で、適切なときになったら取り上げることにして、そのさいには、それらについてヒッポクラテスとプラトンの語っていることをも、そのまま引用することにしよう[5]。

だが、当面のわたしの議論はクリュシッポス派の人たちを相手になされているのであり、彼らは受動情態

(1) クリュシッポス「断片」Ⅲ二二九a（*SVF*）。

(2) 観相学を行なう（*φυσιογνώμων*）とは、身体的特徴をもとに性格の違いを経験的に観察にもとづいて考察すること。アリストテレスの擬書『観相学（*τὰ φυσιογνωμονικά*）』を参照。

(3) 「広い胸」は男性的身体特徴を、「広い臀部」は女性的身体特徴を示唆している。

(4) ポセイドニオス「断片」一〇二（Jacoby）。アリストテレスについては『動物部分論』第二巻第二―四章を参照。

(5) この課題は本書では果たされていないが、『魂の性格は身体の混合状態に依拠するということ』（IV 767-822 K）にかなり詳しい議論がある。

465 によるもの以外に何一つ知らず、また身体の混合状態がそれ自身に固有の「受動情態による運動」を生み出すということも知らないのである。[1] この呼称はポセイドニオスがいつも使っていたものである。[2] だが、アリストテレスは直接的な仕方で、動物の魂におけるそういったすべての状態（カタスタシス）を「性格（エートス）」と呼び、それらがさまざまな混合状態においてどのように生じるかを彼は説明している。[3] それゆえ、思うに、魂の受動情態の治療は、ある人びとにおいては、彼らの受動情態による運動が強力ではなく、知性的部分が自然本性的に脆弱でも愚かでもないがゆえに、容易でたやすい。だが、無知と悪しき習慣が原因で、そのような人びとが受動情態の動きの中で生きるように強いられてしまうのである。またある人びとにおいては、受動情態による運動が身体の構成ゆえに必然的に何か大きく激しいものとして起こり、知性的部分が自然本性的に脆弱で愚かであるときには、治療は困難でややこしいことになる。というのも、もしある人の性格が改良されたことを論証しようとするなら、知性的部分は真実についての知識を獲得しなくてはならないし、受動情態による運動は、すぐれた生活態度に習慣づけられることよって、沈静化されなくてはならないからである。[4]

したがって、そもそもの始めから、最善を目指して人間を形成すべきである。何にもましてまず第一に種
466 子（スペルマ）そのもののことを、そして次に養生法（ディアイタ）のことを、すなわち妊婦が養生するさいの、食物と飲み物、運動と休息、睡眠と覚醒、欲望と激昂、その他のそういったことすべてをあらかじめ配慮しなければならないのであり、これらのことについてプラトンはきわめて精確に論じている。[5] 一方、クリュシッポスは自ら適切なこと何一つを言わなかっただけではなく、できそこないの土台の上に議論を展開して、

発見の出発点を彼の追従者のだれにも残しさえしなかったのである。[6] ポセイドニオスはこれに対して彼を非難しているが、それとともに、母体の中でまだ身ごもられている子供たちの形成について、そして出生の後の養育と教育について、プラトンが語ったことに彼は驚嘆している。そして彼の『受動情態について』第一巻では、プラトンが言及したことの一定の概要として、魂の受動情態にある非知性的部分が、その運動においても均衡がとれていて、知性の命令へ服従するようになるためには、子供たちがどのように養育され教育されなくてはならないかを彼は書き記したのである。「というのも、子供たちの最良の教育とは、知性的部分の支配に最もふさわしくあるように、魂の受動情態にある部分を準備することである」[7]。

実際［彼によれば］、最初はこの知性的部分は小さくて脆弱であるが、一四歳くらいになると大きさと強さを達成して、その歳には十分に自分を支配し管理することができるようになる。ちょうど一体的に繋がれた二頭の馬、すなわち欲望と激昂とを操る馭者のように、それらの馬が過度に強くも弱くもなく、臆病でも逸

（1）クリュシッポス「断片」Ⅲ二二九ａ（*SVF*）。第四巻第七章（422, 425, 426 K）参照。
（2）ポセイドニオス「断片」一五三（Edelstein-Kidd）。
（3）アリストテレス『動物誌』第一巻第一章四八八ｂ一二―二八、第八巻第一章五八八ａ一六―二五、第九巻全体参照。また『動物部分論』第二巻第四章六五〇ｂ以下に、身体（血液）の混合状態と魂の性格との呼応関係についての具体的記述がある。
（4）ポセイドニオス「断片」一六九（Edelstein-Kidd）。
（5）プラトン『法律』第七巻七八九Ａ―Ｅおよび七九二Ｅ参照。ただし、プラトンの記述はさほど「精確」なものではない。
（6）クリュシッポス「断片」Ⅲ二二九ａ（*SVF*）。
（7）ポセイドニオス「断片」一四八（Edelstein-Kidd）。

脱するものでもなく、一般に不従順でも無秩序でも無法でもなく、すべてにおいて知性的思考に従順でそれに従う準備ができているようにするのである。知性的部分それ自身の教育と徳性は、ちょうど馭者の教育と徳性が馬車の操縦についての知識であるように、諸事物の自然本性についての知識であると彼は語っている。というのも、知識が魂の非知性的機能において生じないのは(1)、ちょうどそれが馬において生じないのと同様であり、馬たちがその固有の徳性をある種の非知性的な習慣から得るのに対して、馭者は知性的な教えから得るのだからである(2)。

徳性についての議論は直接このあとにつづいていて、その議論自体は、すべての徳性を知識の一種であると想定しているにせよ、あるいは機能の発動であると想定しているにせよ、二重の誤りを含んでいる。魂の非知性的部分の徳性は非知性的であることが必然であり、知性的部分の徳性だけが、知性的でなければならないのである。したがって、当然ながら、かの諸部分の徳性は機能の発動であり、知識は知性的部分だけの徳性である。だが、クリュシッポスが大きな誤りを犯したのは、どんな徳性も機能であるとはしなかったことではなく——というのも、そういった種類の誤りは大きなものではないし、われわれが反論するのもその点ではないのだから——、多くの種類の知識と徳性があると語ったうえで、魂の機能が一つであると主張していることにおいてなのである。というのも、一つの事物が多くの完成状態を持っていることは不可能であるとすれば、一つの機能が多くの徳性を持っていることは不可能だからである。すなわちそれぞれの事物の完成状態は一つであるが、彼自身が同意しているように、徳性はそれぞれの自然本性の完成状態である(3)。したがってキオスのアリストン(4)はいっそう立派に主張したのであって、彼は魂の徳性が多数あるということを否定して、それはただ一つであり、善きものと悪しきものの知識であるとしたのであり[5]、また受動情態についても、クリュシッポスのように自分自身で立てた仮説に反することを書き記したりはしなかったのである[6]。

469

第六章

しかし、クリュシッポスは徳性についてもプラトンを罵っているからには、その問題についてこの後で語るとしよう。ここでそのことに言及したのは、受動情態についての学説に徳性についての学説が必然的に伴うことによる、ある種の論理的な帰結としてであった。ちょうどポセイドニオスもこのことに言及していて、『受動情態について』第一巻の冒頭からすぐの個所において、まさしく次のような文言を書き記している。「なぜなら、善きものと悪しきものについても、目的についても、徳性についても、その吟味考察は、受動情態についての適切な吟味考察に依存すると考えられるからである」[7]。

さて、受動情態についての正しい見解に、徳性についての正しい見解がつながりあっていることは、十分

（1）ポセイドニオス「断片」一四八（Edelstein-Kidd）。
（2）魂を二頭立ての馬車とそれを操る馭者になぞらえて論ずることは、第三巻第二章（303 K）、第三章（306 K）、第六巻第一章（510 K）、などで繰り返しなされている。
（3）第七巻第一章（593 K）参照。
（4）前三世紀中頃のストア派の人で、ゼノンの弟子。
（5）第七巻第二章（595 K）参照。
（6）クリュシッポス「断片」Ⅲ二五七（*SVF*）。ポセイドニオス「断片」三一（Edelstein-Kidd）。
（7）ポセイドニオス「断片」三〇（Edelstein-Kidd）。

に説明されたと思われる。そしてこれが善きものや目的についての正しい見解に関しても妥当することは、ポセイドニオスの次のような文言を引用することで十分である。「受動情態の原因、すなわち不調和と不幸（カコダイモーン）な生の原因となっているのは、宇宙全体を支配するものに同族的なもの、つまり自然本性的に類似している自らのうちなる神性（ダイモーン）に全体として従わずに[1]、より劣った獣的部分といっしょになってあらぬ方向に運ばれていってしまうことである。この点を見過ごしてしまった人たちは、これらの問題について、受動情態の原因をより善いものにすることもなく、また幸福（エウダイモーン）と調和についての問題に関して正しい見解を持つこともないことになる。というのも、幸福において第一の要件は、いかなる場合にも、魂の非知性的で、悪しき定めの、神の性を欠いた部分によっては導かれないようにすることであるということに、彼らは目を向けていないからである」。この文言においてポセイドニオスは、受動情態についての理論だけではなく目的（テロス）についても、クリュシッポス派の人びとがいかに誤っているかをはっきりと示した。目的とは彼らが語っているようなものではなく、プラトンが教えたように、「自然本性と一致調和して生きる」ことだからである。[2] というのも、われわれのうちの魂のある部分はより善く、別の部分はより悪くあるように、より善い部分に従う人は自然本性と一致調和して生きていると言われるが、より悪しき部分に従っている人は一致調和を欠いて生きていると言われるだろうからである。後者は受動情態に従って生きる人であり、前者は知性に従って生きる人のことである。

　しかし、ポセイドニオスはこのことに満足せず、クリュシッポス派の人びとが目的を正しく説明できていないと考えて、いっそう鮮明にいっそう激しく彼らを攻撃している。その文言は次のとおりである。「ある

471 人びと[3]は、これらの事柄をなおざりにして、『一致調和して生きる』ことを、自然本性的に第一のもののために可能なすべてのことをなすという意味に矮小化してしまって、そのために彼らは、快楽とか煩わしさのなさとか、あるいはほかにも何かそういったものを目標として立てるのと同じような行動をとっているのである。だが、まさしくその立場には矛盾があるのは明らかであり、立派さや幸福に寄与するようなものはそこに何もないのである。というのも、これらの事柄は必然的に目的に随伴するものではあるが、けっして目的ではないからである。この点が正しく区別されたなら、ソフィスト[4]たちが提出している問題を解決するためにそれを用いることができる。だが、『自然本性全体に従って生起している事柄についての経験に即して生きる』という見解を用いることはできない。それは『さまざまな相違［善悪の区別］を獲得することへと卑

(1) クリュシッポス「断片」Ⅲ四（*SVF*）＝ディオゲネス・ラエルティオス『哲学者列伝』第七巻八八参照。

(2) クリュシッポス「断片」Ⅲ四六〇（*SVF*）。一般的にはストア派の倫理学の基本原理として知られている。ゼノンにおいては「一致調和して（＝自らと一貫して）生きる（*ὁμολογουμένως ζῆν*）」と言われていたことが、クレアンテスによって「自然と（*φύσει*）」という語がつけ加えられ、宇宙のロゴスと一致するという自然本性的あり方が強調され、クリュシッポスがさらに人間の自然的理性に従うという意味を含めてこの立場を確立するに至ったと言われている（ディオゲネス・ラエルティオス『哲学者列伝』第七巻八七－八九）。

(3) クリュシッポスの弟子のタルソスのアンティパトロス（第二巻第三章（224 K）および五九頁註（6）参照）などが該当すると考えられている。

(4) ここでのソフィストとは、たとえばアカデメイア派の懐疑主義者カルネアデス（前二一九－一二九年頃）のことを指しているのだろう。自然本性的に第一のものを享受することが最高善であり、目的であると彼は見なしている。キケロ『善と悪の究極について』第二巻三五参照。

小な仕方で向かうことがないときに、一致調和して生きる』と言うのと等しいことである」[1]。

さて、おそらくこの引用は、自然本性と一致調和して生きることがいかにして成し遂げられるかを説明するさいに、クリュシッポスが目的について語ったことの奇妙さを示すのに十分だろう。だが、それにつづく個所でポセイドニオスが記している文言を引用するのがより適切だと思われる。それはこんな具合である。「受動情態の原因が看取されることによって、それは彼の説の奇妙さを論破し、欲求されたり避けられたりすべきものにおけるゆがみの根拠を示し、訓練の方法を区別し、受動情態から生ずる内発的衝動についての困難を解明した」。受動情態の原因を発見することによってわれわれが享受しうる益は、些細なものでも偶然的なものでもないであろう、と彼は語っている[2]。実際、受動情態の原因の発見は、いかなることが「自然本性と一致調和して生きる」ことかをわれわれが精確に理解するのに有益であった。というのも、受動情態に従って生きる人は自然本性と一致調和して生きていないし、受動情態に従って生きていない人は、自然本性と一致調和して生きているからである。一方の者は、魂の非知性的で不安定な部分に従い、他方の者は知性的で神的な部分に従っている。「また、受動情態の原因の発見は、選好されたり避けられたりすべきものにおけるゆがみの根拠を示した」[3]。というのも、ある人びとは、魂の非知性的機能にふさわしいものが無条件的にふさわしいとする考えに欺かれていて、快を感ずることや自分の隣人を支配することは、魂の獣的な部分によって欲求される対象であるのに、知恵や善美なるすべてのものは、知性的で神的な部分によって欲求される対象である、ということを知らないからである[4]。

「また、受動情態の原因が認識されると、それは訓練の方法を区別した」と彼は語っている[5]。すなわち、

473 ある人たちのためにはこれこれの種類のリズムと音階と生活態度の中で養生し、他の人たちのためには、別のそうしたものの中で養生することを、われわれは勧めるべきなのである。つまり、ちょうどプラトンがわれわれに教えたように、(6) 怠惰な人たちや愚鈍で無気力な人びとを、鋭敏なリズムや強制的に魂を動かす音階や、何かそういった生活習慣の中でわれわれは育てるべきであり、比較的激昂しやすい人びとやひどく興奮して猛進してしまう人びとをそれと反対の種類のものの中で育てるべきである。音楽家のダモン(7)は、酒に酔って狂乱状態になった若者たちのために、笛吹き女がプリュギア調(8)に笛を吹いているところに居合わせたとき、一体なぜ——実際、クリュシッポス派の人びとにもこのことを尋ねるべきであるが——ドリア調に笛を

(1) クリュシッポス「断片」Ⅲ一二(*SVF*)。
(2) ポセイドニオス「断片」一五〇b(Edelstein-Kidd)。
(3) 第六章(471 K)参照。
(4) ポセイドニオス「断片」一六一(Edelstein-Kidd)。第五章(460 K)参照。
(5) 本章(471 K)参照。
(6) リズムや音階が性格形成に大きな影響を与えることを、プラトンはしばしば指摘している。『国家』第三巻三九八D以下、『法律』第二巻(特に六五五D以下)参照。しかし、ここに言われている事柄に直接対応する個所は特定しがたい。
(7) 一般にはダモン(前五世紀半ばに活動。ペリクレスと親しかった)ではなく、ピュタゴラスの逸話として伝えられている。クインティリアヌス『弁論家の教育』第一巻一〇-三二、セクストス・エンペイリコス『学者たちへの論駁』第六巻八、イアンブリコス『ピュタゴラス伝』一一二参照。
(8) プリュギア調とはバッコス的な熱狂のように興奮を促し感情的に奏でる音階法で、ドリア調は落ち着いた音階法である(アリストテレス『政治学』第八巻第七章一三四二a二九以下参照)。ただし、プラトン『国家』では、前者は「節度ある人の」、後者は「勇気ある人の」声調を表わすものとして、ともにすぐれた二つの音階とされている(第三巻三九四E以下)。

吹くように言ったのか、そして若者たちはなぜすぐにそれらの衝動的な行動を中止したのか。(1) 実際、明らかに彼らは、笛の音によって知性的部分の考えを変えはしないが、魂の受動情態にある部分が非知性的であることで、非知性的な運動によって喚起されたり、なだめられたりするのである。というのも、非知性的部分は非知性的なるものによって、知性的部分は知識と無知によって、益されもするし害されもするからである。(2)

したがって、これらのこともわれわれが受動情態の原因についての知識から得る利益である、とポセイドニオスは語っている。そしてそれに加えて、「それは受動情態から生ずる内発的衝動についての困難を解明した(3)」と彼は述べている。さらに彼自身はこれらの困難が一体何であるかを、次の仕方でつづけて説明している。「なぜなら、悪が存在しているか、あるいは接近していることを人びとが知性によって承知しているときには、恐れることも苦悩することもないのに、それらのものの表象として思い浮かべるときには、恐れたり苦悩したりするのはどうしてかを、あなたがたは以前から観察してきたと思われるからである。というのも、目で見る絵と似たような一種の絵を突きつけるのでないなら、どのようにして非知性的なものを知性によって動かすことができただろうか。このようにして、ある人びとは言葉の上での叙述が原因となって欲望へと陥り、またまさに現実的なこととして、突進してくるライオンから逃げるように命じられると、それを目で見ていなかったとしても恐怖するのである」。(4) 以上のことは、ポセイドニオスによって適切に語られたし、その後につづく文言も、クリュシッポスが陥った困難のすべての原因を説明している点で適切なものであり、それについては前巻の末尾で詳しく論じておいた。したがって、先の個所につづく議論をさらに一つ引用したうえで、いまやここでこの議論を終えるのがよいと思われる。その文言はこうである。「実際、

475

向上進歩しつつある人たちは、大きい悪が自分たちの目前にあると考えることで苦悩しはしない。なぜなら、彼らは魂の非知性的部分によってではなく、知性的部分によってこの考えへともたらされるからである」(5)。

次に、時間がたつと受動情態はより静穏なものとなり、より微弱なものとなるのはなぜか、その原因を彼は説明している。それはクリュシッポスが『受動情態について』第二巻で行き詰まったことを認めた問題である。これについては第四巻の末尾で論じたが(6)、ここでも、ポセイドニオスの長い文言をいわば要約して、手短にそれを論ずることにしよう(7)。さて、魂の受動情態にある部分は、一方では時間が経過するとそれ自身の欲望に満たされ、他方では、長期にわたった運動によって疲労させられる。その結果、両方の理由によって、受動情態にある部分は静穏化し、その動きが穏やかになったことで、知性的思考がいまや支配可能になるのである。それはあたかも暴走した馬がむりやり乗り手を連れ去るが、やがて走ることに疲れるとともに、さらにはその欲望を満たしたことで、馭者が再び手綱を制御できるようになるようなものである(8)。実際、こうしたことがしばしば起こるのは明らかであり、若い動物を調教する者たちも最初に動物たちを疲れさせるままにして、それと同時に逸脱した運動で満たし、そのあとで手元にとらえるのである。

---

(1) ダモン「断片」三七A八 (DK)。
(2) ポセイドニオス「断片」一六八 (Edelstein-Kidd)。
(3) 本章 (471 K) 参照。
(4) ポセイドニオス「断片」一六二 (Edelstein-Kidd)。
(5) ポセイドニオス「断片」一七四 (Edelstein-Kidd)。
(6) 第四章 (458 K) 参照。
(7) 第四巻第七章 (424 K) 参照。
(8) 第四巻第一章 (365 K)、第六巻第一章 (510 K) 参照。

ところで、これらの問題についてクリュシッポスは、魂の受動情態にある部分にそれらの原因を関係づけることが不可能であると考えて当惑し、さらに、――実際、次につづく個所でポセイドニオスはこの論点も示しているが――彼は明白な観察事象とだけではなく、ゼノンともクレアンテスとも意見が食い違っている。(1) ちなみに、魂の受動情態にある部分についてのクレアンテスの見解は、次の詩句から明らかであると彼は語っている。

知性　激昂よ、おまえは一体何を欲するのか。どうかわたしにそれを話してくれ。
激昂　このわれがというのか、知性よ。われは欲するすべてのことを行なわんとする者なのだ。
知性　まことと、おまえは王のごとき者である。だがもう一度言ってくれ。
激昂　何であれ、事はわが欲望するがままになされるであろう。

このクレアンテスの対話的応答は、魂の受動情態にある部分についての彼の見解をはっきりと示している、とポセイドニオスは語っている。知性が激昂と対話しているさまを、まるで別人同士が対話しているかのように描写しているからである。(2) だが、クリュシッポスは魂の受動情態にある部分が知性的部分とは別のものであると考えていないし、知性を持たない動物の受動情態については、その存在を否定している。ただし、それらの動物も欲望や激昂によって支配されていることは明白であり、その点についてはポセイドニオスもいっそう完全に説明しているとおりである。彼によれば、動物のうちでも、容易に動かされず、植物のように岩や他のそういったものに付着しているものは、欲望のみによって支配されている。それに対して知性を持たないその他のすべての動物は、欲望的機能と激昂的機能の両方の機能を行使していて、ただ人間だけが三つの機能を使用するのである。[3] 人間は知性的な原理も獲得したからである。ポセイドニオスは、『受動情態について』という著作全体において、これらのことについても、その他の多くのことについても正しく語ったのである。[4] ちょうど受動情態についての理論のまさに構成要素そのものにおいて——こうした言い方をすることもできよう——誤っていたクリュシッポスは、多くの点で必然的に間違って語ったことになるのと同様に、真なる原理を使用した者は、もし精確に何がそれらから当然起きるかを注視するなら、必ず完全に正しく語ることになるであろう。そしてもし彼が精確に注視しなくとも、少なくともたいていの場合において、正答に達することになるであろう。

すでにこの時点で、現在の論議を終わらせてもよいと思われる。というのも、ゼノンの見解がどういったものかをいまのこの時点での考察することは、わたしが最初から自らのためにあらかじめ設定しておいて目的に即していないだろうからである。極端な長さを避けるために、他のストア派の人びとを無視して、ただクリュシッポスの学説だけを調べるべきであろうとわたしは言っておいた。[5] 実際、この著作において、魂について哲学者の個々の意見がどのようなものかを理解することではなく、プラトンとヒッポクラテスの学説

(1) ポセイドニオス「間接証言」九三 (Edelstein-Kidd)。
(2) ポセイドニオス「断片」一八七、一六六 (Edelstein-Kidd)。クレアンテス「断片」I五七〇 (*SVF*)。
(3) ネメシオス『人間の自然本性について』一参照。
(4) ポセイドニオス「断片」三三 (Edelstein-Kidd)。
(5) この議論が始められた第四巻第一章 (361 K) で言われていたことである。

478 が真実であるかどうかを吟味考察することだけをわたしは約束したのである。したがって、クリュシッポスに対する反論を展開したのは、当面の課題とかかわりがあったからであり、ゼノンについては、もし彼の立場がクリュシッポスの立場と同じであったなら、彼らと同じ批判を受けることになるだろうし、もし彼がクレアンテスやポセイドニオスと同じように、プラトン哲学の原理に従っていたのなら、彼はそれゆえに、われわれの哲学を分かちあうことになるだろう。またもし、これはわたしが確信していることだが、受動情態が判断に付随して起こると考えたのなら、(1)彼はこの問題についてクリュシッポスのとった最悪の見解と、ヒッポクラテスおよびプラトンが万人に先駆けて最初に提唱した最良の見解との中間の見解となるであろう。ポセイドニオスはピュタゴラスもこの見解を持ったと主張しているが、ピュタゴラス自身の著作はわれわれの時代まで保存されていなかったのであり、彼の弟子たちの著作からそう推定している。(2)

しかし、少し前の個所でも語ったように、目下のこの議論が眼目として掲げているのは、古い時代の学説の歴史を教示することではなく、ヒッポクラテスとプラトンによって語られた事柄を考察することだけである。しかもそれは、わたしにできるかぎりで、きわめて短いかたちでなされている。実際、この著述が何巻にもわたっていることに目を向けるべきではなく、それはわれわれの吟味考察している学説の大きさと数に
479 よるものだと慮らなければならないのであり、必要不可欠な点を余すことなく、より手短にこれらの同じ事柄について語ることは可能であったかどうかを吟味し考察するべきなのである。このことは、クリュシッポスの書き記した『受動情態について』という著作そのものからも了解することができるかもしれない。というのも、彼はそれぞれの巻が、わたしのものの二倍ほど長い四巻分を著述したにもかかわらず、(3)われわれは

受動情態についての彼の見解を直接的に二巻分全体において検証したわけではなかったし[4]、しかもポセイドニオスがその同じ著作で行なった註釈にもわれわれは言及しているからである[5]。さて、ともかくもクリュシッポスへの反論はこれで終えることにしよう。というのも、これまでに語られたことに注意を傾ければ、著作全体の中で個々に誤っている個所を発見するのは困難ではないだろうと考えるからであり、またもし語られたことに注意を向けないのなら、たとえわたしがより以上に著述を重ねたとしても、注意を向けることはないだろうからである。

第七章

さていまや、内発的衝動によってわれわれを動かす魂の部分が三つあるということについて、プラトンによって『国家』第四巻で語られた証明へと話を移すとしよう。だがそこでも彼は、それらの部分がお互いに異なっているということを必然的な仕方で論証していないのを認めねばならない。というのも、そこでの議

(1) 第四巻第一章(366 K)、第二章(367 K)、第五巻第一章(429 K)参照。
(2) ポセイドニオス「間接証言」九一、「断片」一五一(Edelstein-Kidd)。第四巻第七章(425 K)参照。ピュタゴラス「断片」一四A一八。
(3) 第四巻第一章(364 K)参照。
(4) クリュシッポス「断片」Ⅲ四五八(*SVF*)。
(5) ポセイドニオス「間接証言」六三(Edelstein-Kidd)。

論が証明しているのは、三つの部分があるということよりも、むしろ三つの機能があるということでしかないからである。しかし、魂の部分であれ機能であれ、それによってわれわれの生命が統括されているところのものが全部で三つあるということを、彼は説得力をもって、反駁の余地なく証明している。したがって、われわれが目下論じようとしている事柄からすれば、クリュシッポスの見解は非難を受けることになるだろうし、アリストテレス、プラトン、ポセイドニオスに共通の学説、すなわちわれわれは、別々の機能によってそれぞれ知性的に思考し、あるいは激昂し、あるいはまた欲望を抱くという説は確かなものになるだろう(1)。とはいえ、それらが本質的あり方［実体］の点でも互いに異なっているということ、そしてそれ以上に異なった場所に配置されているということは、目下論じようとしている事柄から学知的な論証を得ることができない。しかしこれらのことは、わたしの手になる以下の論考、すなわちこの著述全体の第六巻となるべき個所で、明確な想定を通じて、ヒッポクラテスとプラトンの方法に即して論証されることになるであろう。

だが、以下に語られようとしている証明の力をプラトン自身も理解していたということを認識しなければならない。だからこそ、彼は議論を始めるにあたって、まずこう書き記したのである。「いいかね、グラウコンよ、ぼくが思うに、われわれが議論の中でいま用いている種類の方法から、その問題を精確に理解することはけっしてできないということをよく分かってくれたまえ。もう一つのより長く、より完全な方法があるから(2)」であり、われわれの魂の諸部分が三つあり、身体の場所においてだけでなく、本質的なあり方［実体］、機能、現実活動においてもそれらが異なっているということを論証へ導くのは、この後者の方法である。その論証をわたしは以下の議論で証明することにしているのだが、その際、彼がここでほのめかしているその方法それ自体についても詳しく論ずるつもりである。

彼は、どのような論証によって語るべきかに確信を持てずにいるのに、なぜそれでもこの論証を行使しているのかは、少なくともわれわれがちょうどいま言ったことに注意を向けていれば明らかであると思われる。議論は、われわれの生命を統括している機能が三つあるということを明らかな仕方で論証しているが、それらが本質的あり方［実体］の点で異なっているということは論証していない。しかし『国家』においてプラトンがかかわっている考察、すなわち正義その他の諸徳目の考察——事実これにつづく個所でそれらすべてを、彼は論じているのだが——のためには、類を異にする三つの機能があるということを示せば、それで十分だったのである。ポセイドニオスも事柄をそのように解して、クリュシッポスとは立場を異にして、むし
482 ろアリストテレスとプラトンに従った(3)。ここに「むしろ」という言葉をつけ加えたのは、個々の点では、三人の間で徳性の相違について、幾分意見に食い違いのあるところが見られはするが、全体的には相互に一致しているからである(4)。この点についても、後で諸徳性について詳しく論じるときに、明確にするつもりである。

目下のこの個所では、『国家』第四巻でプラトンが語っている証明について論究することにして、まずは

---

(1) ポセイドニオス「断片」一四三 (Edelstein-Kidd)。
(2) プラトン『国家』第四巻四三五C九－D二。
(3) ポセイドニオス「断片」一四四 (Edelstein-Kidd)。
(4) ポセイドニオス「間接証言」九六、「断片」一八三 (Edelstein-Kidd)。

彼が議論のはじめに述べている文言を引用しよう。それは次のとおりである。「明らかに、同じものは、同じ観点で同じ対象との関係で同時に対立するものをなしたり、経験したりすることを同意しないであろう」[1]。それから、これを確証して、この原則と相容れないように見える事態について論じたのちに、彼はこうつづけている。

──さて、それでは、とぼくは言った。拒むことと頷くこと、何かを拒否することと得ようと努めること、あるいは押しやることと引き寄せること、こうしたものごとすべてを、きみはお互いに反対のものの部類に入れないつもりだろうか。それらがわれわれのなしたことであるのか、あるいはわれわれに対してなされたことであるかは、さておいてだが。その点はいまの問題に何の相違もないだろうからね。

──はい、反対のものの部類におきます、と彼は言った。

──それでは、とぼくは言った。喉が渇いたり、飢えたり、一般に欲望したり、また同意したり、望んだりすることについてはどうだろうか。きみはそれらのすべてを、ちょうどいま言及されたそれらの部類のうちのある部類やその他の部類に割り当てないであろうか。例えば、すべての場合において、あるものを欲望している人の魂が、欲望しているものを求めたり、あるいは所有を望むものを引き寄せると言わないであろうか。あるいはさらに、何かが自分にもたらされることを望んでいるかぎりは、魂はそのことが起こることを切望して、あたかもだれかから問いかけられているかのように、自分自身に頷く、といったように言うのではないだろうか。

──そうだと言うでしょう。

──ではどうかね、意欲が湧かなかったり、その気にならなかったり、欲求が起きなかったりすること、それらをわれわれは魂が押しやり、自分から追い払うものの中へ、そしてすべて先のものとは反対のものの中へ入れるのではないだろうか。

――もちろんそのとおりです[2]。

この文言とそれにつづく個所全体でプラトンが明示しているのは、魂の部分のうち、欲望する部分と、われわれが空腹のときは食物によって、喉が渇いたときは飲み物によって、どのようにして、どんな方法で満たされようと努めるかを知性的に考量する部分とは異なったものだということである。ただし、われわれが子供のときは、知性を持たない動物と同様に、それが有益か有害かを考慮しないで、ひたすら充足に向かって進んでいく。しかし、われわれが大人になり知性が発達すると、飲むことで害が生じると得心できるような場合には、まったく飲み物をとらないということがしばしばありうるし、大量に飲むのが有害であるということならば、しばしばわれわれは切望するよりも少なくしか飲まない。あるいは、酒を飲みたいという欲
484
求があっても、われわれはときには水を飲むし、冷たい飲み物を強く切望していても、暖かい飲み物をとることもある。だが、人間といえどもすっかり知性を欠いている者たちは、幼児や獣と同様で、彼らは時宜をわきまえず、飲み物の量や種類も考慮しない。ところで、クリュシッポス派の人たちは、獣や幼児が知性を行使しないことを認めてきた。そして彼らは、獣や幼児が知性と反対の何らかの機能によって自分たちの欲

---

(1) プラトン『国家』第四巻四三六B八－九。第九巻第九章(797 K)参照。

(2) プラトン『国家』第四巻四三七B一－D一。第六巻第一章(512-513 K)参照。

望の充足に進むことをときには認めるが、ときには上へ下へと議論をもつれさせて、それを否定する。(1) 真実を愛する人びとの立場をとれば、家畜や子供たちだけではなく家畜のような人びとをも飲む楽しみに導く非知性的機能が存在すると容易に結論することができたのに、そうしなかったのである。したがって、議論はわれわれをこのような論証へと、すなわち確たる首尾一貫性のもとに、プラトンによって語られた文言を少なからず裏づける証明へとわれわれをまず導いたのである。

さていまや、年齢に関してだけではなく、知性的思考力に関しても成熟に達した人びとのところにまでわれわれの議論は到達したのだから、そういう人びとが病気のときや、また他にも喉が渇いた人が飲み物を摂取したり、空腹の人が食物を摂取したり、冷えた人が暖められたり、暖かい人が冷されたり、あるいは性的な情欲を抱いた人が性愛にふけったりするのが、いまだ時宜を得ていると思われないような状況の下での、欲望的機能に対する知性的機能の闘いぶりを考察するとしよう。われわれの内の非知性的機能は、欲望を抱いている人をその欲望の個々の対象へと引き寄せていくが、他方で知性的思考は逆に引き止めて、時宜を得ない運動を制止する。そして両者それぞれの機能の間の闘いは、しばしば相互に激しいものとなり、われわれの内部で互いに争いあっている機能の自然本性（ピュシス）が二重になっていることを明らかに示すのである。というのも、もしただ一つだけの機能があるというのなら、ちょうど子供たちの場合にそうであるように、われわれが時宜を得ずに欲望を享受するのを妨げるものは何もないことになるだろうからである。同様にして、もし知性的機能だけがあり、何かに対して抵抗したり争ったりすることがつねにないという状態であれば、喉が渇いた人が飲まないでいたり、あるいは空腹の人が食べないでいる必要は何もないことになる

486 だろうし、飲まずにいる人は自制しているとも、節度があるとも呼ばれないことになるであろう。それは、歩きたいと思わなければ歩かない人がそうは呼ばれないのと同様である。だが、実際に人間を引っ張る機能は二重になっていて、飲み物を欲望する非知性的機能とそれを抑制する知性的機能とがあるために、そういう状況の中に節制と自制心の起源があるのである。しかし、事のついでに明らかになったこのことは、われわれにとって諸徳目についての議論に些細ならざることとして銘記しておくとしよう。すなわち、もし欲望的機能が議論において排除されるなら、自制心や節制のようなものは存在しなくなる、ということである。

さて、目下の問題に再びもどることにしよう。喉が渇いているのに、飲むのを望まない人の魂は、その機能や部分の一つによって飲むことを求めるが、もう一つのものによってそれを忌避し、目をそらせるということである。というのも、同一のものによって何かを受け入れるとともに拒絶する、あるいは追求するとともに忌避するということは、不可能だからである。ここで「受け入れる」とか「忌避する」と言うにせよ、「追求する」とか「欲求する」とかと言うにせよ、何の違いもないし、「欲している」とか、「願望する」とか、「獲得しようとする」とか、「歓び迎える」とか、「欲望する」とか言ったとしても、やはり何の違いもないのである。これらの名辞の区別は、現在の考察に何も寄与しないばかりか、まさに反対に時宜を得ないことであり、事柄の探求を名辞についての論争へと解消してしまうだけのことである。それゆえに、ある人
487 たちは事の決着がつかないように、名辞のそれぞれに対して故意に反論の手練手管を弄するのである。も

（1）第三巻第七章（339 K）参照。

し喉が渇いた人が飲むことを「願望する」とあなたが言ったとすれば、彼らは「願望する」という言い方に同意しないであろう。というのも「願望」は称賛に値する何かであって、賢者にのみふさわしいものだからであり、事実それはしかるべき限度において何か快を与えるものに向かう知性的な内発的衝動なのである。(1)しかし、もし［飲むことを］「欲望する」と言うにしても、彼らはこの言葉をも承認しないであろう。喉の渇きは劣った人びとにだけではなく、洗練された人びとにも生ずるのに対して、欲望はそれ自体劣等なものであり、劣等な人びとにだけ生じるものだから、というのである。すなわち、欲望とはその対象の達成に向けてやみくもに発動される願望だからである、と彼らは言う。

もしそのように冗長な定義を行なおうとせずに、それはともかく非知性的な願望のことであるとだれかが言うならば、その場合は、しばしば事物の知識においてだけではなく、言葉の使用においても無限に優れている者を、まともに非難することになるであろう。実際、ちょうどプラトン自身が語っているように、往古の人びとの中にさえ、新たに造語して言葉を使ったそういった人びとが少なからずいたのである。(2)思うに、そういう人びとがいたからこそ、この場合もまた彼は目下の議論において、一律に一つの用語で記述せずに、意図して同じ事柄を明らかにしうるすべての用語を使ったのである。すなわち、一つの事柄に対して「願望する」、「欲望する」、「欲求する」、「頷く」、「熱望する」、「その気になる」、「欲する」、「引き寄せる」という用語や、またさらには、「望んでいない」、「その気がない」といったそれらと反対の用語をも彼が用いていることは明らかである。というのも、彼が問題にしていることは、言いたいことを表明して、明確化することだからであり、彼は論証に傾注し、言語を通して事柄を解明することに努め、音節についてこだわったりはしないからである。
さて、先に引用された文言において、プラトンは、欲望的部分が知性的部分とは別のものであることを指摘した。彼の文言のすべてを引用することは冗長に思われた。読もうと思えばだれでも、あの書物のつづきの個所全体をそのまま読むことができるからである。だが、少なくともわたしに思われるところでは、もし、第二の主要な議論へとより明確な移行をするために、論議全体の締めくくりの文言を引用することが必要であったなら、それをしないままでいることはないであろう。その文言は次のとおりである。

—してみると、喉が渇いた人の魂は、喉が渇いているかぎりにおいて、飲むということの他に何らかの願望を持っているのではなく、飲むことに対する憧れを持ち、それに向かって駆り立てられるということになるのではないか。

—はい、明らかにそうです。

489 —では、もし喉が渇いた魂を何かが反対へと引きもどそうとするなら、それは、喉が渇いたさいに、獣のように飲むことへと導いてゆくもの自身とは何か別のものとして魂の中にあるのだろうか。というのも、同じものが、それ自体の同じ部分において、同じ対象に、同時に、相反することをするとは言わないだろうからである。

—はい、実際にそうは言いません。

（1）第四巻第二章（367 K）、第四章（380 K）参照。
（2）クリュシッポス「断片」Ⅲ四四一（*SVF*）。プラトン『テアイテトス』一八〇A三–六。

――例えば、思うに、弓の射手について、彼の手が弓を押しやると同時に引きよせるという言い方は正しくないであろうが、一方の手が押し、他方の手が引くと言うのは正しい言い方であるというようにね。

――まったくそのとおりです、と彼は言った。

――さて、では喉が渇いていても、飲むことを望まないときがあるとわれわれは言うだろうか。

――はいまさに、と彼は言った。多くの人びとが、多くのときにそうあります。

――では、とぼくは言った。これらの人びとについて何が言えるだろうか。彼らの魂の中には、飲むように命じる何らかのものが存在するのであり、他方それを禁じる何か別のものがあり、すなわち命じているものを制圧支配するものが存在するということなのであろうか。

――はい、わたしにはそのように思われます、と彼が言った。

――してみると、そのような行為を禁じるものは、それが生じるとき、知性的部分から生じるのでなく、他方、魂を導いて引きずってゆくものは、受動情態や病的状態を通して生じてくるのではないか。

――そのように思われます。

490
――では、とぼくは言った。それらは互いに異なった二つの別なる要素であって、一方の、魂がそれによって知的に思考するところのものを、魂の知性的部分と呼び、他方の、それによって魂が恋し、飢え、渇き、その他の欲望を感じて興奮するところのものを、魂の非知性的な欲望的部分と呼び、すなわちある種の充足と快楽の仲間であるとわれわれが主張するとしても不当ではないであろう[1]。


これらの文言によって、魂の知性的部分が欲望的部分と異なった種類のものであることを彼は示した[2]。しかし、以前にも言ったように、いまのところわたしの目的は、魂のこれらの二つの部分が種類的に異なって

491

いることを示すことではない。現在の目的のためには、知的に思考することと、飲食物や性的快楽を欲望することがともに同じ機能に属さないということを、異論の余地なく結論づけることで十分である。このことに、なぜかクリュシッポスは、多くのストア派の人びととともに気づかなかったのだった。以前にも語ったように、何かについて無知であることは容赦できるのだが、(3) 容赦することができないのは、喜劇詩人や悲劇詩人——何一つ論証しようとせず、ただ劇中で登場人物が語るにふさわしいと彼らが考える言論を、表現的に飾り立てるだけの人びと——によって語られた言葉を、非常に重要な学説の論証のために引用するほどに不当な論じ方をしながら、他方でその論証のためにプラトンによって語られた言説を引用することも、それに反駁することも試みることなく、(4) 魂の受動情態が成立するところに知性的部分もあると、ただちに既定のこととして想定してしまっていることである。(5)

ともかくクリュシッポスときたら、いつでもこうなのだ。他方プラトンは、先に引用された文言において、欲望的部分を知性的部分から区別し、それに次いで激昂的部分をもそれらと区別しようとしている。その文言の始まりは次のとおりである。

——ではそこで、とぼくは言った。これらは、魂に内在している二つの異なった種類のものとしてわれわれ

---

(1) プラトン『国家』第四巻四三九A九－D八。
(2) 本章（479-480 K）参照。
(3) 第四巻第三章（378 K）、第一巻第七章（192 K）、第四巻第四章（382 K）参照。
(4) 第三巻第一章（289 K）、第五巻第七章（493 K）参照。
(5) 第一章（429 K）参照。

に区別されたとしよう。だが、激昂すなわちそれによってわれわれが怒りを発するところの種類のものは、第三のものだろうか、あるいは他の二つのもののうちの一方と同族的なものであろうか。

——多分、と彼は言った。他のもののうちの一方である、欲望的部分と同族のものでしょう。

——しかし、とぼくは言った、かつて何か次のような話を聞いてそれを信じているのだがね。それによると、アグライオンの息子レオンティオスがペイライエウスから北の城壁の外部に沿ってやって来て、処刑所に横たわっている死体に気づいたとき、それを見たいという欲望を抱いたけれど、同時にそうするのに嫌悪を覚えて自ら思いとどまり、しばらくの間葛藤して顔を覆っていたが、ともかくついには欲望によって支配され、目を大きく見開いて死体まで走り寄ってこう言ったというのだ。「見よ、お前たち、呪われたものどもよ。美しい見物を堪能するがよい」。

——わたし自身もその話を聞いたことがあります、と彼が言った。

——とはいえ、この物語は、一方のものが他方のものに反対するように、怒りが時おり欲望に反対して戦うことを示している、とぼくは言った。

——はい、たしかにそのことを示しています、と彼は言った。(1)

この文言においてもまた、プラトンが示したのは、欲望的部分が、激怒する部分とは別のものであるということであり、そのさい、明らかに最初に仮設された原則を用いて、厳密な意味で一つのもの、複合的でなく単一のものがあるものを欲求するとともにそれを拒絶しもすること、あるいは同じ対象に喜びを感ずるとともに嫌悪を抱きもするということは不可能であり、死体を見ることを欲望するものと、見ることを阻止しようとするものとは別々のものでなければならない、と論じている。(2) そして、それを見ることによって、欲望的部分にはある種の快楽が必ず生じることになり、それを阻止する部分には嫌悪と苦痛が生じることになるだろうということを彼は示している。というのも、欲望的部分に対して憤ること、そしてその部分の内発的衝動に嫌悪を覚え、それを阻止しようとし、欲望を非難して咎めようとすること、またこの種のすべてのことは、魂の別の部分の働きであり、欲望的部分それ自体の働きではないからである。たとえ別の部分の働きでなくとも、ともかく別の機能の働きである。すでに繰り返して述べてきたことであるが、われわれはいまのところまだこの巻においては、アリストテレスとポセイドニオスが同一歩調をとっている考え方、すなわち、知的考察をすること、激昂すること、欲望することはお互いに異なったものによってなされはするが、しかし魂のうちの異なった種類や部分によってではなく、異なった機能によってである、とする考え方に論戦を挑むことはしていない[3]。以下の諸議論で、それらがそれぞれ種類的に互いに異なった機能によってにとどまらず、種類的に互いに異なった部分によってなされることを示すつもりである。だが現在のこの巻では、そのような問題をめぐるクリュシッポスの軽率さを明らかにするために、われわれがいま探求している学説を論証するためにプラトンによって提出された強力な議論のどれ一つとして彼自身は言及しなかったし、またそれらに異を唱えようともしなかったということを明示するだけで十分である[4]。そのくせ彼は支配的部分

(1) プラトン『国家』第四巻四三九E二―四四〇A七。第四章(454-455 K)、第七章(490 K)、第六巻第二章(514 K)参照。

(2) 本章(482, 486 K)参照。

(3) ポセイドニオス「断片」一四五(Edelstein-Kidd)。第五巻第三巻第一章(289 K)、第五巻第七章(491 K)参照。

(4)

を論じた『魂について』第一巻全体を、冗長な議論で、あるいはむしろ詩人たちの詩句によって満たしたのだった(1)。彼はこの巻でプラトンの議論について完全に沈黙していただけでなく、『受動情態について』という三巻の理論的著作においても、彼がそれらと別に『治療法と倫理学』という題をつけて記した著作においても、完全に沈黙していたのである(2)。

さて、プラトンによる文言の残りの個所に移るとしよう。それは次のとおりである。

——そして他の多くの場合にも、とぼくは言った。欲望が知性に反対してだれかを強制しているとき、われわれは彼が自らをしかり、自らのうちの強制しているその部分に対して激昂して、あたかも二つの敵対的な派閥の間の争いのように、このような人の激昂が知性の味方となって戦うということにわれわれは気づくのではないか。しかし思うに、知性がそうするべきではないと決定しているのに、激昂は欲望と同盟を組んでそれを行なうということの種のことが、きみ自身にあるいは他のだれかに起きているのに気づいたことがかつてあったときみは主張したりしないだろう。

——神にかけてそんなことはありません、と彼は言った(3)。

ところでプラトンは、死体を見たいと欲している者に言及した以前の文言において、激昂的部分が欲望的部分とは別のものであることを明確に論証したが、彼は知性的部分がそれら両者とは別のものであるとは明確には述べなかった。それでもその議論においても、彼はこのことを一応は明らかにしたのだが、いまの議論ではそれについての十分な説明を提出している。というのも、ちょうど前述の個所でレオンティオスにそうしたように、ある欲望が知性に反してだれかに強制するときに、そこで激昂は知性と同盟を組んで働き、

495

しばしば知性といっしょになって魂の放埒な種類のものの度外れな運動を支配し、それを抑制して、妨げ、内発的衝動を抑制する。したがって、レオンティオスも、死体を見たくて自制がきかないありさまに対して自らを叱責し、それらを見ないで通り過ぎることもできたはずである。しかし、時に魂の両方の部分がぶつかりあい罵りあっている場合には、欲望的部分が対抗勢力側の逆方向に引っ張るものに打ち勝つ。ちょうどプラトンが死体を見てしまったその当人に起こったありさまを記述しているのがそれで、この話の中で彼は多くのことを一まとめにして示そうとしているのである。

実際、以前に語られたこの一つの事例を通して、激昂的部分が欲望的部分とは別のものであり、知性的部分が両方ともと異なっていて、激昂的部分はけっして欲望的部分と同盟しないものであるということを彼は示した。なるほど、不適切な欲望を慎むことに決めたことが原因で、自分自身を非難したり憤ったりした者はいまだかつてだれもいない。というのも、病気の状態にある人が、ひどい高熱があって、冷たい飲み物を欲していても、飲み物が自分を破滅させて、最大の害をもたらすであろうと考えた結果、内発的衝動を抑制して沈静化させた場合、正しい仕方で思考したことが原因で、自分自身を非難したり憤ったりする者がだれ

496

かいるだろうか。思うに、万人に一人たりともそういう者はいない。むしろ魂の知性的部分が自発的に欲望的部分につき従う場合には、激昂的部分も知性的部分につき従う。というのも、あたかも猟犬が狩人に与え

（1）第三巻第二章（293, 295 K）、第四章（314-315 K）参照。

（2）クリュシッポス「断片」Ⅲ四六一（SVF）。第四巻第一章（364-365 K）参照。

（3）プラトン『国家』第四巻四四〇A八―B八。

497 られているように[1]、激昂的部分はその魂の三番目の種類のもの［知性的部分］に仕えて協力するために、自然本性的にそれに与えられたのだからである。しかし、知性的部分が反対の立場をとり、反乱を起こし、争っている場合には、激昂的部分はそれにともない、その傍らで戦う。激昂的部分がつねに欲望的部分に対抗して知性的部分を支持するということを、プラトンは次の文言でも明らかにしている。彼は次のように書き記している。

――では、人が不正を犯していると考える場合には、どうだろうか、とぼくは言った。その者がより気高い者であればあるほど、よりわずかにしか怒ることができないのではないか。飢えても凍えても、あるいはそのほかにもその種のことを、自分がそうされるのは正当だと思えるような相手からこうむっているときには。つまり、ぼくは言いたいのだが、その人の激昂はそういう相手に対しては喚起されにくいのではないだろうか。

――まさにそのとおりです、と彼が言った。

――では、だれかが不正を働かれたと思う場合には、どうだろうか。その者の激昂はこの状態の中で探査し[2]、憤慨して、正しいと考える事態に加担して闘うのではないか。飢えても凍えても、その種のすべてのことをこうむっても我慢して打ち勝とうとするのではないか。そして、その目的を達成するか倒れて死ぬまでは、あるいはちょうど羊飼いによって呼びもどされる犬のように、その傍らに立つ知性によって呼びもどされ、なだめられるまでは、その気高い行為をやめることはないのではないか[3]。

この文言において、今度はプラトンは二人の人間に言及している。その両者ともに権力を持った支配者によって同じことをこうむったために、飢えて、喉が渇き、凍えているのだが、彼らの一方は自分が正当にそ

498

のことをこうむったと思い、他方の者は不当にこうむったと思っている、という場合である。そこで、プラトンの言うところによれば、一方の、以前に自ら不正を犯したがゆえに、それをこうむるのが正当であると思っている者のほうは、穏やかにそれに堪えて、正当に自分を罰する人に対して腹を立てず、しかもその者が気高い者であればあるだけ、いっそう穏やかに堪えている。(4) 彼が語っているのは、実際に罰せられている当人についてであった。その人が生まれつき高貴な人物であればあるだけ、いっそう気高く罰に堪える。しかし、他方の、不当な目に会っていると考える側の者は憤激し、不服をとなえ、彼が正しいと考える事態に加担する。(5) こうしたありさまは奴隷の場合にも日常的に目にすることがある。というのも、彼らのうちで、盗みをはたらくか、あるいはその他この種の何らかのことをしてつかまえられた者たちは、自分たちの主人によって鞭打たれ、飢えさせられて、はずかしめられても、憤慨することがないが、何かこれらのことを不当にこうむっているとかこうむったと思っている者たちは、その内部に、残忍で、不正を働く者に復讐を切望する激昂をずっと持ちつづけているのである。

これら双方の事例から、激昂的部分は自然本性的に知性的部分の同盟者としてわれわれに与えられたとい

(1) 第三巻第三章 (303 K)、第五巻第七章 (497, 501 K) 参照。第六巻第一章 (518 K) 参照。

(2) ζητεῖ は意味が不明瞭なため、Cornford は ζεῖ (沸き立つ) とする。藤澤訳 (岩波版全集) 参照。498 K に「激昂は……沸き立たない」とあるのも、これを支持するかもしれない。

(3) プラトン『国家』第四巻四四〇C一―D三。

(4) アリストテレス『弁論術』第二巻第三章一三八〇b一六―一八、擬クセノポン『アテナイ人の国制』三-一三参照。

(5) アリストテレス『ニコマコス倫理学』第五巻第八章一一三五b。

499

うことが、明らかにされている。なるほど、内部からであれ外部からであれ、何かによって不正を働かれて、強要されていると思うとき、それは知性と同盟を結んでいると思われる。ところで、不正を働かれていると判断するのは、知性的部分のすることであるが、強制するものに対抗して知性的部分を助けるのは、激昂的部分に固有の仕事である。そこで、魂の欲望的部分が何かに向かって度外れな動きをし、無理やり意に反して知性を引っぱるときには、激昂的部分は欲望的部分に対抗して、知性の同盟者になる。また何者かが外部から不正行為を働くときには、激昂的部分はその者に対して懸命に対抗措置をとろうとする。しかし、知性的部分が、だれからも不正を働かれていないと考えているときには[1]、たとえ凍えたり、飢えたり、渇いたりすることを何者からか強制されて、身体がひどく罰せられるとしても、それが正当にであれば、激昂はその時にけっして沸き立たないのである。そのことからして、自然本性的な状態では、激昂的部分が、知性的部分の判断に従うことは明らかである。というのも、この部分も、悪しき状態に置かれているときには、知性に従わずに動くことがありうるからである。プラトン自身もこのことを少し後の個所で示して、次のように言っている。「あるいは、ちょうど国家における場合のように、金儲けをするもの、統治者を補助するもの、政策を審議するものという、国家を統合する種族が三つあるのと同様に、魂における場合も、この激昂的部分は第三の種族であり、もしそれが悪しき養育によって堕落させられないなら、生来知性的部分の補助者であるということになるではないだろうか[2]」。ところで、激昂的部分の堕落がどういったものかについて、いまここで語るのは適切ではない。というのも、次の巻では、魂の受動情態についてのプラトンの見解を詳細に論ずるつもりでいるからである。すなわち魂における病的状態や誤謬状態、およびすべての悪徳がどのように起こるか、またそれらが生じた後に、どのように治療されるかについて、そして特に美しさや健全さ、および魂のすべての徳性についてである。というのも、これらの問題においても、クリュシッポスが犯している過ちはけっして小さくはないからである。

ここでは、激昂的部分が知性的部分とは別のものであるということを示しているプラトンの文言を、さら
500 に一つ付加しておきたい。『国家』第四巻のすでに引用した個所の後に、次のように書かれている。

——少なくともこのことは、子供たちの場合に見ることができるでしょう。ちょうど出生からすぐに彼らは激昂で充ちていますが、他方、知性に関しては、ある者たちはけっしてそれに与っていませんけれども、大多数の者たちは遅れてそれを得るのだと思われます。

——ええ、神かけて、とぼくは言った。きみは立派に語ったね。きみの言うことがそのとおりだ(3)ということを、獣たちの場合にも見ることができよう。そしてそれに加えて、われわれが他の論議のところで以前に引用したホメロスの詩行は、その証言となるだろう。すなわち、

彼は自らの胸を打ちつけ、心臓《こころ》を言葉で責めた(4)。

というのも、この個所でホメロスは、二つの部分を別々のものとして、よりよいかより悪いかを類推勘考する部分が、非知性的な激昂的部分を非難しているとはっきりと表現しているからである(5)。

(1) 第六巻第八章(581 K)以下参照。
(2) プラトン『国家』第四巻四四〇E一〇—四四一A三。
(3) プラトン『国家』第三巻三九〇D四参照。
(4) ホメロス『オデュッセイア』第二十歌一七。第三巻第二章(296 K)、第三章(302, 305 K)、以下の501 Kも参照。
(5) プラトン『国家』第四巻四四一A七—C二。

この文言において、プラトンは激昂的部分が知性的部分とが別々のものであることを明らかに示している[1]。
事実、子供たちは、獣たちと同様に、激昂に充ちてはいるが、知性にはまったく与っていない。そこである
者たち[2]は獣たちについて、激昂と欲望のいずれもそれらの魂に内在しないとあえて語ったのだが、彼らが子
501 供たちについてはどう言うつもりかは分からない。だが実際のところ、子供たちの受動情態についても推論
することによって学ぶ必要はなく、現にいまわれわれが激昂しているあり方と、われわれが子供だったとき
に激昂していたあり方の間に何らの相違もないことを思い出すだけで十分である。というのも、機能も同じ、
受動情態が生じるあり方も同様だからである。だが、成熟した大人たちが、受動情態に従って生きるのでな
く、自らの知性を生の導き手にするときには、特別なことが一つだけある。ちょうど素性のいい犬が、近づ
いてくる者たちに過度に荒々しく向かっていこうとすると、それを羊飼いが抑制するように、彼らは多くの
行為において激昂を抑制するのである。だが、子供の場合には獣の場合と同様で、いずれも知性がもろもろ
の内発的衝動を支配していないために、そういったことはけっして起こらない。このことはプラトンによっ
て適切に語られ、文言の終わりの個所で書かれていることも適切である。そこではホメロスの語っているこ
とが証言として持ち出されている。

　彼は自らの胸を打ちつけ、心臓《こころ》を言葉で責めた[3]。

「というのも、この個所で」とプラトンは語っている、「ホメロスは、二つの部分を別々のものとして、よ
502 りよいかより悪いかを類推勘考する部分が、非知性的な激昂的部分を非難しているからであ
る[4]」。

クリュシッポスが彼の文言を読んで、それに注意を向けていたならよかったのにと思うばかりだ。というのも、必ずや彼自身も、どんな場面でどんな論点について、ホメロスを証言者として召喚するのが適切であるかを学ぶことによって、しかるべき利益を得ただろうからである。議論の最初のところではなく、現に取り組んでいる問題を当人が十分に論証したうえで、年長者たちを証言者として召喚すれば、不興を買うこともないのだし、また、まったく不明瞭な問題についてではなく、ちょうど魂の受動情態の場合のように、明白な観察事実もしくは感覚知覚で捉えやすい証拠があるような事柄についてそうすればいいのである。つまり、冗長な議論やよほど厳密な論証を必要とするわけではなく、ポセイドニオスも言っているように、ただわれわれが普段から経験していることを想起するだけで足りるような事柄についてである(5)。実際、知性的部分が脳のところにあり、激昂的部分が心臓のところにあるということについては、証言者から得られる信用にはさほど大きな役割はないのであり、ここでは問題全体を論証に委ねなくてはならない。だが、魂の知
503
性的部分が激昂的部分と別のものであるということに関しては、長々とした論証も賢人の証言も必要でなく、適切に語られた文言中のホメロスの証言で十分である。さらにはトゥキュディデスが語っている証言(6)——

（1）第五章（459-460 K）参照。
（2）ストア派が示唆されている。第一章（431 K）参照。
（3）本章（500 K）に同詩句。
（4）直前の引用を参照。
（5）ポセイドニオス「断片」一五六、「間接証言」八七（Edelstein-Kidd）。本章（500-501 K）参照。
（6）トゥキュディデス『歴史』第二巻一一-七。

「またほとんど知性を用いない人たちは、たいてい激昂によって行動することへと向かう」でも十分だし、デモステネスが語っている証言(1)——「しかし実際にもしだれかが、知性に先んじて、突然駆り立てられれば、放埒な仕方で行為を行なうであろうし、怒りのためにそれらをしたと言われるだろう」でも十分である。また彼らのほかにも、他のすべての弁論家や詩人や物語作家の証言でも十分である。問題となっている事柄は明らかなので、そのとおりにそれを理解しない者はだれ一人としていないからである。したがって、先に引用されたプラトンの文言は、その他の理由のためにも注目すべきだが、過つことなくホメロスを証言者として召喚しているのは、知性的部分が脳のところにあり激昂的部分が心臓のところにあるということについてではなく、魂の激昂的部分が知性的部分と異なっているということについてだけであるところを、ことに注意深く読みとらなければならないのである。というのも、すべての人びとは後者のことに関して、それが明白であるゆえに知っているのだが、彼らはすべて同じように前者のことに関して知っているわけではないし、それ自体が論証を必要としているからである。それゆえ、いまやこの巻を終えて、次巻においては、魂の三つの部分が場所においても区別されるということの論証に向かうべきだと思う次第である。

(1) デモステネス『メイディアス弾劾(第二十一弁論)』四一。

第一分冊へのあとがき

内山勝利

本書は、古代後期ギリシアの医師として名高いガレノス（紀元後一三一年頃―二〇〇年以後）の主著の一つ『ヒッポクラテスとプラトンの学説（について）』（*De placitis Hippocratis et Platonis*）の全訳である。全九巻の原典を1、2の二分冊とし、1には第五巻までを訳出した。本書についての立ち入った考察は、邦訳2に予定されている「解説」に譲るものとして、ここでは著者ガレノスおよび本書の執筆時期などについて、概略的に触れておきたい。

小アジアのペルガモン（当時のギリシア文化の中心地の一つ）に生まれたガレノスは、アレクサンドリアをはじめとするギリシア各地で医学、哲学を学んだ後、ローマに赴き、すぐれた医療技術と舌鋒鋭い論客ぶりとで、たちまち高名をはせた（第一次ローマ滞在）。学派的対立抗争やペストの猖獗《しょうけつ》などのために、一時は郷里のペルガモンにもどったが、ほどなく哲人皇帝マルクス・アウレリウスの招請を受けて、再度ローマに赴く（第二次ローマ滞在）。以後、マルクス、コンモドゥス、セウェルスの三代にわたる皇帝の侍医の地位にあって、医師としての活動、理論的研究と執筆、弟子の育成に専念しつつ、後半生をこの地で送った。（彼の生涯については、本叢書既刊のガレノス『自然の機能について』の「解説」にやや詳しい記載がある。）

ガレノスには膨大な量の著作があり、今日伝存しているものだけでも、凡例にも言及したK・G・キューン編纂の標準版全集で、全二〇巻（二二分冊）、一二七著作に及んでいる。もしその全体を邦訳するとなれば、この西洋古典叢書で一〇〇冊近くにわたるはずである。むろん、その他にもすでに伝承の過程で滅失した著作も多いし、さらには、ガレノスが二回目のローマ滞在中の比較的晩年に、火災のために多数の著作が失われた、と彼自身が述べている。

いま触れた火災の一件も含めて（XIX 19, 41 K）、彼は『わが著作について』および『わが著作の順序について』（ともに全集第十九巻所収）という二つの小論で自著の執筆年代や成立事情、さらには読まれるべき順番などについて書き残しており、またすべての著作にわたってかなり頻繁に相互言及を行なっている。それらの記述によれば、本書『ヒッポクラテスとプラトンの学説』は、第一次ローマ滞在期（したがって彼の三〇代前半）に、先述の『自然の機能について』と相前後して、執筆されたものである。ただし、その段階では「六巻の著作」とされており（『わが著作について』（XIX 15-16 K））、後半の三巻は、その後に（おそらく第二次ローマ滞在期の早い頃に）書き加えられていったものである。ちなみに、自著の分類リストでは「プラトン哲学に関する著作」に纂入されていて、そこには「九巻からなる」と記されている（XIX 46 K）。

本書は、まさにその執筆時期に対応して、ローマに乗り込んだばかりの若きガレノスが、持ち前の論争好みの性格をうかがわせつつ、該博な知識と鋭い論理的思考力を十二分に発揮した著作で、当時ローマ世界で大きな影響力を持っていたストア派の学説（特にクリュシッポス哲学）を、人間の活動原理としての魂論の観点から、徹底的に糾弾したものである。題名のとおり、その論述全体がヒッポクラテス医学およびプラトン哲学との対照において展開されていることはたしかだが、少なくとも表面的な論旨としては、むしろ『クリュシッポスの学説』という表題のほうがふさわしいように見えなくもない。その点でも、クリュシッポスとほぼ同時代（アレクサンドリア時代初期）の医師であるエラシストラトスおよびアスクレピアデスの学説への批判を通じて、ガレノスに対立する当代の有力な医学諸派に論争を挑んだ『自然の機能について』と好一対をなしている。

この邦訳1では、第一巻と第二巻を内山が、第三巻から第五巻までを木原が担当した。主要な訳語については相互検討によって一定の統一を図るとともに、全体的な調整を内山が行なった。

なお本書は、見られるとおり、第一巻の前半部が中世写本の伝承の過程で失われ、現存テクストは第五章の中途から始まっている。それに先行して収載されている「第一巻冒頭部についての言及と断片」と、それにつづくアラビア語訳からの資料（二ヴァージョン）も、底本編纂者ド・レイシーの配列によるものである。そのうち、アラビア語訳部分の邦訳については、当該個所にも記してあるとおり、東京学芸大学の小林春夫教授（イスラーム思想史）の手をわずらわせた。同氏はその時期たまたまエジプトのカイロに長期出張中であったが、われわれの依頼に快く応じて貴重な訳文を寄せていただくことができた。重ねて厚く謝意を呈したい。

訳者略歴

内山勝利（うちやま　かつとし）

京都大学名誉教授
一九四二年　兵庫県生まれ
一九七五年　京都大学大学院文学研究科博士課程単位取得退学
関西大学教授、京都大学教授を経て二〇〇五年退職

主な著訳書
『ソクラテス以前哲学者断片集』（編訳、岩波書店）
『神と実在へのまなざし』新・哲学講義（編著、岩波書店）
『哲学の初源へ――ギリシア思想論集』（世界思想社）
『対話という思想――プラトンの方法叙説』双書・現代の哲学（岩波書店）

木原志乃（きはら　しの）

國學院大学文学部講師
一九六九年　大阪府生まれ
二〇〇三年　京都大学大学院文学研究科博士課程修了。京都大学博士（文学）
二〇〇五年　立命館大学非常勤講師を経て現職

ヒッポクラテスとプラトンの学説《がくせつ》 1
西洋古典叢書　第Ⅲ期第13回配本

二〇〇五年十月十五日　初版第一刷発行

訳　者　内《うち》山《やま》勝《かつ》利《とし》
　　　　木《き》原《はら》志《し》乃《の》
発行者　本　山　美　彦
発行所　京都大学学術出版会
606-8305 京都市左京区吉田河原町一五-九 京大会館内
電　話　〇七五-七六一-六一八二
FAX　〇七五-七六一-六一九〇
http://www.kyoto-up.gr.jp/

印刷・土山印刷／製本・兼文堂

ISBN4-87698-161-2

定価はカバーに表示してあります

西洋古典叢書［第Ⅰ期・第Ⅱ期］既刊全46冊（税込定価）

【ギリシア古典篇】

アテナイオス　食卓の賢人たち　1　柳沼重剛訳　3990円
アテナイオス　食卓の賢人たち　2　柳沼重剛訳　3990円
アテナイオス　食卓の賢人たち　3　柳沼重剛訳　4200円
アテナイオス　食卓の賢人たち　4　柳沼重剛訳　3990円
アリストテレス　天について　池田康男訳　3150円
アリストテレス　魂について　中畑正志訳　3360円
アリストテレス　ニコマコス倫理学　朴　一功訳　4935円
アリストテレス　政治学　牛田徳子訳　4410円
アルクマン他　ギリシア合唱抒情詩集　丹下和彦訳　4725円
アンティポン／アンドキデス　弁論集　高畠純夫訳　3885円
イソクラテス　弁論集　1　小池澄夫訳　3360円
イソクラテス　弁論集　2　小池澄夫訳　3780円

ガレノス　自然の機能について　種山恭子訳　3150円
クセノポン　ギリシア史　1　根本英世訳　2940円
クセノポン　ギリシア史　2　根本英世訳　3150円
クセノポン　小品集　松本仁助訳　3360円
セクストス・エンペイリコス　ピュロン主義哲学の概要　金山弥平・金山万里子訳　3990円
セクストス・エンペイリコス　学者たちへの論駁　1　金山弥平・金山万里子訳　3780円
ゼノン他　初期ストア派断片集　1　中川純男訳　3780円
クリュシッポス　初期ストア派断片集　2　水落健治・山口義久訳　5040円
クリュシッポス　初期ストア派断片集　3　山口義久訳　4410円
デモステネス　弁論集　3　北嶋美雪・杉山晃太郎・木曽明子訳　3780円
デモステネス　弁論集　4　木曽明子・杉山晃太郎訳　3780円
トゥキュディデス　歴史　1　藤縄謙三訳　4410円
トゥキュディデス　歴史　2　城江良和訳　4620円
ピロストラトス／エウナピオス　哲学者・ソフィスト列伝　戸塚七郎・金子佳司訳　3885円
ピンダロス　祝勝歌集／断片選　内田次信訳　4620円

フィロン　フラックスへの反論／ガイウスへの使節　秦　剛平訳　3360円
プルタルコス　モラリア　2　瀬口昌久訳　3465円
プルタルコス　モラリア　6　戸塚七郎訳　3570円
プルタルコス　モラリア　13　戸塚七郎訳　3570円
プルタルコス　モラリア　14　戸塚七郎訳　3150円
マルクス・アウレリウス　自省録　水地宗明訳　3360円
リュシアス　弁論集　細井敦子・桜井万里子・安部素子訳　4410円

【ラテン古典篇】

ウェルギリウス　アエネーイス　岡　道男・高橋宏幸訳　5145円
オウィディウス　悲しみの歌／黒海からの手紙　木村健治訳　3990円
クルティウス・ルフス　アレクサンドロス大王伝　谷栄一郎・上村健二訳　4410円
スパルティアヌス他　ローマ皇帝群像　1　南川高志訳　3150円
セネカ　悲劇集　1　小川正廣・高橋宏幸・大西英文・小林　標訳　3990円
セネカ　悲劇集　2　岩崎　務・大西英文・宮城徳也・竹中康雄・木村健治訳　4200円
トログス／ユスティヌス抄録　地中海世界史　合阪　學訳　4200円

プラウトゥス　ローマ喜劇集１　木村健治・宮城徳也・五之治昌比呂・小川正廣・竹中康雄訳　４７２５円

プラウトゥス　ローマ喜劇集２　山下太郎・岩谷　智・小川正廣・五之治昌比呂・岩崎　務訳　４４１０円

プラウトゥス　ローマ喜劇集３　木村健治・岩谷　智・竹中康雄・山沢孝至訳　４９３５円

プラウトゥス　ローマ喜劇集４　高橋宏幸・小林　標・上村健二・宮城徳也・藤谷道夫訳　４９３５円

テレンティウス　ローマ喜劇集５　木村健治・城江良和・谷栄一郎・高橋宏幸・上村健二・山下太郎訳　５１４５円